비만과 만성질환의 공모자, 스트레스 호르몬

코티솔 조절법

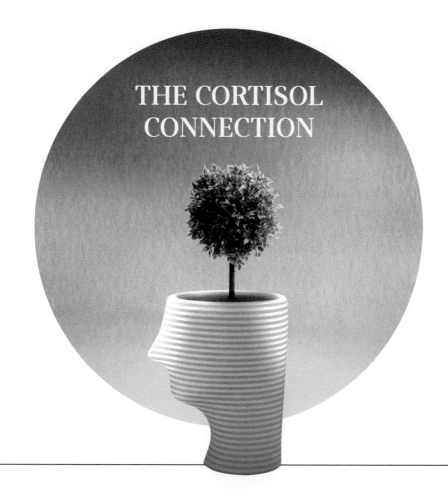

THE CORTISOL
CONNECTION

비만과 만성질환의 공모자, 스트레스 호르몬

코티솔 조절법

숀 탤보트 지음 | 대한만성피로학회 옮김

전나무숲

스트레스와 코티솔에 관한 모든 것을 설명하는 최초의 책

부신에서 만들어지는 호르몬인 코티솔은 스트레스를 어떻게 정의해야 하는지 고민하게 만드는 호르몬이다. 스트레스와 코티솔은 50년 동안 과학계와 언론계의 관심을 끈 가장 뜨거운 이슈였다.

스트레스 반응을 '일반적응증후군'이라고 정의한 캐나다의 내분비학자 한스 셀리에(Hans Selye)에서 스트레스 반응을 특이한 현상으로 보는 최근 연구자들에 이르기까지 과학자들은 항상 코티솔이, 스트레스가 부정적인 영향을 미치는 데 핵심적인 역할을 한다는 결론을 내려왔다. 코티솔은 우리 몸에서 매우 다양한 생리학적 작용을 하는데, 스트레스로 호르몬 수치가 과도하게 상승하면 몸에 다양한 문제들이 발생한다.

탤보트 박사는 이 책에서 스트레스를 이해할 수 있도록 새로운 생리의학적 견해들을 소개하고 스트레스를 관리하는 기술적인 방법을 제시한다. 또 영양을 잘 보충하면서 스트레스와 싸우는 아주 혁신적인 방법을 이야기한다. 탤보트 박사는 과학 지식과 광범위한 경험을 토대로 이 책을 썼으며 영양과 스트레스 생리의학에 대한 폭넓은 이해를 바탕으로 내용을 기술하고 있다. 게다가 독자들이 쉽게 이해할 수 있도록 간결하게 썼다. 또한 이 책은 코티솔과 스트레스라는 주제와 관련해서 유용한 정보를 제공하는 최초의 책이므로, 일반 독자뿐만 아니라 의료계에 종사하는 전문가들이 읽기에도 매우 적합한 책이다.

현대인들은 삶 속에서 불가피하게 매일매일 엄청난 스트레스를 받다 보니 만성적으로 코티솔 수치가 높아질 수밖에 없고 또한 그 때문에 건강을 해친다. 그런 삶을 살 수밖에 없는 현대인들에게 이 책은 매우 중요한 의미가 있다. 이 책의 가장 큰 특징은 '영양'의 중요성을 강조한 점이다. 탤보트 박사는 특정한 식이보충제가 스트레스와 코티솔 과다 노출로 인한 부작용을 해소하는 데 도움이 된다고 이야기한다.

이 책은 현대인들이 스트레스를 극복하고 건강을 지키는 데 정말 많은 도움을 줄 수 있다. 또한 코티솔의 부정적인 효과를 줄이는 방향으로 생활방식을 바꾸는 데 도움이 되는 양질의 정보와 독자들이 쉽게 따라 할 수 있는 아이디어를 제공한다. 부디 많은 이들이 이 책을 읽어 균형 잡힌 영양을 섭취하면서 건강을 지키고 스트레스를 효율적으로 관리하기를 바란다.

_ 윌리엄 크레머(William J. Kraemer)
코네티컷 대학교 운동과학, 생리의학, 신경생물학 교수·박사

코티솔 조절로 스트레스가 유발하는 질병을 예방하세요

스트레스가 이 나라에서 유행하고 있다는 사실을 어떻게 알 수 있을까요? 우리 나라에서 가장 많이 처방되는 10가지 약이 모두 스트레스 관련 질환 치료제라는 것을 보면 많은 이들이 스트레스로 고통받고 있다는 사실을 확실히 알 수 있습니다. 우울증, 불안, 불면증, 당뇨, 가슴 쓰림, 고혈압, 면역 저하, 그리고 비만, 만성피로, 무력감, 집중력 감소, 기억력 감퇴, 만성 통증, 섬유근육통, 생리전 증후군……등등 수많은 질병의 공통적인 원인으로 스트레스가 지목되고 있습니다.

우리나라 사람들이 가장 자주 사용하는 외래어가 '스트레스'라는 보도가 있었습니다. 이처럼 대다수 현대인들은 스트레스라는 말을 입에 달고 살아갈 수밖에 없는 운명에 처해 있습니다. 하지만 친숙하게 사용하는 스트레스라는 말이 정확히 무엇을 의미하는지 정의하려 하면 쉽지가 않습니다. 그러면서도 스트레스를 없애고 싶다든지, 극복하는 방법을 배우고 싶다는 사람들은 매우 많습니다. 스트레스를 제대로 관리하고 나아가 자신을 위해 적절히 이용하려면 먼저 스트레스가 무엇인지 알 필요가 있습니다.

이 책의 저자는 스트레스를 "삶의 요구가 당신의 능력으로는 충족할 수 없을 만큼 과다하다는 것을 느끼는 것"이라고 정의하고, 스트레스를 받을 때 우리 몸속에서 일어나는 생리생화학적 반응을 다루는 접근법을 이야기합니다. 바로 코티솔 수치를 정상 범위로 조절함으로써 스트레스가 미치는 영향을 완화하는 '코티솔 조절법'입니다.

진료 현장에서 항상 피곤하고 몸이 여기저기 아픈 많은 환자분들을 대할 때마다 "스트레스 받지 마세요"라는 의례적인 말씀을 드릴 수밖에 없는 것이 늘 안타까웠습니다. 그래서 '스트레스'를 관리하고 조절해야 하는 이유와 구체적인(아울러 아주 현실적인) 방법을 소개하는 이 책을 소개하게 되어서 무척 기쁩니다.

스트레스 호르몬인 코티솔이 우리 몸에서 하는 역할과 상승한 코티솔 수치가 비만과 만성질환에 미치는 영향을 다양한 과학적 근거를 들어 자세히 설명하는 이 책을 읽으면, 왜 다이어트를 해도 살이 빠지지 않는지, 만성 스트레스가 내 몸에 어떤 영향을 미치는지, 더 나아가 어떻게 하면 건강을 관리하고 질병을 예방할 수 있을지 이해할 수 있을 것입니다.

이 책을 읽는 모든 분들이 스트레스를 잘 다루어 더 건강해지고 삶의 질이 더 높아지길 진심으로 기원합니다. 우리 몸을 제대로 이해하고 생활방식을 바로잡는 일은, 약이나 수술로는 할 수 없는 소중하고 가장 중요한 치료입니다. 늘 건강하시기 바랍니다. 감사합니다.

_ 대한만성피로학회

차 례

PART 1 스트레스와 당신의 건강 : C형 성격

PART 2 　스트레스의 과학

PART 3 　스트레스 호르몬, 코티솔

PART 4 HSD : 인체의 '지방 저장' 효소

PART 5 테스토스테론 : 코티솔의 또 다른 자아

PART 8　스트레스 적응을 위한 식이보충요법

PART 9   **모든 것을 총동원해라 : SENSE 생활방식 프로그램**

스트레스를 극복하려면
무엇을 해야 하는가

나는 독자들에게 3가지 간단한 질문을 던지면서 글을 시작하려고 한다.

1. 당신은 스트레스를 받고 있는가? 아, 당연히 스트레스를 받고 있다! 그렇다면 스트라이크 원.
2. 당신은 적어도 하루에 8시간 이상 깨지 않고 푹 자는가? 그렇지 않다면 스트라이크 투.
3. 마지막으로 다이어트(식이요법)에 대해서 물어볼 것이다. 수많은 사람들이 적극적으로 다이어트를 하고 있고 또 음식을 먹으면서 늘 살찔까 걱정을 한다고 한다. 당신도 그러한가? 그렇다면 삼진 아웃.

여러분도 이미 알고 있겠지만 현대인들은 대부분 삼진 아웃에 해당한다. 정신없이 변화하고 '빨리빨리'를 외치는 세상을 살아가는 현대인들은 스트레스를 받고 잠을 빼앗기고, 먹는 음식과 식이 조절에 너무나도 많은 관심을 쏟아붓는다. 이런 만성적인 스트레스에 시달리다 보면 불행하게도 대부분의 사람들이 살이 찐다.

최근에 실시된 미국의 국민 건강 통계(National Health Statistics)를 보면 미국인 셋 가운데 두 명(약 65%)이 정도의 차이는 있지만 비만이다. 미국에서 정상 체중의 성인은 약 35%에 불과하다는 이야기다.

건강 전문가들은 1950년대부터 줄곧 비만을 해결할 수 있는 유일한 해결책은 의외로 간단하다고 이야기했다. "적게 먹고 운동을 많이 해라." 그러나 50년 동안 줄곧 이런 이야기를 들었지만 그 충고를 실천하기가 쉽지 않다는 것은 누구나 아는 사실이다.

사람들은 그런 충고를 들어도 무시하거나, 아니면 설령 충고에 따라 실천하려고 해도 행동으로 옮기기가 쉽지 않아서 대부분 실패한다. 식품영양학자와 다이어트 전문가로 일해온 경험을 바탕으로 이야기하면, 사람들은 건강 전문가들의 충고를 들으면 균형 잡힌 식사를 하려고 하고 운동도 열심히 하는 등 정말 열심히 노력한다. 그러나 대부분 다이어트에 실패한다. 왜 그럴까?

다이어트에 실패하는 가장 큰 이유는 바로 스트레스다. 스트레스를 받은 사람들은 더 많이 먹는데, 특히 패스트푸드 같은 정크푸드를 많이 먹는다. 또 스트레스에 노출된 사람들은 더 쉽게 뱃살이 나오는데 결과적으로 당뇨에 더 쉽게 걸린다. 스트레스가 쌓인 사람들은 운동도 덜 하는데, 그들 가운데 대부분은 시간이 부족해서 스트레스를 받는 사람들이기에 운동에 투자할 시간이 없다고 느낀다. 또 스트레스에 많이 노출된 사람들은 심장마비, 우울증, 감기에 더 잘 걸리고 성생활 횟수도 적다. 우울한 상황을 초래한 가장 큰 원인은 바로 스트레스다.

이 책 초판이 나온 지 3년이 지난 2005년에 경제 신문 『월스트리트 저널(Wall Street Journal)』에 "스트레스와 허리둘레"라는 제목의 기사가 실렸다. 이 기사에서는 스트레스와 코티솔 분비, 그리고 복부 비만 사이의 관계를 보여주는 최신 연구에 대해서 자세하게 설명했다. 그리고 스트레스와 코티솔을 잘 관리하면 다이어트를 할 때 더 많은 체중 감량 효과를 볼 수 있다고 조언했다. 그러나 이 기사는 아쉽게도 이렇게 결론을 내리고 있다.

"스트레스 관리는 살을 빼는 좋은 방법이 될 수 있는데도 우리 사회는 아직 이에 관심을 기울이지 않고 있다."

그러나 기사 내용과 달리 나와 동료들은 이미 그보다 5년 전부터 식이요법과 함께 스트레스 관리와 코티솔 관리를 병행하는 체중 감량 프로그램을 실행해오고 있었다. 많은 참가자들이 다이어트, 운동 그리고 식이 조절을 통해서 좋은 결과를 얻었다.

그렇다면 어떻게 스트레스가 우울증이나 면역력 저하, 비만 같은 수많은 문제들을 일으키는 것일까? 먼저 마감 시한, 돈 걱정, 교통 정체, 가족 간의 갈등, 짜증 나게 하는 직장 동료와 같은 매일 직면하는 스트레스 요인은 만성적인 스트레스 반응을 불러일으키고 또 사소한 걱정거리들도 스트레스 반응을 일으킨다. 그리고 이런 반응들은 우리 몸에서 즉각적으로 호르몬 분비에 예민한 변화를 일으킨다. 물론 코티솔이 가장 대표적인 스트레스 호르몬이라고 여겨지다 보니 여러 스트레스 호르몬 가운데 코티솔에만 지나치게 초점을 맞춰온 것이 사실이다. 그러나 지금도 여전히 코티솔은 가장 먼저 고려할 수밖에 없는 스트레스 호르몬이다. 스트레스를 받으면 살이 찌는 것은 이 코티솔 호르몬이 신진대사에 영향을 미치기 때문이다.

지난 5년 동안에 실시한 연구 결과는 코티솔이 또 다른 호르몬인 테스토스테론과 복잡한 영향을 주고받으며 지방 저장 효소인 HSD와도 깊은 연관이 있다는 사실을 보여준다.

코티솔이 테스토스테론, HSD와 주고받는 상호작용은 간단하게 다음과 같이 설명할 수 있다.

1. 스트레스는 코티솔 노출을 증가시키고 그 결과 대부분의 사람들이 강한 식욕을 느끼고 결국에는 배에 살이 찐다.
2. 코티솔 분비량이 늘어나면 남녀 모두 테스토스테론 수치가 줄어든다. 그리하여 성욕이 떨어지고 근육량도 줄어들며 몸이 피곤해지고 몸 이곳저곳에 살이 붙는다.
3. 높은 수준의 스트레스를 느끼는 몇몇 사람들은 혈중 코티솔 수치가 높지 않은데도 지방세포 내 코티솔 수치가 높은 탓에 살이 찐다. 지방세포에는 많은 효소가 있는데 특히 HSD라는 효소는 (혈중 코티솔 수치가 정상일 때도) 세포 내 코티솔 수치를 높여서 더 많은 지방을 저장하도록 만든다.

이 3가지 상호작용은 하나의 결론으로 귀착된다. 마치 빌 클린턴의 1992년도 대통령 선거 캠페인을 연상시키는데, 당시 클린턴의 선거 캠페인은 "문제는 경제야, 이 바보야(It's the economy, stupid)"라는 하나의 문구로 요약할 수 있다. 만약 내가 살 빼기와 관련해서 하나의 문구를 만든다면 아마도 "스트레스가 너를 살찌게 하는 거야, 이 바보야"일 것이다. 코티솔은 뇌세포 또한 파괴할 수 있기 때문에 바보라고 표현하는 것이 그리 틀린 말은 아니다.

많은 복잡한 문제들이 발생하지만 해결책은 그리 복잡하지 않다. 간단하게 정리해보자.

1. 살을 뺄 때 "더 적게 먹고 더 많이 운동하라"는 방식으로 접근하면 실패한다.
2. 스트레스가 몸을 살찌게 한다.
3. (세포 외부와 내부 양쪽 모두에서) 코티솔과 테스토스테론의 균형을 유지하라.

살 빼기 퍼즐을 푸는 해법이 이처럼 단순하다고 과감하게 주장할 수 있는 근거는 무엇일까? 지난 5년 동안 내가 운영하는 영양클리닉을 다녀간 수백 명의 사람들과 내가 저술한 책이나 신문·잡지에 실린 인터뷰를 읽은 사람들, 그리고 텔레비전과 라디오를 통해 내가 하는 이야기를 들은 수십만 명의 사람들이 센스(SENSE) 생활방식 프로그램(47쪽 참고)이라고 불리는 체중 조절 프로그램이 놀라운 효과가 있다는 것을 이미 입증했기 때문이다. 내가 개발한 SENSE 생활방식 프로그램은 미국영양학회(the American College of Nutrition), 미국임상영양학회(the American Society for Clinical Nutrition), 미국실험생물학회(Experimental Biology), 미국스포츠의학회(The Ameican College of Sports Medicine), 비만학회(The Obesity Society)처럼 가장 명망 있는 과학 연구 회의에서 발표되었다. 이 책에서 자세히 설명하겠지만 SENSE 생활방식 프로그램은 매우 정확한 프로그램이다.

이 체중 감량법은 4년여 동안 SENSE 생활방식 프로그램에 참가해서 성공을 거둔 참가자들을 보면서 내가 직접 찾아낸 것이다. 나는 처음에는 혈중 코티솔 수치에만 관심을 기울였는데, 혈중 코티솔 수치가 정상일 때도 지방세포 내 코티솔 수치는 여전히 높다는 점을 간과했다. 그 후 지방세포 안에 있는 지방을 축적하는 HSD라는 효소의 활성을 조절함으로써 지방세포 안의 코티솔 수치를 관리할 수 있게 되었고 그 결과 강력한 지방 저장 효소를 제거할 수 있었다. 테스토스테론 수치를 조절하고 코티솔을 잘 관리하자 기적이 일어난 것이다. 물론 여기서 '기적'이라 함은 진짜 기적을 이야기한다기보다는 생화학과 신진대사의 균형을 맞추는 쪽으로 매우 정확한 접근을 했다는 것을 극적으로 표현한 것이다. 이러한 접근 방식이 참가들에게 기적 같은 변화를 일으켰고 참가자들은 매우 기뻐했다. SENSE 생활방식 프로그램은 참가자들이 금방 따라 할 만큼 쉬웠으며 결과도 금세 나타났다.

유명한 공상과학소설 작가인 아서 클라크(Arthur C. Clarke)는 이런 말을 했다. "충분히 진보한 기술은 기적과 구별할 수 없다." 이 말을 떠올릴 때마다 나는 늘 체중을 감량하게 하는 생화학적 접근 방법으로 사람들에게 '기적'을 일으키고 싶다는 생각을 한다.

그렇지만 기적이란 표현 때문에 사람들이 오해하는 일이 없었으면 좋겠다. 적절한 식이 조절과 규칙적인 운동은 여전히 체중 감량을 할 때 가장 중요한 요소지만 그렇게 한다고 해서 반드시 살이 빠지는 것은 아니라는 이야기다. 그래서 우리는 가장 효율적인 체중 감량을 위해 뇌와 호르몬 수치를 고려해야 한다. 뇌에 지대한 영향을 미치는 잠과 스트레스, 감정 같은 요소를 중시해야 하고 호르몬 관리를 위해서 코티솔과 테스토스테론에 관심을 기울여야 한다. 올바른 식생활을 하고 더 많이 운동하는데도 여전히 살이 찌는 사람들이 얼마나 많은가. 그런 사람들이 셀 수도 없이 많은 것이 현실이다. 다이어트 퍼즐을 다 풀지 못한 사람들은 스트레스 관리와 호르몬 관리를 해야 한다. 다이어트 퍼즐의 마지막 조각인 스트레스와 호르몬 관리를 하면 눈에 띄는 차이를 발견할 수 있을 것이다.

SENSE 생활방식 프로그램을 따라 하다 보면 이 프로그램이 정말 따라 하기 쉽다는 것을 알 수 있을 것이다. 5년 동안 추적 조사한 결과 이 프로그램은 약 90%의 성공률을 보인 반면 일반적인 체중 감량법은 약 50%의 성공률을 보였다. SENSE 생활방식 프로그램 참가자들은 단순히 체중만 준 것이 아니라 체지방량이 눈에 띌 정도도 줄었고 기분 좋게 SENSE 생활방식 프로그램을 실행했다. 왜냐하면 프로그램을 실행하기에 앞서 화를 내게 하고 살찌게 하고 피곤하게 하고 우울하게 만드는 호르몬을 관리하는 법을 배우기 때문이다.

다이어트에 너무 얽매일 필요는 없다. 다이어트를 하는 것이 너무 힘들면 다이어트를 그만두면 된다. SENSE 생활방식 프로그램을 실천한 사람들 가운데 52%는 우울감이 줄어들었고, 48%는 피곤함이 줄어들었으며, 22%는 기분이 좋아졌다고 이야기했다. SENSE 생활방식 프로그램 참가자들은 단순히 체지방만 제거한 것이 아니라 근육량을 많이 늘렸으며 다른 다이어트 프로그램 참가자들이 흔히 경험하는 대사 저하 현상도 피할 수 있었다.

아마도 만성 스트레스의 가장 큰 문제는 초기에는 그것이 몸에 미치는 영향이 아주 미미하다는 점일 것이다. 예를 들면 코티솔 분비량이 올라가면 테스토스테론 분비량은 내려가는데 그 사실을 깨닫기 전에 이미 몸에서는 변화가 일어난다. 살이 약간 빠지고 기운이 별로 없고 성욕도 약간 떨어지고 기억력에도 문제가 생긴다. 현대인들은 몸에 나타나는 이런 현상들을 단순히 일반적인 노화 현상이라고 여긴다. 그러나 이 책에서 자세히 설명하겠지만, 이런 미묘한 변화들은 사실 비만이나 당뇨, 발기부전, 치매, 심장병, 암, 그리고 관련된 많은 질환들의 전조 증상이다. 게다가 스트레스는 노화의 주요 원인으로 떠오르고 있다.

이런 사실은 물론 독자들에게 나쁜 소식일 것이다. 그렇지만 이러한 문제들을 개선하는 노력을 할 수 있다는 것은 좋은 소식이고, 바로 이 책이 그런 노력에 도움을 줄 수 있을 것이다. 누구나 쉽게 따라 할 수 있는 SENSE 생활방식 프로그램을 실천하면 스트레스를 관리하고 코티솔과 테스토스테론 수치를 잘 유지할 수 있다. 최근에 시행한 연구 결과를 보면 두 호르몬 수치를 약 15% 정도 개선할 수 있었다.

나는 사람들이 스트레스가 코티솔 수치와 테스토스테론 수치에 영향을 미치며 건강에도 영향을 끼친다는 것을 충분히 이해한다면 신진대사의 균형을 회복하기 위해 무언가를 할 것이라고 믿는다.

그러나 그에 앞서 먼저 SENSE 생활방식 프로그램을 이수해야 하는지 본인의 상태를 점검해보아야 한다. 자신이 스트레스에 얼마나 노출되었는지 점검해보고 내가 만든 명칭인 'C형 성격'에 해당하는지 살펴보자. C형 성격은 이 책 초판을 집필하면서 내가 만들어낸 용어로, 늘 바쁘고 분주해서 스트레스를 받아 코티솔 호르몬이 만성적으로 상승하는 사람을 가리킨다. C형의 C는 코티솔(Cortisol)의 머리글자 C다.

C형 성격인가? 스트레스에 노출된 정도를 측정하라

뛰어난 운동선수들이 그러는 것처럼 본인의 몸이 보내는 신호를 귀 기울여 듣고 그것에 적절히 대응할 수 있는 현대인들은 매우 드물다. 대부분의 현대인들은 스트레스가 만들어내는 건강 이상 증상을 알아차리기 힘들다. 그러므로 다음에 나오는 C형 성격 자가 진단 질문에 간단하게 답을 해봄으로써 본인이 스트레스에 얼마나 노출되어 있는지 측정해보도록 하자. 나는 지금까지 약 5년 동안 이 질문을 이용해서 스트레스 수치가 얼마나 되는지를 객관적으로 측정했고 SENSE 생활방식 프로그램이 스트레스 관리에 어떤 영향을 미치는지 측정했다. 이 질문들은 몸이 얼마나 심한 스트레스에 노출되어 있는지, 코티솔 수치가 얼마나 되는지를 파악하는 데 도움이 된다.

■ 자가 진단 하는 법

- 각 항목에 본인이 해당하는 점수를 적는다.
- 각 항목에 해당하는 일이 전혀 없다면 0점을 쓴다.
- 각 항목에 해당하는 일이 종종 있다면 1점을 쓴다.
- 각 항목에 해당하는 일이 자주 있다면 2점을 쓴다.
- 점수를 모두 더한다.
- 그런 다음 자신의 총점에 해당하는 유형을 찾아서 읽어보라.

■ 항목 : 전혀 없다면 0점 / 종종 그렇다면 1점 / 자주 그렇다면 2점

스트레스를 느끼는 상황을 경험한다 ＿＿＿＿＿

특별한 이유 없이 피곤함을 느낀다 ＿＿＿＿＿

수면 시간이 8시간 미만이다 ＿＿＿＿＿

불안하고 우울할 때가 있다 ＿＿＿＿＿

흥분하거나 혼란스러울 때가 있다 ＿＿＿＿＿

쉽게 살이 찐다 ＿＿＿＿＿

최근에 다이어트를 한 적이 있다 ＿＿＿＿＿

체중 조절을 해보려고 마음먹은 적이 있다 ＿＿＿＿＿

자신이 먹는 음식에 꼼꼼히 신경을 쓴다 ＿＿＿＿＿

탄수화물 음식(예를 들어 빵이나 당분이 많이 들어간 음식)을 먹고 싶다는 생각이 든다 ＿＿＿＿＿

집중력이나 기억력이 떨어져 어려움을 느낀 적이 있다 ＿＿＿＿＿

심한 두통을 느끼거나 목뒤, 어깨, 턱 등이 뻐근하다고 느낄 때가 있다 ＿＿＿＿＿

복부팽만, 위궤양, 속 쓰림, 변비, 설사 등 소화기관과 관련된 문제가 나타날 때가 있다 ＿＿＿＿＿

감기나 독감에 걸린 적이 있다 ＿＿＿＿＿

총점 ＿＿＿＿＿ 점

총점	C형 성격 지수	진단
0~5점	편안한 잭 (위험이 낮은 단계, 걱정 없음)	아주 침착한 사람이고 아주 낮은 수준의 스트레스에 노출되어 있다. 설령 스트레스 요인에 노출되더라도 아주 효과적으로 잘 관리할 수 있다. 지금까지 지내온 대로 지내면 된다.
6~10점	긴장한 제인 (중간 단계)	지나친 스트레스 반응으로 말미암아 고통받고 있을 수 있고 코티솔 수치도 만성적으로 높을 수 있다. 이 점수에 해당하는 사람들은 생활습관을 되도록 스트레스를 덜 받는 쪽으로 바꿔야 한다. 그렇다고 꼭 그렇게 해야만 한다는 스트레스를 받지 않도록 주의한다.
10점 이상	스트레스를 많이 받는 제스 (가장 위험한 단계)	이미 지나친 스트레스 반응으로 인해 힘들어하고 있고 코티솔 수치도 만성적으로 높다. 이미 몸의 신진대사도 엄청나게 위험한 상태다. 되도록 빨리 회복할 수 있도록 적극적인 조치를 취해야 한다.

엄청난 스트레스를 받는 제스 유형에 해당하는가? 요즘 안 그런 사람이 누가 있겠는가? 8시간도 자지 못하고 다이어트에 시달리고 먹는 것에 온 신경을 써야 하는 사람들은 코티솔 수치가 팍팍 올라갈 수밖에 없을 것이다.

스트레스를 받는 제스가 코티솔 과다 노출로 인해 얼마 못 가 죽을 것이라는 말은 아니다. 또 요즘 세상에서 거의 찾아보기 힘든 편안한 잭이 장수할 것이라는 말도 아니다. 이 표를 보고 각각의 유형에 해당하는 사람들이 코티솔을 조절해야 한다는 이야기고 그렇게 해야 몸에 이롭다는 이야기다. 때때로 코티솔 조절법은 좀 더 공격적으로 실천할 필요가 있는데 특히 높은 스트레스를 받을 때는 더욱더 그렇다. 반면에 스트레스를 덜 받는 시기나 코티솔 관리를 잘하고 있을 때(예를 들면 타히티 섬에서 휴가를 보낼 때)는 군이 공격적으로 코티솔 수치를 관리할 필요가 없다.

결론을 내리자면, 현대인들은 엄청난 스트레스를 받을 수밖에 없고 그러한 스트레스들로 인해서 코티솔 수치가 올라가고 테스토스테론은 줄어들 수밖에 없다. 상황이 이러한 까닭에 현대인들은 스트레스를 어떻게 다루어야 하는지 알아야 하고 오랫동안 건강을 유지하려면 호르몬 수치를 어떻게 관리해야 하는지 알아야 한다. 그 구체적인 방법을 찾는 데 이 책이 도움이 될 것이다. 당신의 C형 성격 자가 진단 점수가 어떻든 간에 이 책은 당신에게 도움을 줄 수 있다.

PART 1

스트레스와 당신의 건강 :
C형 성격

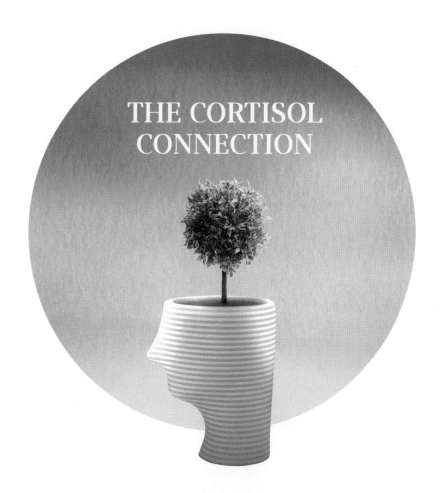

THE CORTISOL
CONNECTION

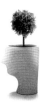

지난 20~30년 동안 의학자들과 건강 관련 연구자들이 가장 뼈저리게 인식한 사실 중에 하나는, 신경계와 내분비계를 비롯한 우리의 몸이 21세기를 살아가는 우리 일상의 단면을 특이한 스트레스로 받아들이지 못한다는 점일 것이다. 매일 연속되는 사건들이 우리를 끊임없이 스트레스 상태로 몰고 가서 일상적인 감정 상태를 뒤흔들어 급한 마음이 들게 하고, 반복적으로 몰아대어 미칠 것 같은 마음이 들게 하는데, 나는 이것을 '21세기 증후군'이라고 부른다. 다른 말로 하면, 매일같이 스트레스로 지쳐 있는 당신의 상태는 모든 사람이 경험하는 '일상적'인 것일 수는 있으나 이것을 '정상적'이라거나 '건강한' 상태라 말할 수는 없다는 것이다.

서론에서 나는 C형 성격을 소개했고, 만성적으로 스트레스를 받은 결과 코티솔 호르몬이 만성적으로 상승하는 사람을 가리켜 이렇게 표현한다고 정의했다. C형 성격의 몇 가지 특징을 짚고 가자면 다음과 같다.

● 언제나 마음속으로 '빨리빨리'를 외치며 급히 서두른다.

- 24시간 동안 25시간치 업무를 하려 한다.

- 코티솔에 과다하게 노출되어 있다.

- 우울해한다.

- 피곤해한다.

- 성욕이 떨어져 있다.

- 집중력에 문제가 있다.

- 복부 비만이 있다.

이 중 당신이 공감할 만한 항목은 몇 개나 되는가? 이러한 특징들은 불길해 보이지만, 좋은 소식도 있다. 그것은 바로 스트레스 호르몬이 우리 몸속에서 일으키는 해로운 효과를 감소시키고 스트레스와 맞서 싸울 방법이 있다는 것이다. 그 모든 내용이 이 책에 쓰여 있다.

오늘날 우울증과 불안증의 발병률은 이전 세대보다 10배나 증가했다. 이 질환들의 진단율이 급증한 까닭은 무엇일까? 이제는 의사들이 이 질환을 완치하는 약물을 보유하게 되었기 때문일까? 아니면, 많은 사람들이 단지 자신의 삶을 조절하지 못해서 그런 걸까? 과도한 스트레스가 초래한 만성피로증후군, 섬유근육통, 과민성대장증후군, 재발성 곰팡이 감염, 자가면역질환*, 만성 허리 통증, 그 밖에 '비특이' 증상 같은 '원인을 알 수 없는' 질환으로 고생하는 미국인들이 9,000만 명에 달한다. 이 각각의 질환을 일으킨 분명한 원인은, 우리가 하루하루를 힘겹게 살아가면서 겪는 엄청난 스트레스다. 그러나 현대의학은 스트레스와 같은 정신적인 상태

---

* 자신의 항원에 대하여 항체를 만들어서 생기는 면역병. 연소기 당뇨, 류머티즘관절염, 다발경화증 등이 있다.

(mental condition)가 신체에 물리적인 영향을 미칠 수 있다는 사실을 인정하는 데 소극적이다. 현대의학은 스트레스가 건강과 안녕에 미치는 영향을 형편없이 낮게 평가해왔음에도, 전 세계 연구자들은 지난 30년 동안 스트레스와 질병의 연관성을 더욱 깊이 있게 그리고 더욱 직접적으로 밝혀왔다. 실제로 그 둘 사이의 연관성은 너무나 강력해서 정신신경내분비학이라고 불리는 완전히 새로운 과학의 한 지류가 발전했는데, 정신신경내분비학이라는 용어는 심리(정신, 즉 우리의 생각)와 신경계(몸을 통해 전달되는 신경자극), 호르몬계(체내 모든 기능과 행동을 조절하는 내분비계)가 긴밀히 연관되어 있음을 의미한다.

스트레스가 미국에서 유행하고 있다는 것을 입증할 만한 근거가 있을까? 한 가지 근거로, 미국에서 가장 많이 처방되는 10가지 약이 모두 우울증, 불안증, 불면증, 당뇨, 가슴쓰림, 고혈압, 면역 저하 등 스트레스 관련 질환 치료제라는 것을 들 수 있다.

이 책을 읽는 독자들 가운데 대부분은 과다한 스트레스가 나쁘다는 것을 잘 알 것이다. 이는 우리 할머니들도 익히 알고 있던 사실이다. 그러나 그런 독자들도 자신의 건강을 지킬 수 있는 수많은 방법을 이용해 스스로 "자신의 삶을 바꿔라"는 주장을 지켜오지 않았다는 것을 새삼 깨달으며 놀랄 수도 있겠다.

물론 스트레스에 덜 노출되도록 하는 것보다 더 좋은 방법은 없다. 그러나 당신이 완전히 엉망이 되어 통제할 수조차 없는 스트레스로 가득한 삶을 살 수도 있지만, 스트레스 조절·운동·영양 섭취·식이보충제를 이용하여 당신의 건강과 성취감을 강화하여 매 순간순간을 즐거워할 수도 있다는 것을 아는 것 또한 중요하다.

당신은 행복한가?

지난해보다 지금이 더 행복한가? 5년 전보다 더 행복한가? 당신이 만일 대부분의 사람들과 비슷하다면, 당신의 행복지수는 상당히 낮아진 반면 근심지수(당신이 걱정하는 일들)는 상당히 증가했을 것이다. 자신의 삶이 '매우 행복하다'고 여기는 미국인은 지난 50년 동안 60%로 감소했다. 왜 1950년대에는 사람들이 더 행복했을까? 그때는 스트레스를 덜 받고, 덜 일하고, 삶의 더 높은 비교 기준이 있었다. 지난 25년간 미국인들의 주간 평균 노동시간은 40~50시간으로, 유럽 사람들보다 많이 일했고 일본인들과 비슷한 수준으로 일했다. 초과근무까지 했는데도 우리는 25년 전 삶의 수준을 유지하지도 못한 것이다(또는 그렇다고 느낀다). 우리 모두는 부모 세대보다 더 많은 시간을 더 열심히 일한다. 그런데도 우리는 우리가 어린 시절에 누렸던 것과 같은(상대적으로) 생활수준에도 아직 이르지 못하고 있다. 이 10시간의 초과근무는 안전이나 삶의 질 면에서 볼 때 우리에게 아무런 득이 되지 않는다.

우리는 많은 일을 하고 있으나 성취한 것이 없고, 사회는 여전히 우리에게 더 많은 것을 기대하는 듯하다. 우리는 최고의 직업인, 최고의 엄마가 될 것을 요구받고, 최고의 차를 운전하고 싶고, 제일 좋은 지역, 제일 좋은 집에서 살고 싶고, 최고의 식당에서 식사하고 싶은 것이다. 이러한 욕구는 우리를 혹사시켜 고갈시켜버린다. 심지어 어린아이들 가운데서도 이런 아이들을 볼 수 있는데, 학교나 유치원, 어린이집에서 축구나 숙제를 할 때 맹렬하게 하는 아이들이 있다. 미국에서 리탈린®(ADHD 치료제로 쓰이는 각성제)이나 프로작®(우울증 치료제)을 복용하는 아이들이 증가하는 것이나 주의력결핍과잉행동장애(ADHD) 진단을 받는 아이들이 늘어나는 것이 이상한 일이 아니다.

2006년 뉴욕의학회와 국가공무원연합회에서 실시한 조사에 따르면, 35세에서 55세 사이의 여성 가운데 20%만이 "매우 행복"하다고 응답해 여느 미국인 그룹보다 낮은 비율을 보였다. 조사에서는 돈, 시간, 건강이 밀접한 연관이 있는 것으로 나타났다. 그리고 55%는 살아가면서 스트레스를 조절하는 데 어려움을 겪는다고 응답했다.

아마도 현대사회에서 가장 강력하고 일상적인 스트레스 요인은 돈일 것이다. 연구자들은 돈 걱정을 사회 경제적 스트레스(socioeconomic stress)라고 부르는데, 새로운 많은 연구에서 사회 경제적 스트레스가 코티솔 수치뿐만 아니라 심장 질환, 체중 증가, 당뇨 위험률 증가와도 관련이 있는 것으로 나타났다. 피츠버그 카네기멜론 대학의 연구 팀이 실시한 연구 결과, 돈 스트레스가 심한 사람들은 코티솔 수치가 더 높았다(그들은 돈 스트레스가 심하지 않은 비교군보다 담배를 더 많이 피우고 아침을 더 자주 걸렀다). 보스턴 브랜다이스 대학의 과학자들도 나이가 많은 어른들을 대상으로 한 연구에서 돈 스트레스가 심할 때 코티솔 수치가 가장 높아지는 것을 발견했다.

당신의 친구 가운데 아무나 붙잡고 가장 스트레스를 주는 것이 뭐냐고 물어보면, 십중팔구는 분명 돈 문제를 언급할 것이다. 돈을 벌고, 쓰고, 수입과 지출의 균형을 맞추고……. 돈은 의심할 여지없이 우리 모두에게 스트레스의 일차적 원인 제공자다. 영국 런던칼리지의 연구자들은, 경제적 부담의 변화가 미치는 영향을 평가해왔다. 그들은 1년 전보다 수입이 늘어났는지 줄어들었는지와는 상관없이 경제적 부담이 줄어들면 코티솔 수치가 낮아지고 혈압이 낮아짐을 관찰했다.

당신에게 "너무 열심히 일하지 말라"고 조언할 필요가 있다는 것을 안다. 하던 일을 멈추고, 장미꽃 향기를 맡고, 긴장을 풀고, 일하는 시간을 줄이고, 부채를 줄이고, 충분히 쉬라고……. 그러나 나는 그런 조언은 하지 않을 것이다. 물론 이런 식의 접근법은 분명 스트레스를 줄이는 데 큰 도움이 되지만, '느긋한 생활'은 대다수 사람들에게는 실천 불가능한 것이기 때문이다. 나는 삶에서 스트레스를 줄이려는 다양한 시도들이 얼마나 근사한 일인지를 당신에게 분명하게 말해줄 수는 있으나, 당신이 한 귀로 듣고 한 귀로 흘려버릴 것임을 그리고 여전히 잔뜩 스트레스를 받아가며 빨리빨리 서두르며 흥분할 것임을 안다.

나는 당신이 무시해버릴 것이 뻔한 것을 설교하는 데 노력을 들이기보다는, 이미 증명된 최소한의 운동과 간단한 식이요법, 천연 식이보충제로 당신의 스트레스를 생화학적으로 조절할 방법들에 초점을 맞출 것이다. 또한 나는 간단한 스트레스 조절 방법을 몇 가지 제시함으로써 당신이 생활방식을 완전히 뜯어고치지 않고도 효과를 느낄 수 있도록 할 것이다. 내가 제시할 몇 가지 제안을 따른다면 당신은 스트레스가 당신의 신진대사에 미치는 해로운 효과를 줄일 수 있을 것이다. 이는 체중을 감량할 수 있고, 활력을 끌어올리고, 기분을 좋게 하고, 성생활을 개선할 수 있다는 것을 의미한다. 지금의 생활방식을 희생하지 않고도 말이다.

'정상적인' 스트레스 반응

아프리카 대초원을 바로 당신, 얼룩말 한 마리(자신을 얼룩말이라 생각해보자)가 가로질러 지나가고 있다. 당신은 다른 일에는 신경 쓰지 않고, 맛있는 식사를 위한 부드러운 어린 풀을 찾고 있는데, 갑자기 덤불에서 사자가 뛰쳐나와 당신을 향해 돌격해 온다! 이것이 스트레스 반응 또는 '싸울 것이냐-도망칠 것이냐(fight-or-flight)' 반응으로 알려진 반응을 설명할 때 사용하는 전통적인 시나리오다. 사자가 돌격해 오면 당신의 몸은 신경학적·생화학적 반응, 호르몬의 작용, 생리학적 반응을 연달아 빠르게 조절하는데, 이 각각의 반응은 당신이 사자로부터 도망쳐서 목

그림 1-1 ∷ '정상적인' 스트레스 반응

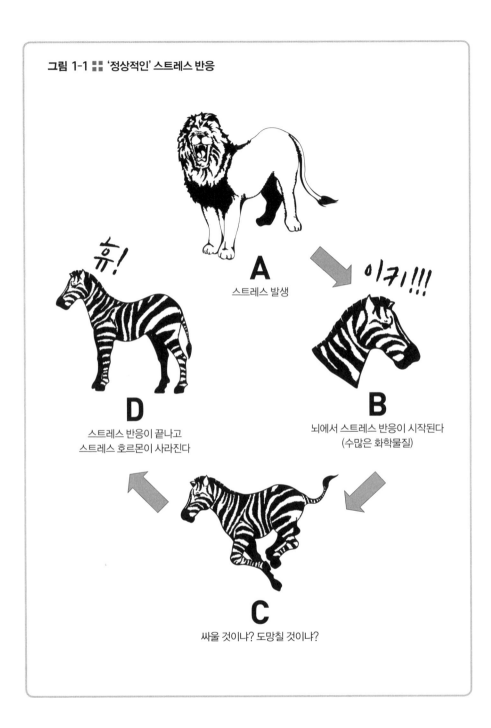

휴!

A
스트레스 발생

이키!!!

D
스트레스 반응이 끝나고
스트레스 호르몬이 사라진다

B
뇌에서 스트레스 반응이 시작된다
(수많은 화학물질)

C
싸울 것이냐? 도망칠 것이냐?

숨을 부지할 수 있도록 설계되어 있다.

얼룩말의 예를 통해 우리는 비교적 짧은 시간 동안에 시작되었다가 끝나는 스트레스 반응 과정을 완벽하게 살펴볼 수 있다(그림 1-1을 보라). 스트레스가 생기고(사자의 공격), 이 때문에 얼룩말의 뇌와 호르몬계에서 일련의 스트레스 호르몬이 분비되고(스트레스 반응), 결과적으로 사자와 맞서 싸우거나 사자에게서 도망칠 수 있게 된다(싸우거나-도망치거나 하는 반응). 사자에게서 도망친 후에는 얼룩말의 스트레스 호르몬이 정상으로 되돌아온다(상황 종료).

불행하게도, 우리 인간은 얼룩말처럼 운이 좋지 않다. 매일 스트레스를 일으키는 주원인이 사악한 사자보다 더 무서운 것이기 때문이다. 매달 갚아야 하는 주택 융자금, 신용카드 대금, 기안 마감일, 교통 혼잡, 가족에 대한 의무……. 오늘날 스트레스의 요인이 되는 것들은 공격해 오는 사자보다도 피하기가 더 어렵다. 그것들은 우리가 스트레스와 싸우기 어렵게 만들고, 도망치기는 불가능하게 만들어서 우리에게로 또다시 되돌아오게 하곤 한다. 이런 불행한 상황은 우리를 정상 스트레스 반응의 중간 과정에 머물게 만들어서, 스트레스 호르몬이 만성적으로 상승한 상태를 유지하게 된다(그림 1-2를 보라).

우리의 현재 생활방식, 그러니까 정신없이 분주하고 과다한 스트레스를 유발하는 생활방식은, 앞의 시나리오에서 B단계와 C단계 사이에 머물게 만들어서 C형 성격(만성 스트레스와 상승한 코티솔의 희생자)을 만들어낸다. 당신은 아마도 'A형 성격'과 'B형 성격'(혈액형과는 무관한 성격 구분이다)이라는 말을 들어봤을 것이다. A형 성격은 몹시 신경질적인 스트레스 괴물과 판박이고, B형 성격은 항상 유연하게 대처하는 느긋한 사람들이다. 완전히 A형 성격이거나 B형 성격인 사람은 없다. 우리 모두는 이 2가지 성격이 조금씩 섞여서 A형이 조금 더 우세하거나, B형이 조금 더 우세하다.

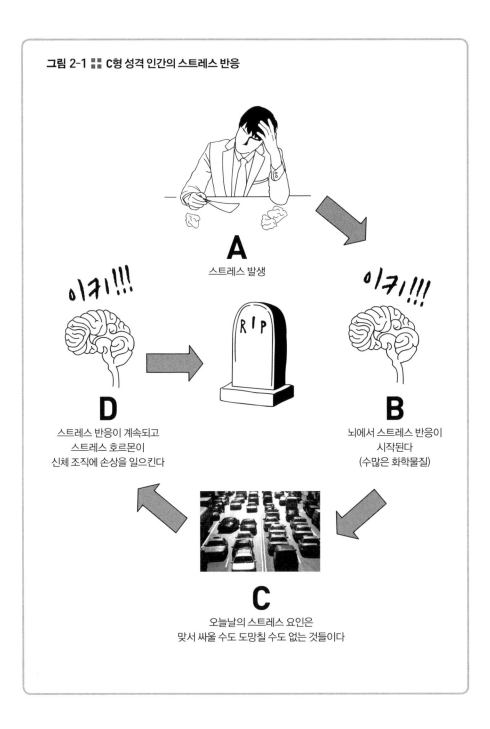

그림 2-1 ▪▪ C형 성격 인간의 스트레스 반응

A
스트레스 발생

이키!!!

D
스트레스 반응이 계속되고
스트레스 호르몬이
신체 조직에 손상을 일으킨다

RIP

이키!!!

B
뇌에서 스트레스 반응이
시작된다
(수많은 화학물질)

C
오늘날의 스트레스 요인은
맞서 싸울 수도 도망칠 수도 없는 것들이다

불행하게도 우리는 모두 만성 스트레스에 취약하여, 스트레스에 노출되거나 우리 몸이 스트레스에 반응할 때 이를 조심하여 조절하지 않으면 C형 성격이 되기 쉽다. C형에서 'C'는 일차적인 스트레스 호르몬인 코티솔의 머리글자로, 코티솔은 높은 스트레스를 받는 동안에 상승한다. 우리가 스트레스를 유발하는 무언가를 맞닥뜨리면 코티솔 수치가 상승한다. 만일 우리가 정기적으로 긴장이 많이 되는 사건을 경험한다면 우리는 스트레스 요인을 효과적으로 제거하지 못할 것이고, 코티솔 수치는 계속해서 정상치 이상으로 상승해 있을 것이다.

당신은 요금 청구서, 교통 체증, 과다한 업무, 가족의 요구 같은 것들이 우리를 걱정스럽게 하고, 스트레스 받게 한다고 말할 것이다. 맞다. 그러나 그것들은 정확히 말하자면, 당신 앞에 웅크리고 있는 배고픈 사자와 같이 생명을 위협하는 요소는 아니다. 그렇지 않은가? 급성 스트레스(이를테면 누군가가 당신 뒤로 몰래 와서 "야!" 하고 소리칠 때 당신이 받는 스트레스)는 아마도 건강에 장기적으로 문제를 일으키지는 않을 것이다. 그러나 만성 스트레스는, 당신이 깊이 생각하고 걱정하고 스트레스 상황이 일어날 것을 지속적으로 염려할 때 당신의 코티솔 농도를 만성적으로 끌어올림으로써 당신을 C형 상태에 놓이게 만든다.

마치 콜레스테롤 상승이 심장 질환에 영향을 미치고 상승한 혈당이 당뇨를 일으키는 것처럼, 상승한 코티솔 농도는 건강에 손상을 입힌다. 이 밖에도 코티솔 수치는 당신을 살찌게 만들고, 성욕을 떨어뜨리고, 뇌를 위축시키며, 면역체계를 억제하고, 기분을 나쁘게 만든다. 그렇다면 당신은 어떻게 할 것인가?

다행히도 당신은 선택의 여지가 많다. 가장 쉽게 선택할 수 있는 것은 (대부분의 사람들이 그러하듯이) 아무것도 하지 않는 것이다. 그러면 만성 스트레스와 상승한 코티솔 수치가 천천히 당신의 몸을 파괴하여 당신은 질환에 걸릴 위험도가 증가하게 된다. 더 어려운 선택은 무언가를 하는 것인데, 스트레스 상황에 당신의 몸이 반응하도록 하든지 아니면 스트레스를 조절하든지 하는 것이다. 스트레스를 조절하는 데 도움을 주는 책들은 숱하게 많고 스트레스 조절 능력을 기르는 법을 가르쳐주는 세미나도 셀 수 없을 정도로 많이 열린다. 따라서 당신이 이 책에서 얻을 것은 아주 적다. 스트레스는 '나쁜 것'이고 스트레스를 조절하는 것이 '좋은 일'이라고 말하는 것으로도 충분하다. 그러나 정신적·감정적인 주제의 복잡성 때문에, 그리고 인간관계를 개선하고 당신의 내적 자아를 좀 더 명예롭게 하는 데 도움을 주기 위해서, 이 책에서는 스트레스를 다루는 좀 더 명확하고 실제적인 접근법으로써 식이요법, 운동, 식이보충요법을 언급할 것이다.

당신의 만성 스트레스와 상승한 코티솔 수치를 조절하려면 무엇을 해야 할 것인지를 살펴보기에 앞서, 먼저 스트레스가 무엇이고 그것이 어떻게 당신의 코티솔 수치와 연관되어 있으며 건강에 어떤 영향을 미치는지 간단히 이야기해보도록 하자.

스트레스란 무엇인가?

스트레스를 한 번도 경험해보지 않은 사람은 없다. 우리는 일상적으로 각양각색의 스트레스를 받고, 하루에도 여러 번 스트레스 요인과 맞닥뜨린다. 무엇이 우리를 스트레스 받게 하는지보다 더 중요한 것이 우리의 몸이 스트레스에 대항하는 능력이다. 우리는 여기서 우리가 '스트레스'라고 정의하는 것에 당신의 몸이 어떤 식으로 생리적·생화학적 반응을 하는지 이야기해보려 한다. 그리고 당신의 몸이 체내에서 일어나는 화학반응들을 어떻게 처리하는지 살펴보려 한다.

스트레스에 대한 명확한 정의로 시작해보자. 우리의 목적에 맞게 정의하자면, 스트레스란 "삶의 요구가 당신의 능력으로는 충족할 수 없을 만큼 과다하다는 것을 느끼는 것"이다. 그렇지만 스트레스에 직면했을 때 스트레스에 효과적으로 대항하는 능력이나 스트레스를 받아들이는 능력이 사람마다 다르다는 점을 아는 것이 중요하다.

최고의 스트레스 연구가들이 인간과 가까운 동물들이 직면하는 스트레스 요인(단기 혹은 급성 스트레스 요인)과 우리 인간들이 정기적으로 직면하는(오랜 기간 반복되는 만성) 스트레스 요인에 대한 흥미로운 구별을 해봤다. 우리가 직면한 문제를 좀 더 '고등동물'답게 처리하기 위해 인간은 신체적 스트레스 요인뿐만 아니라 정신적·사회적 스트레스 요인 때문에도 고통을 받는다. 몇몇 정신적인 스트레스 요인들은 꽤나 현실적인 반면(월 임대료 또는 주택 융자금처럼), 어떤 것은 단지 상상하는 것일 수 있다(당신의 상사, 동료, 자녀 혹은 타인에게 도전받는 스트레스 넘치는 상상). 바로 그거다! 우리의 크고, 복잡하며, 진보한 뇌는 스트레스를 받는 상황에서 우리 자신을 도망치게 하는 능력뿐만 아니라 스트레스 상황을 만들어내는 능력까지도 지니게 되었다.

스트레스 생리학 분야에서 최고의 저자 중 한 명인 로버트 사폴스키(Robert Sapolsky)는 『왜 얼룩말은 소화궤양에 걸리지 않는 걸까?(Why Zebras Don't Get Ulcers)』에서 사자 때문에 받는 스트레스에 지친 얼룩말과 개코원숭이를 기발한 예로 예시함으로써 단기간(급성)의 스트레스가 생존에 반드시 필요하다(적어도 얼룩말의 관점에서는 그러하다)는 것을 보여주었다. 그가 제시한 많은 예들 덕분에 우리는 급성 스트레스는 필요한 반면, 만성적으로 상승한 스트레스 반응은 다양한 방법으로 손해를 입힌다는 것을 알게 되었다. 사폴스키 박사와 '싸울 것이냐-도망칠 것이냐' 반응을 가르치는 모든 생리학 교수들의 가르침을 따라 이 책에서는 수많은 얼룩말, 원숭이, 개코원숭이들을 예로 들어 스트레스 생리학과 관련된 개념을 사용할 것이다.

사람은 얼룩말이 아니다

여기서 우리가 다시 되짚어봐야 할 정말 중요한 점이 있다. 인간은 결코 스트레스 반응 때문에 끊임없이 혼란을 겪어야만 하는 것은 아니다(만성 스트레스). 인간은 스트레스에 빨리 반응하도록 되어 있고, 또한 스트레스 호르몬은 신속히 사라지게 되어 있다(급성 스트레스). (우리의 현대식 생활방식으로 인해) 우리 몸이 스트레스의 물결에 반복적으로 노출된다면, 일상은 깨지기 시작한다.

동물은 정상적인 상태에서는 만성 스트레스를 갖지 못하지만 사람은 갖는다. 그러나 동물들도 스트레스 실험을 당하거나 굶주리거나 외상을 입으면 만성 스트레스를 갖게 되어, 사람처럼 아프게 된다. 실험 후 진행한 연구에서, 특정 상황에서는 스트레스 반응이 우호적으로 작용하다가도, 우리 몸이 일상적인 사건을 스트레스를 유발하는 사건으로 인식할 때는 스트레스 반응이 우리에게 해를 끼치는 것으로 나타났다. 시간이 지나면서, 스트레스와 관련된 질환이 과도한 스트레스 반응(작은 스트레스 요인에도 과하게 반응하는 것)으로 인해 초래되거나 (코티솔 수치가 그들의 기준치보다 너무 오랫동안 높이 올라 있었던 까닭에) 스트레스 반응을 차단하는 능력이 떨어졌다.

스트레스, 코티솔, 신진대사

대부분의 사례에서 코티솔이 너무 많은 신체적 폐해를 끼치는 것은 사실이지만, 코티솔이 꼭 해로운 물질인 건 아니다. 코티솔은 여러모로 콜레스테롤 혹은 인슐린과 같은 기능을 하는 것으로 여겨진다. 이 물질들이 체내에서 적절한 기능을 하기 위해서는 소량만 필요할 뿐이다. 콜레스테롤은 스테로이드 대사에 필요하고, 인슐린은 혈당 조절에 필요하다. 그리고 코티솔은 스트레스를 받을 때 소모하는 에너지를 회복하는 데 필요하다. 그러나 이 생체 화합물 가운데 어떤 것이든 조금이라도 일정 양과 유효 시간을 초과하면, 당신은 어려움에 부딪치게 된다(콜레스테롤 수치가 올라가면 고지혈증으로 동맥이 막히고, 인슐린 수치가 상승하면 당뇨에 걸리며, 코티솔 수치가 증가하면 만성질환에 걸리고 비만해질 것이다).

여기서 중요한 것은 균형이다. 코티솔 수치가 너무 낮거나 높지 않게 유지하는 것이다. 애디슨병*에 걸리면 환자는 부신샘에서 글루코코티코이드(코티솔은 그중 하나다)를 분비할 수 없다. 애디슨병이 있는 환자들은 스트레스 반응에 효과적으로 대응할 능력이 없어서 스트레스를 받으면 쇼크 상태가 된다. 혈압이 떨어지고, 혈액순환계가 급격히 쇠약해지고, 여타 유사한 증상들이 동반된다. 그러므로 당신은 코티솔 수치가 너무 높이 오르지 않는 것은 물론이고 너무 낮게 떨어지지 않길 바라야 한다.

당신이 스트레스에 노출될 때마다 그것을 육체적 스트레스나 감정적 스트레스(예를 들면, 차가 막히는 시간에 당신을 가로막는 상대 차량으로 인해 일어나는 부류의 스트레스)로 느끼면 당신의 몸은 여러 가지 방법으로 신진대사를 변화시킬 수 있는 복잡한 화학반응을 시작한다. '싸울 것이냐–도망칠 것이냐' 반응이 일어나는 과정을 다시 생각해보면, 자극하는 호르몬을 분비하여 특정 스트레스 요인에 맞서 싸우거나 도망칠 준비를 할 수 있도록 몸을 준비시킨다. 비슷한 방법으로, 매일매일 스트레스 요인에 노출되면 인체는 뇌 안의 시상하부와 뇌하수체가 모두 개입하는 복잡

---

* 부신(副腎)의 기능 장애로 생기는 병. 빈혈, 소화 장애, 신경 장애 따위가 나타나고 피부와 점막이 흑갈색이 된다. 영국의 의사 토머스 애디슨(Thomas Addison)이 발견하였다.

한 일련의 과정을 통해 코티솔 생산량을 늘린다.

코티솔이 우리 몸속에서 하는 많은 기능 가운데 하나는 에너지 생성을 위해 당, 지방, 아미노산의 방출을 자극하는 것이다. 코티솔은 간에서 글리코겐이 당으로 분해되는 것을 자극한다. 지방세포에서는 코티솔 자극에 반응하여 지방이 분해되어 지방산이 생성된다(지방 분해? 듣기에는 좋아 보이지만, 장기적으로 오히려 체중을 증가시키는 효과가 있다). 근육에서는 아미노산의 분비를 촉진하는데, 아미노산은 근육에서 에너지를 내는 데 사용되기도 하고, 간으로 보내져 당으로 전환되는 데 이용되기도 한다. 그러나 마지막 시나리오의 주된 문제점은 이런 상태가 지속되면 상당한 양의 근육이 소실된다는 것이다(장기적으로 봤을 때 체중 조절에는 도움이 되지 않는다).

스트레스와 질병

과학적 연구와 의학적 근거에 따르면, 만성 스트레스가 유발하는 높은 코티솔 수치는 장기적으로 봤을 때 건강을 해치는 결과를 낳는다. 이 많은 결과들 가운데 하나가 식욕과 특정한 음식에 대한 식탐이 증가하는 것이다. 코티솔의 일차적인 역할 가운데 하나가 신체가 스트레스 요인에 반응한 후 연료를 재공급하는 것을 격려하는 것이기 때문에 상승한 코티솔 수치는 당신의 식욕을 끌어올릴 것이다. 따라서 당신은 항상 배고플 것이다. 게다가 이 스트레스가 유발한 식욕에 굴복한 결과로 축적된 지방은 일반적으로 복부에 포진하게 된다(복부에 지방이 축적되는 이유는 아마도 다음 스트레스 반응 시 쉽게 사용하기 위해서인 듯하다). 복부 지방의 가장 심각한 문제는 복부 비만이 심장 질환, 당뇨, 암의 발생과 깊은 연관이 있다는 것이다.

전 세계에서 이루어진 많은 연구들 덕분에 상승한 코티솔 수치와 수많은 만성질환의 관계가 서서히 밝혀지고 있다. 생활습관이나 심리적·생리적인 문제와 복잡하게 얽혀 있어 코티솔 수치 상승이 만성질환의 일차적 원인인지 혹은 만성질환에 대한 신체 반응으로서 유도된 요인인지 구별하기는 쉽지 않다. 예를 들면, 코티솔의 강력한 합성형은 코티손이라 부르는데, 부종과 염증과 류머티즘관절염의 관절 통증을 완화하는 약으로 사용된다(효능이 상당히 좋다). 그렇지만 코티손은 짧은 기간 동안만 사용해야 한다. 장기간 사용 시 기억력 장애와 체중 증가, 우울, 감염 증가 같은 부작용이 올 수 있기 때문이다. 이로 인해 어떤 사람들은 차라리 아프고 부은 관절로 고생하는 편이 낫다고 느끼게 된다.

아래 상황과 연관된 만성 스트레스가 코티솔 수치를 끌어올린다.

- 식욕과 식탐 증가
- 체지방 증가
- 근육 덩어리 감소
- 골밀도 감소
- 근심 증가
- 우울 증가
- 감정의 요동(분노와 흥분)
- 성욕(성적 욕구) 감소
- 면역반응 저하
- 기억력 장애와 학습 장애
- 생리전 증후군 증상 증가 : 복통과 식욕 증가
- 폐경 부작용 증가 : 얼굴 화끈거림, 수면 중 식은땀

너무 많아도 너무 적어도 문제인 코티솔

위에서 언급한 것처럼, 코티솔에 과다하게 노출되면 건강에 해로운 것과 마찬가지로, 적게 노출되어도 그러하다. 뇌에서 코티솔이 어떤 작용을 하는지 생각해보자. 우리는 스트레스와 우울증의 연관성을 밝히고자 수십 년간 연구해왔다. 미국에서만 스트레스와 관련된 우울증을 치료하는 의료비와 생산성 저하로 인한 손실액이 매년 300억 달러가 넘는다. 영국 런던의 킹스칼리지 정신의학회 연구자들은 스트레스와 연관된 우울증이 실제로 각기 다른 두 단계로 진행된다고 예측했다. 첫 번째 단계는 코티솔에 과도하게 노출되는 것으로 특징지을 수 있는데, 너무 많은 코티솔은 실제로 기분을 좋게 하는 뇌세포를 파괴함으로써 '독성' 효과를 낸다. 두 번째 단계는 코티솔의 손상 작용으로부터 스스로를 보호하는 방편으로서 뇌가 코티솔 효과에 저항하는 보상 단계다. 그래서 뇌세포(뉴런)는 코티솔을 잃고, 오히려 코티솔에 적게 노출되어서 결국 기억력 장애와 심리 장애를 발생시킨다. 불행하게도 이 코티솔 저항 증후군은 우울증과 피로, 착란을 점점 깊어지게 하는데, 이런 증상들은 외상 후 스트레스 장애를 지닌 사람이 보이는 증상과 매우 흡사하다.

운동의 장단점은 당신이 운동을 얼마나 하느냐(너무 조금, 충분히 또는 너무 많이 하느냐)에 따라 달라지는 것과 마찬가지로, 코티솔에 노출되는 장단점 역시 얼마나 많이 노출되느냐에 따라 달라진다. 어느 정도는 좋으나, 너무 적거나 너무 많은 노출은 나쁘다. 운동은 코티솔 수치를 증가시키지만 일시적으로만 증가시킬 뿐이다(단기 스트레스, 급성 스트레스와 효과가 비슷하다). 일시적인 코티솔 수치 증가는 면역 기능과 기억력 강화, 식욕 조절, 체중 감량, 성적 건강, 활력 회복, 염증 완화 등에 좋다. 운동이 부족하면 당신은 살이 찌고 맹해진다(코티솔이 너무 과해도 비슷해진다). 너무 과도한 운동을 하면 쉽게 상처를 입게 되고 몸이 적절하게 반응할 수 없게 되어 외상 후 스트레스 장애(코티솔 노출 부족)와 비슷한 상태가 된다. 그리스 연구자들은 훈련이 잘된 운동선수들이 연습 중에는 코티솔 농도가 높아졌다가 휴식 중에는 다시 정상으로 되돌아오는 것을 보여주었다. 반면에 과도하게 훈련한 운동선수(과도한 스트레스를 받은 사람)들은 운동 중에 코티솔 수치가 낮았고 휴식 중에는 코티솔 수치가 높았다. 이는 그들의 몸이 여전히 손상이나 감염, 운동으로 인한 피로에서 완전히 회복되지 못한 스트레스 상태에 있음을 나타내는 것이다. 그들은 또한 피로와 체중 증가, 우울한 기분, 체력과 정신력의 저하를 경험한다.

스트레스와 우울증의 긴밀한 연관성 때문에 세계의 주요 제약회사들은 코티솔 노출을 조절하거나 균형을 맞추는 새로운 약물 개발을 시도하고 있다. 현재 통용되는 항우울 약물은 뇌의 세로토닌 수치에 일차적으로 작용하고, 몇몇 새로운 약물은 노르에피네프린 수치를 끌어올린다. 코티솔 노출에 초점을 맞춘 약은 없다. 이것은 항우울제를 사용하는 사람들의 절반만이 우울증이 호전된다는 것을 의미한다(우울증과 스트레스의 긴밀한 연관성을 생각해볼 때, 과도한 스트레스와 상승한 코티솔과 관련된 우울증은 세로토닌이나 노르에피네프린 조절제만으로는 완전한 호전을 기대할 수 없다—옮긴이). 그러나 여전히 이 약들은 2006년에도 130억 달러어치가 팔렸다. 스트레스에 지쳐 코티솔 균형이 무너진 사람들을 위해 약물을 개발하려는 적극적인 시도를 하는 제약회사로는 브리스톨마이어스스큅(Bristol-Myers Squibb), 글락소스미스클라인(GlaxoSmithKline), 화이자(Pfizer), 사노피아벤티스(Sanofi-Aventis), 존슨앤드존슨(Johnson and Johnson), 머크(Merck), 노바티스(Novartis) 등이 있다. 이 여러 제약회사들은 이미 화이자(졸로프트®), 릴리(프로작®과 심발타®), 글락소(팍실®), 웨이스(이펙사®) 등의 세로토닌 수치를 증가시키는 항우울제를 만들어왔다. 그러나 이 약들은 절반에게만 효과가 있고, 자살 위험도를 높이는 것을 비롯한 극단적인 부작용이 있기 때문에 '블랙박스'에 경고 사항을 표시해야만 한다. 따라서 제약업계는 돈벌이가 되는 새로운 사업이 필요해졌고, 코티솔 조절이 다음 목표인 것으로 보인다.

만성 스트레스 관리하기

어떤 사람들이 코티솔 수치가 상승할까? 대다수 사람들이 그렇다. 그러나 소수는 오히려 코티솔 수치가 떨어져 있다. 서문에서 제시한 'C형 자가 진단(24~25쪽 참조)은 편리할 뿐만 아니라, 당신이 스트레스에 노출된 정도와 상승한 코티솔 수치가 당신에게 미칠 위험성을 측정하는 척도로서 꽤 신뢰할 만하다. 우리는 이와 매우 유사한 C형 자가 진단을 내가 운영하는 영양클리닉에서 수많은 연구에 사용해왔고, 그 연구 결과들은 타액을 채취해 코티솔 수치를 측정한 결과뿐만 아니라 더욱 광범위한 심리 조사에서 나타난 결과와 거의 동일했다.

그러므로 C형 자가 진단을 이용해 당신이 긴장한 제인인지, 스트레스를 많이 받는 제스인지, 편안한 잭인지 구분해보라. 이런 기본 정보를 발견하는 것은 당신이 만성 스트레스가 일으키는 결과와 반대되는 작용을 해야 하는 이유를 이해하는 첫걸음이 된다. 이 장의 초반부에서 언급한 것처럼 많은 방법들이 있다.

예를 들면, 다양한 형태의 스트레스 조절법이 있고, 그 주제를 다룬 유용한 책들이 있다. 스트레스 조절 기술들이 수십 년 동안 활용되어왔음에도 이런 기술들이 보통 사람들의 건강이나 심리적 안녕에 큰 영향을 끼친 일은 거의 없다. 왜 그런 걸까? 기술들이 효과가 없는 걸까? 아니다, 많은 기술들이 완벽하게 작용한다. 당신이 그것들을 실천할 수만 있다면 말이다. 그러나 많은 사람들이 스트레스 조절 도구를 분주한 생활에 끼워 넣음으로써 오히려 더 많은 스트레스를 받는다. 그러나 전적으로 실제적인 관점에서(내 직업인 영양생화학자와 교육가의 관점에서) 보자면, 대부분의 사람들은 스트레스 조절을 위한 전통적인 접근법을 성가셔할 수밖에 없다. 우리 대부분은 운동하는 것을 귀찮아하며, 어떤 음식을 어떻게 먹는 것이 건강에 좋은지 알면서도 그렇게 하는 것을 귀찮아한다. 이것이 스트레스가 우리 몸에 끼치는 해로운 결과를 감소시키기 위해 장기간 시도해야만 하는 2가지 방법인데도 말이다.

그러면 그 2가지 방법 말고 우리가 무엇을 할 수 있을까? 이 책을 읽는 것은 좋은 출발점이 될 수 있다. 먼저 우리는 기초를 잘 놓아야 한다. 2장부터 6장까지는 현대인들의 생활방식, 스트레스, 코티솔(1차 스트레스 호르몬), HSD(지방 저장 호르몬), 테스토스테론(항스트레스 호르몬)과 광범위한 건강 문제 사이의 관계를 구체적으로 살펴볼 것이다. 다음으로, 이 책에서는 스트레스에 대항하는 방법을 제시하는 데 초점을 맞추었다. 7장에서 소개할 SENSE 생활방식 프로그램에서 SENSE는 스트레스를 다루는 5가지 핵심 방법을 의미한다. S는 스트레스 조절(Stress management), E는 운동(Exercise), N은 영양(Nutrition), 그다음 S는 식이보충제(Supplement), E는 평가(Evaluation)의 머리글자다.

이 책에서 제시하는 스트레스 관리법의 두드러진 특징은 천연 식이보충제를 이용한다는 데 있다. 특히, 8장에서는 스트레스 반응에 효과적이면서도 안전한 영향을 끼친다고 알려진 식이보충제를 소개할 것이다. 코티솔 노출 정도가 증가 혹은 감소했을 때 각각의 식이보충제들이 나타내는 효능을 과학적이고 의학적인 근거에 따라 기술했다. 안전을 위한 권고 사항, 사용량, 그 식이보충제를 사용했을 때 기대할 수 있는 효과들까지 실어놓았다.

9장에는 SENSE 생활방식 프로그램을 구체적으로 검토한 내용과 관련한 모든 정보가 있다. 거기에서 당신은 SENSE 생활방식 프로그램을 이용해 생활을 실제로 변화시키는 다양한 유형의 사람들을 만나볼 수 있을 것이다.

이 책에는 식이요법, 운동, 식이보충제로 코티솔 수치를 조절하여 효과를 본 개인들을 연구한 몇몇 사례가 실려 있다. 아마도 그들 가운데 한둘은 당신이 겪고 있는 것과 비슷한 스트레스 요인과 상황을 경험하고 있을 것이다. 그러므로 그들의 코티솔 조절을 위한 접근법은 당신이 자신에게 적합한 코티솔 조절 계획을 세우는 데 도움이 될 것이다.

왜 식이보충제인가?

식이보충제라고 안 될 게 뭐가 있겠는가? 주의 깊이 선택한 천연 식이보충제를 효과적으로 섭취하면 스트레스를 조절하고, 코티솔 수치를 떨어뜨리고, 긴장을 풀고, 숙면을 취하고, 혈당을 조절하고, 체중을 조절하고, 면역계를 증강하는 데 도움이 된다. 대부분의 사람들은 적절한 식이보충제 섭취를 포함한 균형 잡힌 코티솔 조절법을 복잡한 스트레스 조절 프로그램 또는 시간을 소비해야 하는 운동 처방보다 더 잘 실행할 수 있다. 다시 한번 말하지만, 스트레스 조절이 중요하지 않다거나 식이보충제가 운동을 통해 얻는 이득과 동일한 효과를 모두 다 제공한다는 의미는 아니다. 그렇지만 식이보충제는 많은 사람들, 특히 분주하게 살아가는 사람들이 스트레스를 조절하고 코티솔 수치의 균형을 맞추는 데 큰 도움을 준다.

이 책에 소개한 식이보충제 가운데 많은 수는 전통적인 의학 처방의 일부로 수 세기 동안 사용되어왔다. 몇몇 예에서 나타나는 식이보충제의 유익한 효과를 뒷받침하는 과학적인 근거 또한 꽤나 탄탄하다. 그렇지만 과학적인 근거가 약하거나 없는 것도 있다. 8장에서 스트레스 반응을 조절하고 만성적으로 상승한 코티솔이 미치는 나쁜 영향을 완화하는 데 큰 도움을 주는 식이보충제를 소개하겠다.

🎤 SUMMARY

  이 장을 읽은 후, 당신은 당신의 건강에 대하여 조금은 관심이 생겼을 것이다. 그러나 건강에 대한 관심이 점점 자라 스트레스가 되지 않기를 바란다. 당신이 처한 상황을 충분히 감안하면서도 무엇인가를 할 수 있다. 아마, 당신은 더 잘 먹어야 할지도 모르겠다. 혹은, 균형 잡힌 종합 비타민제가 당신에게 유익할 수도 있다. 또는 코티솔을 조절하는 특이한 식이보충제가 필요할 수도 있다. 어쩌면 당신은 스트레스와 코티솔 수치를 조절하기 위해 구성한 전반적인 프로그램이 필요할 수도 있다.

  당신이 코티솔을 조절하는 데 필요한 것이 무엇이든지, 이 책에 실린 정보는 당신이 그것들에 초점을 맞추도록 도와줄 것이다. 당신의 건강과 무병장수를 향한 첫걸음이 다음 페이지에서 시작된다. 행운을 빈다!

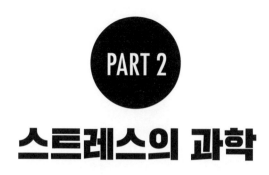

스트레스의 과학

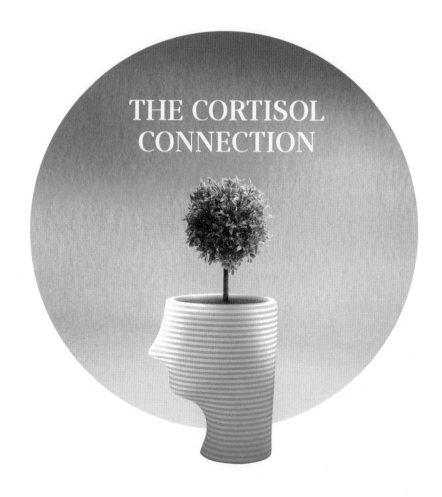

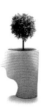

현대사회에서는 스트레스에 대해 '싸울 것이냐-도망칠 것이냐' 반응을 할 필요가 거의 없기 때문에, 우리 몸은 스트레스에 대해 자연스런 생리적 반응을 하지 못한다. 불행하게도, 뇌는 여전히 이전과 같은 방식으로 스트레스를 인식한다. 그러나 우리가 이제는 스트레스에 강력한 육체 활동(싸우거나 도망치는 등의)으로 반응하지 않기 때문에, 우리 몸은 스트레스 반응을 쌓아두게 되고 스트레스 호르몬을 계속해서 대량 생산하게 된다.

얄궂게도 고등동물인 인간의 뇌는 매우 잘 발달한 탓에 정신적 스트레스를 받을 때도 신체적 스트레스 요인에 노출되었을 때와 동일한 호르몬의 연속 반응이 나타난다. 이것은 우리가 긴장을 유발하는 사건을(심지어 일어날 가능성이 거의 없는 사건을) 단지 생각만 해도 우리의 내분비계가 모두 혼란에 빠진다는 것을 뜻한다. 나쁜 소식이 틀림없지만, 이 이야기에도 좋은 점이 있다. 그것은 바로 설령 심리적 변수가 스트레스 반응을 유발하는 계기가 된다 해도, 우리가 생체 자기제어와 유사한 이완 기제 등 심리적으로 대항하는 작용을 이용할 수 있다는 좋은 근거가 된다는 것이다.

많은 스트레스 생리학자들은 코티솔 변이성(cortisol variability) 정도가 건강한 스트레스 반응을 보여준다고 믿는다. 코티솔 수치 자체가 아닌, 긴장과 이완에 반응하여 코티솔 수치가 정상적으로 오르내리는 그런 반응 말이다. 코티솔 수치가 만성적으로 높거나 낮은 것은 좋지 않다. 게다가 아주 낮아서 평평한 수준의 코티솔 수치는 극도로 나쁘다. 코티솔 리듬은 민감하고 다양한 것이 좋다. 이는 밤과 이완 시에는 낮고, 급성 스트레스를 받거나 운동을 심하게 할 때나 마감을 앞두고 바빠 일할 때는 코티솔 수치가 높다가도 급속히 정상치로 회복된다는 것을 의미한다.

코티솔 수치가 어떤 형태(높거나 낮거나)로든지 만성적으로 지속되는 것은 좋지 않다. 그보다는 코티솔 수치가 유동적으로 변동하는 것이 좋다. 코티솔 리듬이 고도로 민감하여, 코티솔 활성이 세밀하게 조절되는 것이 좋다.

최근 몇 년 동안, 스트레스 연구는 단순히 코티솔 수치가 높은지 낮은지 측정하는 정도에서 시간의 경과에 따라 코티솔 수치가 어떻게 변화하는지에 초점을 맞추는 쪽으로 이동해왔다. 스트레스 과다 상태에 있는 많은 사람들에게서 코티솔 리듬의 편평한 양상이 관찰되었다. 이는, 우리가 '정상'이라 생각하는 범위 내의 코티솔 수치라 하더라도 스트레스 시 증가하는 반응을 보이지 않는다거나 이완 시 감소하지 않는다는 것을 의미한다. 그 결과 우리 신체는 24시간 동안 꾸준히 중등도 수준의 코티솔에 노출되는데, 이러한 상황은 장기적으로 건강에 최악의 영향을 미친다. 예를 들면, 만성피로증후군이나 섬유근육통과 같은 만성 스트레스 질환을 앓고 있는 사람들이 바로 그러한 상황에 처해 있는데, 이들은 외상 후 스트레스 장애로 고통받는 사람들이나 육체적 학대를 당하는 어린이들과 마찬가지로 편평한 코티솔 리듬을 보이는 것으로 알려져 있다. 게다가 독일 연구자들은 코티솔 리듬이 편평해지면 HSD(지방을 저장하는) 시스템(4장에서 논의할 것이다)에 과부하가 걸려서,

복부 지방세포는 여전히 높은 코티솔 수치(따라서 지방 저장은 더욱 빨리 진행됨)를 보이는 반면에 나머지 신체 부위에서는 정상 코티솔 수치를 보인다는 것을 알아냈다.

스트레스를 받는 것 vs 스트레스로 지치는 것

'스트레스를 받는 것'과 '스트레스로 지치는 것'은 어떻게 다를까? 스트레스를 받는 것은 적응반응(코티솔이 상승하고 그 후에 다시 저하됨)으로 인한 것이라 할 수 있는 반면, 스트레스로 지치는 것은 정상 스트레스 반응에 코티솔이 반응할 능력이 없다는 것을 의미한다(코티솔 리듬은 편평하게 머물러 있지만 코티솔에 노출되는 총량은 최소 24시간 동안 더욱 높아진다). 이는 비적응성 코티솔 반응으로, 뉴욕 록펠러 대학의 과학자들은 이것이 오늘날 흔히 발생하는 대부분의 생활습관병을 초래한다고 믿는다. 네덜란드의 신경학자들은 만성피로, 섬유근육통, 외상 후 스트레스 장애, 우울증, 신경쇠약에서 나타나는 비적응성 스트레스 반응이 코티솔 리듬이 편평한 사람에게서도 똑같은 양상으로 나타나는 것을 관찰해왔다.

C형 성격은, 내가 이 책 초판을 쓰면서 만들어낸 신조어로서 컬럼비아 대학 연구자들 사이에서는 'D(distressed, 괴로워하는)형 성격'이라 불리던 용어다. C형은 나처럼 '항상 서두르고 바쁜' 사람으로, 그리고 컬럼비아의 D형은 '타인과 사회적 접촉을 피하는 동안 부정적인 감정을 경험하고 이런 감정을 억제하는 복합적인 경향'으로 특징지을 수 있다. 이것은 D형이 몹시 곤란을 겪는 C형보다 더 '우울한' 성격임을 의미한다. 그러나 C형과 D형은 코티솔에 과다 노출되었다는 유사성이 있는데, 코티솔에 과다 노출되면 일부는 계속 분주함을 느끼는 반면, 일부는 우울함을 느낀다. 아울러 최근에는 펜실베이니아 대학의 연구자들이 스트레스와 뇌와 골격 구

조물 내에서 일어나는 조직 파손 사이에 강력하고 직접적인 연관성이 있음을 밝혀냈다. 그들은 높은 코티솔 수치와 우울증 그리고 골밀도 감소 사이에 밀접한 연관성이 있음을 발견했다. 골밀도와 우울증 사이의 연관성 가운데 67% 정도는 스트레스로 인한 코티솔 수치의 변화에서 기인한다는 것을 발견한 것이다.

스트레스의 단계

뇌가 스트레스를 유발하는 사건을 감지하면 뇌는 내분비샘을 자극하여 아드레날린과 코티솔을 비롯한 호르몬을 전신에 분비하게 만든다. 아드레날린은 기분을 상승시켜서 흥분하게 하는 역할을 하고, 코티솔은 우리 몸이 다양한 연료를 사용하는 방법을 조율하는 역할을 한다. 코티솔은 글루코코티코이드(glucocorticoid)라는 이름으로 알려져 있는데, 부신피질에서 분비되고(corticoid는 부신피질호르몬을 뜻한다) 혈당을 상승시키는 효과가 있기 때문에(당분을 뜻하는 glucose에서 gluco를 따왔다) 그리 부른다.

스트레스 연구의 '아버지'인 과학자 한스 셀리에(Hans Selye)는, 지금은 우리가 알고 있는, 스트레스에 적응하는 과정을 설명하는 전형적인 모델을 뒷받침하는 초기 근거 중 몇 가지를 증명했다. 쥐 실험을 하다 그는 외부에서 생물학적 스트레스를 가할 때마다 쥐들이 내적 항상성을 회복하려고 시도하는 예측 가능한 생물학적 패턴에 따라 반응함을 발견했다. 다른 말로 하자면, 스트레스가 우리를 혼란에 빠뜨리면, 우리의 몸은 일련의 과정을 겪으면서(스트레스 반응) 우리가 다시 균형을 회복하도록 돕는다. 그는 이 균형을 유지하기 위한 고군분투에 '일반적응증후군'이라는 이름을 붙였다. 오늘날의 연구자들이 셀리에의 스트레스 이론의 상세한 내용에 모두 동의하는 것은 아니지만, 그가 스트레스 반응을 3단계로 분류한 것은 우리가 스트레스에 대항해 무엇을 해야 하는지를 이해하는 데 유용하다.

셀리에는 일반적응증후군이 스트레스 요인에 신체가 반응하는 방법이고, 신체 조직의 균형을 회복하려고 하는 것이라는 견해를 제시했다. 경보 단계라고 불리는 반응의 첫 단계에서는 신경계와 부신샘이 즉각적으로 활성화된다. 이것은 스트레스 요인이 신체에 전달되는 갑작스런 충격이다. 다음은, 저항 단계로 시상하부─뇌하수체─부신축(HPA축)의 활성화로 특징지을 수 있다. HPA축은 스트레스에 대한 우리의 반응을 조정해주는 3개의 일차 내분비 조직(샘)으로 이루어진 협력 시스템이다. 달리 표현하자면, HPA축은 스트레스가 발생했을 때 신체가 '자신의 일을 하도록' 돕는 '기계'라고 할 수 있다.

지금까지는, 모든 것이 완벽하게 정상이다. 스트레스가 발생하면 신체는 스트레스를 처리하기 위해 즉각적으로 반응한다(경보 단계). 그리고 균형을 회복하기 위해 좀 더 장시간 동안 작동한다(저항 단계). 문제는 신체에 너무 자주 반응하라고 요구하거나(너무 잦은 경보) 또는 너무 지나치게 저항하라고 요구할(너무 과도한 저항) 때에 비롯된다. 둘 다 코티솔 수치를 상승시키도록 유도한다. 이런 상황에서 스트레스가 반복되거나 끊이지 않고 계속되면 코티솔 수치가 상승, 유지되어 코티솔 과다라 할 수 있는 일반적응증후군의 제3단계를 유발한다.

이 과잉 단계에는 신체 조직이 파손되기 시작하고 만성질환에 걸릴 위험이 급상승한다. 이때부터 체중 증가, 면역 저하, 우울증, 불안, 기력 소실, 집중력 장애 등과 연관된 증상이 우리 눈에 띄기 시작한다. 만일 과잉 단계가 오랫동안 지속되면, 위장관 궤양, 광범위한 조직 기능 부전이나 심한 대사 교란으로 특징지을 수 있는 심각한 상황에 놓일 수 있다.

급성 vs 만성 스트레스

　실험용 쥐 떼에서 나타나는 스트레스 반응의 다양한 단계를 학구적으로 논의하는 것은 매우 흥미로운 일이다(정말이다). 그러나 당신은 아마도 자신에게 이러한 질문을 던지게 될 것이다. "이것이 내게 의미하는 바가 뭐지?" 글쎄, 이것은 굉장한 의미가 있을 수 있다. 얼마나 중요한 의미가 있을지는 당신의 몸이 스트레스에 어떻게 반응하는지, 그리고 스트레스가 갑작스럽게 맞닥뜨린 것인지 아니면 고질적인 것인지에 달려 있다.

　먼저, 스트레스를 받을 때 우리 몸속에서 어떤 일이 일어나는지 살펴보도록 하자. 스트레스 요인을 감지했을 때 신체가 나타내는 첫 번째 반응은 이미 언급한 '싸울 것이냐–도망칠 것이냐' 반응으로, 석기시대 이래 인간이 살아오면서 나타내온 반응이다. 스트레스를 받으면 우리 몸은 스트레스 요인을 처리하기 위해 몸속에 저장된 에너지(지방, 단백질, 탄수화물)를 빨리 이동시킨다(조직의 이화작용*을 통하여). 아드레날린과 코티솔 수치가 증가하고, 반면에 DHEA와 테스토스테론 수치는 감소한다(고코티솔 상태와 저DHEA/테스토스테론 상태가 지속되면 근육이 감소하고 지방이 증가한다).

　급성 스트레스 요인에 대한 우리 몸의 대처가 건강에 미치는 전형적인 결과는 심박동수·혈압·호흡수·체온 상승, 땀, 불안과 신경증, 두통, 속 쓰림, 안절부절못함 등이다. 호르몬과 신경전달물질이 당신의 온몸을 휘젓고 돌아다니는 동안, 당신은 이런 증상들을 느낄 것이다. 그러나 이와 관련하여 좋은 소식이 있다. 바로 우리 몸

＊생물의 조직 내에 들어온 물질이 분해되어 에너지원으로 사용되는 일. 에너지 방출 반응이라 할 수 있으며, 대표적인 예로 호흡을 들 수 있다.

속에 저장된 에너지를 스트레스 요인과 맞서 싸우거나 그것으로부터 도망치는 데 동원할 수 있다는 것이다. 그래서 우리는 그 에너지와 증대된 민감도를 운동과 같은 무언가 이로운 일을 하는 데 사용할 수 있다.

불행하게도, 만일 우리가 스트레스 요인을 제거하지 못하거나 스트레스에서 벗어나지 못한다면(또는 운동을 해서 우리 몸이 스트레스에서 벗어나고 있다고 생각하도록 속이지 못한다면), 급성 스트레스 요인은 빠르게 만성 스트레스 요인으로 변할 것이다.

급성 스트레스 요인이 만성 스트레스 요인으로 변하면 코티솔 수치는 꾸준히 증가하고 DHEA/테스토스테론 수치는 꾸준히 감소한다(급성 스트레스가 만성 스트레스로 바뀌는 데 어떤 경험칙이 있는 것은 아니다. 사람마다 다르다). 위에서 말한 것처럼, 고코티솔과 저DHEA/테스토스테론의 이중 효과는 근육을 감소시키고 지방을 증가시킬 뿐만 아니라 (손상을 가속화하고 복구를 지연시킴으로써) 뼈와 다른 조직에도 해로운 영향을 미칠 수 있다. 만성 스트레스와 연관된 전형적인 증상으로는 체중 증가, 피로, 혈당의 동요, 식욕 증가, 탄수화물 탐닉, 근육 약화, 면역 기능 감소 등이 있다. 근육조직의 감소는 기초대사율(휴식 시 신체가 연소하는 열량)의 저하를 초래하고 만성 스트레스의 초기(때로는 2기라고 부른다)에서 말기(때로는 3기라고 부른다)로 넘어가는 전환점이 된다. 만성 스트레스의 초기에는 이화작용이 과다하게 이루어지는 것으로 여겨지며, 조직 파괴가 가속화되는 것이 특징이다. 반면에 말기에는 동화작용*이 적게 이루어지는 상황에 놓이게 되며, 중요한 생체 조직을 재건하는 능력이 떨어진다. 이 마지막 시기에 이르렀을 때는 이미 많은 부분에 손상이 발생했을 것이다. 근육과 뼈조직은 더욱 약해지며, 성욕은 저하되며(저DHEA/테스토스테론, 성장호르몬, 성스테로이드호르몬), 악순환이 시작되어서 식욕은 증가하고, 열량 소모는 감

---

* 외부에서 섭취한 에너지원을 자체의 고유한 성분으로 변화시키는 일.

소하고, 지방 축적은 가속화된다.

오하이오 대학의 과학자들은 오늘날의 사회가 종종 만성 스트레스에서 벗어날 수 없도록 만든다고 말한다. 이들은 연구를 통해 코티솔 수치가 '일상적으로 벌이는 전투'(더 많은 전투를 벌일수록 코티솔 분비량이 늘어난다)뿐만 아니라 연령(나이가 들수록 코티솔 수치가 상승한다), 수면 시간(수면 시간이 적을수록 코티솔 수치가 상승한다)과 밀접한 연관이 있음을 밝혔다. 보스턴의 연구자들은 급성 혹은 만성 스트레스가 코티솔 과다 노출뿐만 아니라 인슐린 저항을 비롯한 염증성 질환, 당뇨, 비만, 심장 질환의 주요 원인이라고 주장했다. 염증과 복부 지방 축적은 코티솔, HSD, IL-6와 같은 사이토카인 등과 불가분의 관계에 있다. 이 물질들은 함께 지방 저장을 촉진하는 작용을 하고, 복부에 축적된 지방은 다시 이 물질들이 증가하도록 유도한다.

사이토카인은 면역반응에서 중추적인 역할을 하는 단백질의 한 종류다. 사이토카인이 체내에 존재한다는 것은 염증이 있다는 것을 의미한다. 이들의 세포신호는 비만을 유도하고, 염증을 초래하며, 이는 더욱 비만하게 만든다. 우리는 체중 감량이 염증 표지자를 저하시키고 코티솔 노출 저하를 유도한다는 것을, 그리고 스트레스를 조절하는 것이 식욕을 떨어뜨려 체중 감소를 이끌어낼 수 있다는 것을 안다. 따라서 당신이 옳은 방향으로 접근하는 방법을 안다면, 체중을 감량함으로써 코티솔 수치를 떨어뜨릴 수도 있고, 반대로 스트레스와 코티솔 수치를 조절함으로써 체중을 떨어뜨릴 수도 있다.

요컨대, 우리 몸은 급성 스트레스에 대처할 수 있고, 급성 스트레스가 만성 스트레스로 진행되기 전에 대처하기만 하면 매우 효과적이다. 그럼 어떻게 하면 그렇게 할 수 있을까? 바로 운동을 통해서다. 나이키 광고에서 말하듯이 "일단 한번 해봐!(Just do it!)" 운동은 급성 스트레스가 만성 스트레스로 바뀌지 않도록 막아주는 최고의 안전망이기 때문이다(운동을 활용하는 방법과 그 이점에 대해서는 7장과 9장에서 더 자세히 설명할 것이다).

그러나 지금은 현실적이어야 할 때다. 우리가 모두 시간 여유가 있고, 자원이 있고, 정기적으로 "일단 한번 해보자"고 마음먹는 성향이라면, 이 책을 읽을 독자도 적을 것이다(혹은 좀 더 적은 수의 사람들만이 러닝머신 위에서 운동을 하면서 이 책을 읽고 있을 것이다). 그러나 현실을 고려하면 (나를 비롯한) 대부분의 사람들이 자신이 하고 있는 일을 그만둘 수가 없으며, 당장 운동을 시작하기도 쉽지 않다. 그래서 우리는 운동에 써야 할 시간을 조금씩(혹은 조금보다 더 많이) 잃어버리고, 급성 스트레스 요인은 '쌓여'가, 우리는 천천히 만성 스트레스의 개시 단계로 미끄러져 들어간다.

스트레스에 대한 개인의 반응

좋다. 이제 당신은 스트레스가 신체에 해로운 영향을 끼치고 코티솔 분비를 촉진한다는 사실을 알았을 것이다. 하지만 스트레스를 견디는 개개인의 능력에는 상당한 차이가 있다는 점을 아는 것이 중요하다. 일부 사람들은 자신의 몸이 완전히 망가지기 전까지 스트레스의 과도한 부담을 그저 참고 견뎌낼 수도 있다. 이는 지구상에서 가장 강인하고 스트레스에 강한 군대 초년병 같은 사람일지라도 스트레스의 부작용에 쓰러질 수 있다는 것을 의미한다. 한 연구에서, 군대 초년병들에게 5일 동안 극심한 운동과 금식을 시키고 잠도 충분히 재우지 않았다. 당연하게도, 스트레스를 많이 준 이 훈련 때문에 군인들의 코티솔 수치는 증가했고 수행 능력은 떨어졌다. 연구자들이 확인한 바로는 이들이 휴식을 취하며 재충전을 한 지 5일이 지난 후에도 코티솔 수치는 여전히 정상으로 돌아오지 않았다. 이는 설령 당신이 엄청나게 강인하고 스트레스에 강한 사람이라 할지라도 언젠가는 쇠약해질 수 있다는 것을 보여준다.

다른 연구에서는 스웨덴 공장 노동자들을 대상으로 남녀가 스트레스 반응에서 보이는 차이를 비교했다. 연구자들은 노동을 하는 동안에는 남녀 노동자 모두 동일한 수준의 스트레스를 견뎌냈지만, 그들이 직장을 떠난 후에는 남성 노동자들의 스트레스 수준은 급격히 저하된 반면, 여성 노동자들은 스트레스 수준이 직장을 떠날 당시와 비슷하거나 오히려 증가하는 경향이 있다는 것을 발견했다. 여성은 가족을 돌봐야 하고, 가정에 대한 책임감 때문에 높은 수준의 스트레스 호르몬에 지속적으로 노출되기 때문에 이러한 결과가 나온 것으로 추정된다.

스트레스 연구자들은 종종 운동선수들을 연구한다. 운동선수들은 적절한 운동을 하는 데 필요한, 그들이 자신의 몸에 부과하는 스트레스의 양과 회복 능력 사이의 균형을 맞추는 데 지대한 관심이 있다. 지속적인 코티솔 노출로 인한 근육 소모와 지방 증가에 맞서 최대한으로 운동을 하면 이득을 얻을 수 있지만, 부상 위험을 최소화하면서 해야 한다.

운동과 회복 사이의 미묘한 균형은 많은 운동선수들을 딜레마에 빠뜨린다. 빨리 달리려면 열심히 훈련해야 하지만, 적절한 회복 없이 운동을 너무 심하게 하면 지치거나 다쳐 오히려 더 느리게 달리게 될 것이다. 탁월한 운동선수들은 운동, 식사, 회복이라는 3가지 요소가 균형을 이루도록 하는 데 가장 능숙한 사람들이다. 과훈련증후군*이라고 알려진 현상은 만성 코티솔 노출과 관련이 있는데(매일 스트레스 요인에 맞서 전쟁을 벌이는 우리가 처한 상황과 정확히 같다) 만성 과훈련은 만성피로와 감정 기복, 정신적·육체적 수행 능력 저하 같은 일상적인 증상을 유발하기 때문에 인

---

* 무리한 운동으로 피로가 쌓여 몸이 산성화되고 면역력과 집중력이 떨어지는 한편 무기력증에 빠지는 현상.

식하기 쉬움에도 불구하고, 초기에는 그것을 인지하기가 쉽지 않다(초기의 만성 스트레스가 그러하듯이). 그러므로 운동선수들은 그들이 기대하는 적정한 육체적·정신적 수행 능력을 갖추려면 스트레스 노출과 회복 사이의 균형을 맞추는 데 능숙해지도록 노력할 필요가 있다.

스트레스에 취약한 성이 있는가?

볼티모어에 위치한 존스홉킨스 대학의 연구자들은 성별에 따른 스트레스 반응의 차이를 연구해왔다. 그들은 남성은 심리적 스트레스에 'HPA축 반응'으로 반응하는 경향이 있는 반면, 여성은 '호르몬 반응'을 남성보다 더 많이 한다는 사실을 발견했다. 이는 만성 스트레스를 받을 때 남성은 심혈관계 부작용(고혈압, 심장 발작 같은)을 경험할 가능성이 훨씬 더 높은 반면 여성은 우울증이나 불안증에 굴복하기 쉽다는 것을 시사한다. 이렇게 성별에 따른 차이가 명백히 존재하고 같은 남성 혹은 여성이라도 사람마다 개인차가 크기 때문에, 모든 남성이 스트레스에 같은 유형으로 반응한다거나 모든 여성이 스트레스에 같은 유형으로 반응한다고 말하기는 어렵다.

브랜다이스 대학의 과학자들은 결혼 생활의 질이 스트레스를 많이 받는 직업에 종사하는 사람들의 정신적 스트레스를 악화시키거나 완화시킬 수 있다는 것을 밝혔다. 업무 스트레스와 결혼 생활에서 받는 스트레스가 둘 다 많은 사람들은 코티솔 리듬이 편평했고(만성 스트레스가 있음을 시사한다), 혈압이 상승하고, 면역 기능이 떨어졌다. 연관된 실험에서, 런던 공중보건 연구자들은 자신의 일에 '과도하게 헌신적인' 사람들은 스트레스 수치가 상승하고, 코티솔 노출이 평균보다 22% 상승하며, 복부 비만이 악화된다는 사실을 밝혀냈다.

🎙 SUMMARY

이 장에서는 스트레스 반응에 대해 대략적으로 살펴보았다. 급성 스트레스는 적절한 적응반응에 뒤따라오는 것이고, 이는 장기적으로 봤을 때 건강에 긍정적인 영향을 미친다. 반면에, 만성 스트레스는 부적절한 적응반응으로 인해 일어나고, 대사이상과 조직 손상, 만성질환을 초래한다.

우리는 스트레스가 우리에게 나쁜 것임을 안다. 이것은 우리 할머니와 그 할머니의 할머니도 아는 사실이다. 그런데 왜 나쁜 것일까? 다음 장에서 만성 스트레스가 건강에 끼치는 좋지 않은 영향을 최신의 과학 이론과 의학적 근거를 들어 간략하게 설명할 것이다.

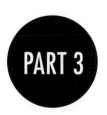

PART 3

스트레스 호르몬,
코티솔

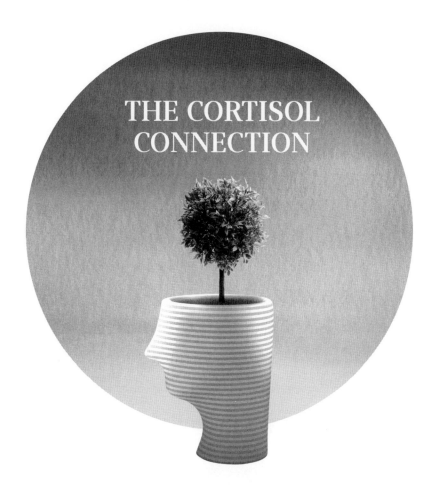

THE CORTISOL
CONNECTION

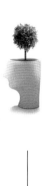

앞의 두 장에서는 스트레스와 코티솔의 기본적인 관계를 살펴보았다. 앞에서 말한 내용을 다시 한번 설명하자면, 스트레스는 체내 코티솔 수치를 높인다. 그리고 코티솔은 그 양과 체내에서 지속되는 기간에 따라 몸에 좋을 수도 있고 나쁠 수도 있다. 쉽게 말해서, 몸속에 코티솔이 너무 많거나 몸속에서 코티솔이 (많지 않은 양이라도) 자주 분비되어 이 상태가 일상화되면 코티솔이 건강에 유해한 영향을 끼친다는 것이다. 이번 장에서는 코티솔의 대사 과정을 살펴볼 것이다.

내분비계(내분비기관)

체내 호르몬과 분비샘(gland)의 방대한 연결망을 통틀어 내분비계라고 한다. 내분비계는 스트레스 반응에서 필수적인 역할을 하는 특수 세포조직들인 분비샘들로 이루어져 있다. 두뇌는 시각·청각·후각 그리고 사고(생각)하는 과정을 통해 정보를 수집하고, 이렇게 주변 환경에서 관찰한 것들에 대해 신경계와 내분비기관을 이용해서 반응한다. 우리가 육체적·정신적 스트레스 요인과 맞닥뜨리면 이 상황에 대처하기 위해 내분비기관이 곧바로 활동에 들어간다. 스트레스를 받는다고 느끼면 두뇌 내부에 있는 시상하부와 뇌하수체라는 두 분비샘과 콩팥 바로 위에 있는 2개의 부신이 협력하여 일련의 호르몬 신호를 차례로 유발시킨다. 이 호르몬 신호들은 코티솔, 에피네프린(아드레날린), 노르에피네프린 등의 호르몬들과 그 밖에 심혈관 기능이나 에너지 대사, 면역체계 활동 및 두뇌에서 일어나는 화학작용 등 몸의 주요 생리 현상을 조절하여 정상화하기 위해 상호작용하는 기타 여러 매개 호르몬(중간 호르몬)들 전체에 영향을 끼친다.

부신

2개의 부신은 콩팥 바로 위에 있다(그림 3-1 참조). 각 부신은 두 부분, 즉 아드레날린을 만들어내는 내수질, 그리고 코티솔과 알도스테론을 만드는 외피질로 이루어지는데, 알도스테론 역시 스테로이드호르몬의 일종으로 혈압과 체내 염분/수분 조절에 중요한 역할을 한다. 뇌하수체에서 분비된 부신피질자극호르몬(ACTH, adrenocorticotropic hormone : 코티코트로핀corticotropin이라고도 함)이 부신을 자극하면 이에 반응하여 부신에서 코티솔과 또 다른 글루코코티코이드(척추동물의 부신피질에서 분비되는 스테로이드호르몬의 총칭)가 분비된다. 부신피질자극호르몬은 시상하부에서 분비되는 CRH(corticotrophin-releasing hormone, 부신피질자극호르몬의 분비를 촉진하는 호르몬)의 자극에 따라 뇌하수체에서 나온다.

이렇듯 중추신경계와 내분비(호르몬)기관은 서로 밀접하게 연결되어 있다. 두뇌가 스트레스를 인식하면 이에 대한 반응으로 두뇌 속의 시상하부에서 CRH가 분비되고, 이 CRH는 두뇌의 내부에 가까이 위치한 뇌하수체를 자극해서 부신피질자극호르몬을 분비하게 하고, 뇌하수체에서 분비된 이 부신피질자극호르몬은 혈액을 타고 콩팥 위에 있는 부신으로 이동해서 코티솔의 생성을 촉진한다.

보통 코티솔 수치는 거의 규칙적으로 하루 동안 오르내리는데, 아침에 가장 높고 밤에 가장 낮다. 여기서 주목할 것은 정신적·육체적 스트레스, 수면량 부족, 그리고 갖가지 질환 등 여러 요인들이 코티솔의 정상적인 리듬을 교란할 수 있다는 점이다.

코티솔이란?

코티솔은 코티손(cortisone) 또는 히드로코티손(hydrocortisone)이라고도 불리는데, 스트레스에 대한 반응으로 부신에서 생성된다. 그래서 흔히 코티솔을 일컬어 일차 '스트레스 호르몬'이라 부른다. 스트레스를 받으면 우리 몸은 생리 현상을 정상적으로 유지하기 위해 코티솔을 필요로 한다. 앞서 설명했듯이 코티솔 없이는 우리 몸이 스트레스에 적절히 대처할 수 없다. 코티솔이 없다면 우리는 사자가 돌진해 오더라도 겁에 질려 옴짝달싹 못한 채 그저 망연히 바라보며 서 있을 수밖에 없을 것이다. 코티솔의 작용 덕분에 우리는 '도망칠 것인지 아니면 사자와 맞서 싸울 것인지' 판단을 내린 다음, 상황 판단에 맞춰 몸을 적절히 준비할 수 있다. 이때 분비된 코티솔이 근육에서 아미노산을, 간에서 포도당을, 그리고 지방조직에서는 지방산을 혈액 안으로 내보내 몸이 당장 필요로 하는 에너지원으로 사용할 수 있도록 해주기 때문이다. 그러면 코티솔은 좋은 것 아닌가? 그렇다. 하지만 그렇지 않을 수도 있다.

그림 3-1 :: 스트레스를 받을 때 호르몬이 분비되는 단계

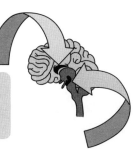

1단계_ 스트레스를 받으면 시상하부에서 부신피질자극호르몬 분비를 촉진하는 호르몬(CRH)을 분비한다.

2단계_ CRH가 뇌하수체로 가서 부신피질자극호르몬의 분비를 촉진하고 이 부신피질자극호르몬은 혈액으로 들어간다.

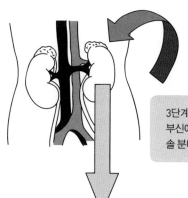

3단계_ 부신피질자극호르몬이 콩팥 위의 부신에 도달하여 스트레스 호르몬인 코티솔 분비를 촉진한다.

코티솔

4단계_ 코티솔 과잉 상태가 오랫동안 계속되면, 근육·골격 손실, 체지방 증가, 고혈당, 고혈압, 면역체계 기능 저하, 기억력과 기분 저하 등을 포함해 신체 기관에 바람직하지 않은 여러 가지 역효과를 일으킨다.

덱사메타손(dexamethasone)이나 프레드니손(prednisone) 같은 합성 코티솔은 광범위한 여러 증상을 치료하는 데도 사용된다. 이것들은 주로 항염증 작용이나 면역억제*(거부반응 억제) 효과가 필요한 사람들에게 처방된다. 코티솔 제제는 관절염, (대)장염, 천식(흡입기에 코티코스테로이드가 들어감) 등 염증성 질환뿐만 아니라 심한 염증을 수반하는 피부질환의 증상을 완화시키는 효과가 있다(예를 들어, 제약회사 채텀Chattem에서 만든 항소양증 크림 코티존Cortizone). 장기이식을 할 때는 신체의 거부반응을 억제해 몸이 새로 이식한 장기를 거부하는 위험도를 줄이고자 코티솔 계통의 성분을 사용한다. 코티솔 제제는 부신이 제 기능을 못하는 사람들(애디슨병 환자들)을 대상으로 대체 요법으로도 사용하고 있다. 그렇다면 역시 코티솔은 유익한 것이라 여겨질 것이다, 그렇지 않은가? 맞다. 하지만 이것은 일정한 한도 내 그리고 일정한 기간에 한해서다.

코티솔의 역할은?

코티솔은 몸속에서 이루어지는 포도당, 단백질 그리고 지방산 대사 과정을 조절하는 데 여러모로 아주 중요한 영향을 미친다. 또 코티솔은 기분과 전반적인 몸 상태, 면역세포와 염증, 혈관과 혈압을 조절하는 생리 기능에서, 그리고 뼈와 근육, 피부 등 연결 조직을 정상적으로 유지시키는 데 특히 중요한 역할을 한다. 정상적인 경우라면 코티솔은 스트레스를 받는 상황에서 정상 혈압을 유지하게 하고 염증

---

* 약품이나 방사선을 사용하여 면역반응을 억제하는 일. 자가면역질환이나 장기이식 때의 거부반응 같은, 생체에 불리하게 작용하는 면역반응을 없애려는 데 목적이 있다

이 심해지는 것을 막아준다. 그렇지만 스트레스를 받을 때 부신이 과잉 반응을 하면 너무 많은 코티솔이 분비되고, 그러면 치명적인 결과가 초래될 수 있다. 불행히도 많은 사람들이 이러한 상황에 놓여 있다.

코티솔과 기타 관련 코티코이드들을 글루코코티코이드라고도 부르는데, 그 이유는 앞에서 말했듯이, 과거의 과학적 관찰에서 이 호르몬들이 당 신진대사와 밀접한 연관이 있다는 사실이 밝혀졌기 때문이다. 코티솔이 혈액 내 당 밀도를 높이는 몇 가지 대사 과정을 촉진한다는 것은 잘 알려진 사실이다. 여기에 포함되는 대사 과정으로는 당 신생(gluconeogenesis, 아미노산이 당으로 변환되는 과정) 촉진, 근육조직에서 아미노산 동원(당 신생 과정에 필요한 아미노산의 원료가 됨), 지방조직과 근육으로의 당 흡수 저지(그 결과 혈당 수치는 더 높아짐), 그리고 지방조직 내 지방 분해 촉진 등이 있다. 불행히도 지방 분해 과정(lipolysis)에서 생기는 지방산들은 인슐린에 대한 세포 민감도를 떨어뜨리는데, 이 상태는 당뇨로 이어질 수도 있는 전 단계라 할 수 있다. 그러나 한편으로 코티솔은 강력한 항염증 효과와 면역반응 억제 효과가 있고, 이 2가지는 면역체계가 정상적으로 반응하도록 조절하는 중요한 역할을 한다.

코티솔 대사의 모든 것

지금까지 코티솔 대사의 긍정적인 측면을 살펴보았는데, 이는 정상적인(즉 이상적인) 코티솔 대사에서 기대할 수 있는 상태다. 이상적인 코티솔 대사란 스트레스 요인에 부닥치면 내분비계가 작동해 스트레스 요인을 다스리는 것으로 스트레스 반응을 완료하는 것이다. 간단한 과정이라 할 수 있다. 하지만 내분비기관이 과잉 반응을 하거나, 장기간에 걸쳐 만성적으로(정기적으로 발생하거나 되풀이되는 등) 계속 작동하면 내분비계는 결국 고장 나게 되고, 이는 건강을 전반적으로 약화시킬 뿐 아니라 기존에 앓고 있던 각종 질환 등을 점점 악화시키는 결과를 초래한다.

이렇게 많은 문제를 일으키는데 왜 스트레스 반응이 필요한 것일까? 우리가 동굴에서 살던 원시시대에는 스트레스 반응이 생존에 필수적이었다. 이러한 스트레스 반응이 없었다면 인류는 맹수를 비롯한 포식 동물의 먹이가 될 수밖에 없었을 것이다. 만성 스트레스가 건강에 미치는 악영향을 정확히 이해하는 것은 아주 중요하므로 이 과정을 다시 설명해보자. 스트레스는 잠시 동안 호르몬 수치와 에너지를 증가시키고 근육을 심하게 수축시킨다('싸울 것이냐–도망칠 것이냐' 메커니즘이라고도 불리는 방어기제의 일종). '싸울 것이냐–도망칠 것이냐' 반응이란 문자 그대로, 우리가 스트레스 요인을 인식했을 때 이것에 대항해 '싸울 것인지 아니면 빨리 달아날 것인지' 결정해 상황에 맞게 몸이 스스로를 준비하는 과정을 말한다. 이런 본능이 남아 현대에 들어와서도 마감 시간이 가까워온다든지 교통 체증에 시달린다든지 하는 생존과 관련 없는 스트레스 요인들에 부닥쳐도 몸은 똑같은 스트레스 반응을 겪게 되고, 이는 여러 질환의 위험을 증가시키는 결과로 이어진다.

정상적인 상황에서는 코티솔 분비나 혈중 코티솔 양이 체내에서 별 탈 없이 잘 조절된다(예외적인 경우는 뒤에서 다루기로 한다). 정상적인 코티솔 대사는 신체 리듬에 따라 일어난다. 즉 코티솔 수치는 24시간을 주기로 변동하는데(그림 3-2 참조), 이른 아침(오전 6~8시 사이)에 가장 높고, 한밤중(밤 12시~새벽 2시 사이)에 가장 낮다. 보통 코티솔 수치는 오전 8시에서 11시 사이에 급격히 떨어지기 시작해 이때부터 하루 동안 점차 내려간다. 새벽 2시에 최저치에 도달한 코티솔은 우리를 각성시키고 새로운 하루의 스트레스에 대비해 몸을 준비시키기 위해서 다시 올라가기 시작한다.

흥미로운 점은, 장기간(1년 이상) 야간(밤 12시에서 아침 8시) 근무를 하는 사람들은

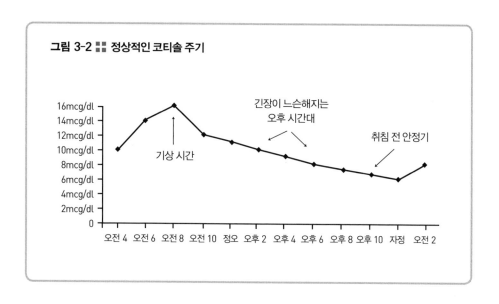

그림 3-2 :: 정상적인 코티솔 주기

기상 시간

긴장이 느슨해지는
오후 시간대

취침 전 안정기

16mcg/dl
14mcg/dl
12mcg/dl
10mcg/dl
8mcg/dl
6mcg/dl
4mcg/dl
2mcg/dl
0

오전 4 오전 6 오전 8 오전 10 정오 오후 2 오후 4 오후 6 오후 8 오후 10 자정 오전 2

이 '코티솔 주기'에 변동이 생긴다는 사실이다. 야간 근무자들은 코티솔 수치가 깊이 잠을 자는 낮 동안 가장 낮고, 늦은 오후부터 그들이 일어나야 하는 이른 저녁 시간 사이에 다시 오르기 시작한다. 이는 주간에 근무하는 사람들이 보이는 양상과 정반대다. 또 하나 주지할 것은 이따금씩 밤 근무를 하는 교대 근무자들은 이러한 코티솔 대사의 변동이 일어나지 않는다는 점이다. 이 같은 불규칙한 늦은 시간대 근무는 코티솔 대사를 근본적으로 변화시키는 것이 아니라 단지 수면 주기만을 교란시켜 코티솔 수치가 떨어져야 할 때도 내려가지 않고 그대로 높은 상태에 머물러 있게 한다.

혈중 코티솔 수치의 정상 범위는 6~23mcg/dl(micrograms/deciliter)로 상당히 폭이 넓은데, 이 수치는 스트레스, 질병, 식사 등 코티솔을 증가시킬 수 있는 다양한 요인에 따라 큰 폭으로 오르내린다.

또한 코티솔 수치는 보통 아침에 높고 밤에 낮기 때문에 어느 시간대에 혈액을 채취했는지에 따라 혈중 코티솔 수치가 달라진다. 반면에 소변 내 코티솔 수치의 정상 범위는 24시간 동안에 10~100mcg/dl로 더욱 넓지만, 소변 샘플을 24시간에 걸쳐 받아서 평균을 내기 때문에 여기서 얻은 수치는 혈중 코티솔 수치와는 달리 시간대에 따라 수치가 크게 변동하는 문제는 피할 수 있다. 소변 내 코티솔 수치 측정에서 문제가 되는 것은 단지 정상 범위가 너무나 넓다는 점이다. 코티솔 수치는 에스트로겐 요법, 운동, 임신, 우울증, 불안증 그리고 체중 감량에 사용하는 마황(ephedra)이나 카페인(커피를 두세 잔만 마셔도 코티솔 수치가 상승한다) 정도의 가벼운 흥분제로 인해서도 올라갈 수 있다.

이제는 코티솔의 나쁜 면을 살펴보자. 지금까지 당신이 읽어온 내용을 미루어서 판단해보건대, 평상시 자신의 코티솔 수치가 높을 위험성이 있다고 느낀다면 당신 역시 코티솔의 피해자일 수 있다. 사실 초고속 라이프스타일, 불충분한 수면, 패스트푸드 등으로 특징지을 수 있는 서구식 생활양식으로 인해 대부분의 사람들이 정상 수준보다 높은 고(高)코티솔 상태로 생활하는 것이 일상화되어 있다. "그래서 뭐 어떻다는 것이냐?"라고 묻는가? 그따위 코티솔 정도는 두렵지 않다고 생각하는가? 그렇다면 잘못 알고 있다. 코티솔은 두려운 존재다. 그 이유는, 앞에서 설명했듯이 높은 코티솔 수치가 만성적으로 되풀이되면 비만, 고혈압, 당뇨, 피로, 우울증, 기분 저하, 불규칙한 월경, 성욕 감퇴, 그리고 알츠하이머병 등의 위험이 따른다는 사실이 과학적·의학적으로 밝혀졌기 때문이다.

우리 몸이 스트레스 요인에 노출될 때마다 코티솔은 곧바로 활동에 들어가 두뇌와 근육이 스트레스 요인을 처리하는 데 사용할 수 있도록 혈류 내의 지방과 당 수치를 끌어올린다. 이 높아진 코티솔 수치는 스트레스 반응이 끝나면 바로 내려가야 정상이다. 그렇지만 유감스럽게도, 현대인들이 스트레스를 처리하는 방식은 스트레스에 대처해야 하는 상황에 대비해 우리 몸이 원래 만들어진 방식과는 맞지 않다. 현대인들은 스트레스 호르몬이 체내에 넘쳐흘러도 그냥 무시한 채 내버려두고 살아가는데, 그러면 우리 몸은 축적된 스트레스 호르몬을 배출할 수 없어 더 많은 스트레스가 쌓이고, 이것은 코티솔 분비를 더욱 왕성하게 만드는 나쁜 결과로 이어진다.

우리 몸은 즉각적이고 단기간에 걸친 스트레스 호르몬 분비에 적합하도록 만들어졌기 때문에 이렇게 만성적·장기적으로 코티솔에 노출되면 신체 내 대사조절 시스템이 금세 붕괴되기 시작한다. 대부분 높은 코티솔 수치와 관련된 건강상 문제들은 신진대사가 원활치 못해 생기는 혈당 수치 증가, 콜레스테롤 증가, 혈압 증가, 그리고 체지방 증가 등에서부터 시작된다. 이렇게 서로 관련된 일련의 대사장애를 일컬어 대사증후군, 또는 증후군 X라고 한다. 증후군 X가 있는 사람들에게서 쉽게 볼 수 있는 특징들은 복부 지방과 높은 엉덩이둘레 대 허리둘레 비율(WHR)이다. 연구 조사 결과는 WHR이 높을수록(즉 엉덩이둘레 대비 허리둘레가 클수록) 증후군 X의 위험이 높아진다는 것을 분명히 보여준다. 최적의 WHR은 보통 0.8 이하(엉덩이둘레 대비 허리둘레의 비율이 0.8 이하)로 간주되고, WHR이 0.85 이상인 사람들은 대사증후군 또는 증후군 X에 걸릴 위험이 높아진다(증후군 X는 6장에서 더 자세히 설명할 것이다).

1장에서 본 바와 같이, 만성 고코티솔 상태가 일으키는 결과 중에 주목할 만한 것 중 하나는 특정 음식에 대한 식탐이나 식욕이 커지는 것이다. 특히 이렇게 입맛이 당기는 음식이 주로 열량이 높은 과자류나 소금이 많이 든 스낵 종류(예를 들면 감자칩)라는 사실은, 스트레스 반응이 (만성 스트레스 등의 요인으로 인해) 교란된 상태를 그대로 방치하면 왜 건강에 나쁜지를 보여주는 일례가 될 것이다. 우리 몸은 스트레스에 민첩하게 반응하고, 이러한 과정에서 생긴 스트레스 호르몬들은 역할을 다하면 곧바로 없어지도록 만들어져 있기 때문이다. 현대 생활에서 불가피한 스트레스를 계속 받으면, 우리 몸은 점차 고장이 나기 시작한다. 동물들을 보라, 우리 인간들처럼 만성 스트레스에 시달리며 살고 있지 않다.

만성 고코티솔 상태에서 비롯되는 이화작용

너무 오랜 기간 지나치게 많은 코티솔이 분비되면 코티솔 과잉의 해악은 단지 해로운 수준을 지나 치명적인 수준으로 악화된다. 이렇게 위험한 단계가 되면 근육 손실, 뼈 손실, 면역 기능 저하, 뇌 축소 등 신체 기관의 붕괴(이것을 이화작용이라 함) 및 광범위한 조직 파괴가 일어난다.

예를 들어, 맹수와 맞닥뜨려 맞서 싸우거나 도망쳐야 하는 격렬한 스트레스 상황에서 그러하듯이 극히 순간적인 코티솔 분비는 일시적으로 면역체계나 두뇌 활동을 촉진하고, 이는 맹수 등 포식 동물에게서 빨리 피해야 할 때 도움이 된다. 그렇지만 코티솔의 이 같은 일차적 흥분 효과도 어떤 사람들에게는 알레르기, 천식, 그리고 류머티즘관절염, 루푸스, 섬유근육통 등 여러 자가면역질환을 유발할 수 있다(이들 질환은 모두 심한 스트레스가 유발하는 것으로 알려져 있다).

반면, 우리 몸이 오랜 기간 만성적으로 코티솔에 노출되면 이와는 정반대로 면역 세포가 사멸하고 체내 면역체계의 신체 보호 작용이 떨어지는 역효과가 생긴다(이러한 현상에 대해서는 6장에서 자세히 논의할 것이다).

코티솔은 단지 퍼즐의 한 조각

앞에서 본 바와 같이 코티솔은 스트레스 반응 과정에서는 물론이고 스트레스 반응에서 일어나는 생화학적 현상이 건강에 긍정적인 영향을 미칠 것인지 아니면 부정적인 영향을 끼칠 것인지를 판가름하는 중추적인 역할을 한다. 하지만 코티솔은 스트레스가 질병으로 이어지는 관계를 보여주는 퍼즐에서 단지 하나의 조각일 뿐이다. 앞서 설명했듯이 우리 몸이 코티솔에 노출되는 정도는 스트레스 요인에 반응하는 강도와 반응 기간에 따라 달라진다(높거나 낮게 또는 중간 정도로, 그리고 일정하거나 아니면 오르내리는 식으로). 스트레스 반응으로 코티솔이 분비된 다음에는 코티솔에 역으로 작용하는 테스토스테론이 코티솔이 높아졌을 때 생기는 이화작용을 막기 위해 계속 쏟아져 나오게 된다. 여기서 유감스러운 점은 만성 코티솔 과잉은 기분, 근육량, 신진대사율 등을 높이는 테스토스테론 호르몬의 양을 감소시키는 경향이 있다는 것이다. 이러한 현상은 기분이나 근육량, 그리고 신진대사율을 정상적으로 유지하는 데 이중으로 나쁜 영향을 미치기 때문에 고코티솔/저테스토스테론 상황이 되면 체중 증가는 사실상 피할 수 없게 된다(테스토스테론에 관해서는 5장에서 자세히 설명하겠다).

이화작용을 하는 코티솔과 동화작용을 하는 테스토스테론의 상호작용(여성과 남성의 몸속에서 모두 일어나는 것으로 두 호르몬의 작용과 반작용) 외에 우리가 특히 관심을 기울여야 할 것이 '지방 축적' 효소의 활동이다. 잘 알려지지 않은 이 효소는 지방세포들 내부에 깊숙이 자리 잡고 있다. 11 베타히드록시스테로이드 데히드로게나아제-1(11 beta-hydroxysteroid Dehydrogenase-1, 짧게 줄여 11 베타-HSD 또는 HSD)이라고 불리는 이 효소는, 임무를 다 끝내고 몸속에서 활동력을 잃은 비활성 코티솔을 독립된 개별 지방세포 내에서 활성 코티솔로 전환시켜 다시 활동하도록 만든다. 이것은 복부 지방세포에 특히 큰 문제가 되는데, 그 이유는 복부 지방세포가 코티솔의 '지방 축적' 신호에 매우 강하게 반응하기 때문이다.

코티솔이 늘어난다는 것은 지방 축적이 늘어난다는 것을 의미하고, 독립된 각각의 지방세포 내에서 바로 코티솔 신호를 받으면, 이러한 지방 축적 반응은 특히 더 강해진다. 여기서 명백히 알 수 있듯이, 우리가 스트레스를 일으키는 상황을 되도록 피하며 스트레스를 아주 잘 통제하더라도, 더 나아가 신체의 스트레스 반응까지 적절히 관리하면서 혈중 코티솔 수치를 낮게 잘 유지하더라도, 이 HSD로 인해 코티솔의 활성이 증가하면 지방세포 내에서 고코티솔 상태가 초래될 수 있다(이때 지방세포뿐 아니라 간세포 내의 코티솔 수치도 같이 올라가는데 이것은 당뇨 위험에 적신호). 4장에서는 (혈중 코티솔 수치와는 별개로) 독립된 개별 세포 안에서 '국소적'으로 코티솔 농도를 높이는 HSD 효소의 역할을 좀 더 자세히 설명하고, 이 HSD 효소의 활동을 조절하면 스트레스로 넘치는 21세기를 살아가는 우리가 어떤 도움을 받을 수 있는지 알아볼 것이다.

🎤 SUMMARY

　지금까지 코티솔 대사의 긍정적·부정적 측면과 위험성을 살펴보았다. 긍정적인 면은 코티솔의 항염증 작용 등으로 이것은 아주 유익한 것이지만, 코티솔이 긍정적으로 작용하는 것은 단지 특정 상황하에서 짧은 시간 동안에 한해서다. 그러나 우리 모두는 항상 어느 정도 스트레스를 받고 있고, 때로는 넘치는 스트레스에 시달리며 살아가고 있다. 특히 스트레스를 반복해서 받으며 사는 사람들이나, 정신없이 바쁜 생활을 하는 사람들, 다이어트를 하는 사람들, 또는 하루 8시간도 자지 못하는 사람들은 만성적으로 스트레스를 받고 있다 할 수 있을 것이고, 따라서 이들은 만성 고코티솔의 위험에 노출되어 있을 가능성이 높다. 이런 상황에서는 혈당 수치 증가, 식욕 증가, 급속한 체중 증가, 성욕 저하, 그리고 심한 피로감 등의 대사 변화가 일어나면서 코티솔의 나쁜 점들이 나타나기 시작한다. 이런 현상들을 그대로 방치하면 근육과 뼈 손실, 면역체계 붕괴, 그리고 뇌 축소와 같은 치명적으로 위험한 상태로 이어진다.

　신체 내에서 일어나는 스트레스 반응과 코티솔 노출량이 바람직한 상태에서 건강에 해로운 상태로, 거기서 더 심해져 위험한 국면으로 바뀌어가는 현상은, 코티솔과 테스토스테론, 그리고 세포 내에서 계속 코티솔을 높이려고 하는 HSD 효소와의 상호작용으로 얽힌 복잡한 과정이다. 지금까지 살펴본 모든 사실을 고려해볼 때 '코티솔 조절'은 건강과 행복을 위해서 우리가 첫 번째로 관심을 기울여야 할 매우 중요한 문제임이 분명하다.

　다음에는 HSD(4장), 테스토스테론(5장), 스트레스와 코티솔 그리고 질병과의 관계(6장)를 알아볼 것이다. 4~6장에 실린 모든 정보들은 당신이 몸과 마음을 모두 건강한 상태로 개선하고자 할 때, 그리고 당신이 특정 질병에 걸릴 위험도를 알아보고자 할 때 반드시 이해하고 있어야 할 내용이라 하겠다.

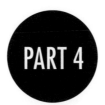

PART 4

HSD :
인체의 '지방 저장' 효소

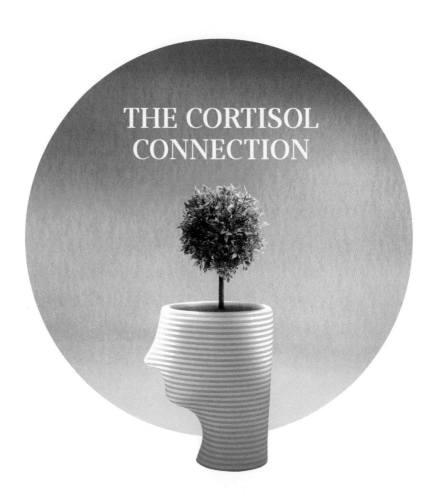

THE CORTISOL
CONNECTION

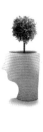

스트레스/코티솔/지방의 관계를 복잡하게 하는 요인들 가운데 하나로 지방세포 깊은 곳에 존재하는 HSD라는 소량의 효소가 있다. HSD는 비활성 코티솔(코티손)을 활성 코티솔로 변환시킴으로써 지방세포(특히 복부의 지방세포) 내에서 지방 저장을 촉진하는 강력한 신호로 작용한다. 최근 연구 결과에 따르면 체내 다른 부위보다 복부의 지방세포에서 HSD의 활성도가 더 높은 것으로 나타났는데, 이는 허벅지나 엉덩이 같은 다른 부위보다 복부에 지방이 더 축적되는 것과 코티솔 노출이 연관돼 있음을 시사한다.

HSD란 무엇이고 코티솔과 어떤 관련이 있는가

HSD는 체내 거의 모든 세포 내에 존재한다. 그러나 지방세포, 간세포, 뇌세포에서 가장 높은 농도를 보인다. 다양한 조직의 모든 세포 내에서 HSD는 '막 결합 마이크로솜(microsome) 효소'로서 세포 내 소포체의 막에 부착되어 있다. HSD가 세포 내에 존재하는 까닭에 혈중 코티솔 수치가 정상이더라도 세포가 고농도의 코티솔에 노출되는 일이 벌어지는 것이다. 이런 영향으로 많은 스트레스 연구자들은 HSD를 코티솔 노출의 '국부 증폭기(local amplifier)'라고 부른다. 즉 혈중 코티솔 수치와 상관없이 높은 활성의 HSD는 각각의 세포가 세포 내에서 고농도의 코티솔에 노출되게 한다. 비유하자면, 이는 당신이 외부의 공해를 피하고자 밖으로 나가지 않고 집 안에 머물고 있는데 HSD가 나쁜 공기를 집 안으로 불어넣는 송풍기와 같이 작용하여 공해를 가중시킴으로써 당신의 노력을 수포로 돌아가게 만드는 것과 같다.

비만과 코티솔 노출 증가가 연관이 있다는 것을 알게 된 지도 여러 해가 지났지만, 비만과 혈중 코티솔 증가의 연관성이 항상 일관되게 나타나지는 않았다. 어떤 연구에서는 스트레스와 복부 지방이 많은 사람들의 혈중(소변 또는 타액) 코티솔 수치가 정상 또는 정상 이하로 나타났다. 이는 전신적인 코티솔 과다 노출이 없다는 것을 시사한다. 비만한 사람에게서는 조절 능력을 상실한 특정 효소(특히 지방조직의 HSD)가 실제로 항상 지방세포 내에서 높은 코티솔 농도를 초래한다. 이는 불행히도 아무리 당신이 스트레스 반응을 잘 조절해서 혈중 코티솔 수치를 조절하더라도 HSD의 활성도가 높다면 지방세포 내의 코티솔 수치는 여전히 높을 수 있다는 것을 의미한다.

이전에도 그러했듯이 당신 체내의 전체 코티솔 수치는 여전히 중요하지만, 우리는 이제 혈중 코티솔 수치는 단지 사실의 일부분만을 알려줄 뿐이며 세포 내 코티솔 수치가 나머지 사실을 나타낸다는 것을 알게 되었다. 일반적으로 많은 복부 지방과 총체지방은 체내의 높은 총코티솔 수치와 관련 있다. 많은 연구자들이 신체 부위에 따라 지방이 축적되는 정도가 다른 것은 코티솔 대사의 특이한 변화와 관련이 있음을 밝혀냈다. 복부 지방세포의 HSD 활성이 증가하면 비활성 코티손에서 생성되는 활성 코티솔의 양이 증가하는데, 복부 지방세포의 HSD 활성은 일반적으로 복부 지방의 양과 관련 있다. 이런 코티솔의 말초 대사는 코티솔이 복부 지방 축적에 기여한다는 오래된 가설에 활력을 불어넣었다. 그리고 HSD의 효능이 주요 인자로 부각되었다.

수십 년 동안 연구자들은 코티솔 수치 증가가 체지방 증가와 혈당 조절 문제를 야기한다는 사실을 밝혀왔다. 스트레스가 많을수록 코티솔이 많아지고, 코티솔이 많아지면 체지방이 증가한다는 것은 언제나 명백한 사실로 보였다. 그러나 최근 몇 년 동안 이런 연관성은 그리 간단하지 않게 되었다. 연구 결과에 따르면, 스트레스가 많고 코티솔 수치는 높으나 비만하지 않은 사람도 많았고 또한 비만하지만 스트레스가 적거나 코티솔 수치가 정상인 사람들도 있었다.

무슨 일일까? 스트레스로 지친 사람들은 비만해져야 하는 것 아닌가? 항상 그렇지는 않다. 비만한 사람, 특히 스트레스로 인해 복부에 지방이 많이 쌓인 사람들은 매우 높은 코티솔 수치를 보여야 하는 것 아닌가? 항상 그렇지는 않다. 스트레스와 코티솔의 관계가 대부분 직접적이고(많은 스트레스＝많은 코티솔 생성) 코티솔과 복부 지방의 관계 또한 비교적 명확할지라도 개개인의 스트레스 수준과 코티솔 노출 및 체지방량에 대해 얘기할 때는 좀 더 복잡해진다.

헬싱키 대학의 연구자들은 코티솔이 인슐린 저항성과 연관이 높은 특정 부위에 지방 축적을 야기한다는 사실을 밝혀냈다. 이들 부위는 복부 지방조직과 간이다. HSD 활성도 때문에 이들 부위에 지방이 축적된다. HSD 활성도가 높다는 것은 지방이 빠르게 축적됨을 의미한다. 높은 HSD 활성도는 복부에서는 허리선을 더 둥글게 만들고 간에서는 당뇨 발생 위험성을 높인다.

베를린 대학의 연구자들은 HSD로 세포 내에서 코티솔을 조절하는 것이 혈중 코티솔 수치만큼 중요하다고 주장한다. 이는 부신이 코티솔을 합성하는 유일한 신체 부위가 아니고 지방세포도 HSD의 작용으로 인해 비활성 코티솔을 재활성화해서 자신의 지방 저장 코티솔을 합성한다는 것을 의미한다. 이로써 지방세포 내 코티솔 수치는 높아지고 지방 축적이 증가하고 지방세포 크기도 커진다. 결국 독일 과학자들에 따르면 개개의 지방세포 내에서 코티솔을 '자가 생산'하는 기전이 복부 비만의 가장 중요한 병리 신호를 대변한다고 한다.

HSD 활성도는 유전적으로 결정된다. 따라서 사람에 따라 높거나 낮거나 정상 활성도를 보일 것이고 이에 상응하는 코티솔 변환과 지방 저장을 보일 것이다. (성장호르몬과 같은 다른 호르몬의 변화를 제외하고) 어떤 생활습관(스트레스, 운동 등)도 HSD 활성도에 직접적인 영향을 미치지 않는 것으로 알려져 있고, HSD 효소는 제약회사들을 유혹하는 솔깃한 관심거리가 되었다.

HSD가 비만과 당뇨에 미치는 영향

전 세계 연구자들은 높은 코티솔 수치가 확실히 나쁠 뿐 아니라 각각의 세포 내 코티솔 수치가 복부 지방, 당뇨, 고콜레스테롤, 고혈압(이러한 증상들을 통틀어 대사증후군이라 부른다)의 위험도를 궁극적으로 결정한다는 것을 이제 막 이해해가고 있다.

우리는 지금 HSD 효소의 활성도(특히 비활성 코티손을 활성 코티솔로 얼마나 빠르게 전환시키는지)가 많은 사람들에게서 지방 축적 속도를 결정한다는 것을 알아가고 있다. 예를 들어 당신이 스트레스를 덜 받는다면(또는 스트레스 조절을 잘하고 있다면) 혈중 코티솔 수치는 낮을 것이다. 그러나 당신이 HSD 활성도가 높다면 당신의 지방세포는 항상 상대적으로 높은 코티솔에 노출될 것이다. 이는 당신의 지방세포들은 더 많은 지방을 저장하라는 강력한 신호를 항상 받고 있다는 것을 의미한다. 따라서 운동, 식이, 스트레스 관리를 위해 당신이 무엇을 하든지 간에 항상 자신의 신진대사와 싸우게 될 것이다. 친숙하게 들리는가?

건강한 사람들은 과체중이든 아니든 전신 코티솔 수치는 대체로 정상이다. 그러나 정상 코티솔 범위는 극히 넓다. 코티솔 수치가 정상 이하로 떨어지면 거의 아파서 누워만 지낼 정도로 무력해질 것이다. 반면에 마음껏 걸어 다닐 수 있는 대부분의 사람들은 비록 코티솔 수치는 정상이더라도 그 양은 필요량보다 더 많을 수 있다. 이 책의 다른 장에서 기술한 것처럼 '빅3' 위험 인자(만성 스트레스, 다이어트, 수면 부족)가 있는 사람은 검사 결과가 정상이라 할지라도 코티솔 생산량은 매우 높을 수 있다. 그러니 코티솔 수치가 정상이라고 해서 안심하지 마라.

코티솔은 혈류 내에서 순환하는 약 2시간 동안만 존재한다. 이후에는 체내에서 코티솔의 활성이 떨어지므로, 코티솔이 더는 손상을 일으킬 수 없다. 그러나 만일 또 다른 스트레스를 받으면 더 많은 코티솔에 지속적으로 노출된다. 게다가 HSD 효소의 작용으로 인해 활성화된 세포 내 코티솔도 고려해야 한다는 것을, 그리고 이러한 '조직 특이성(tissue specific)' 코티솔은 최악일 수 있다는 것을 기억해야 한다. 다행히도 감초나 과일 추출물과 같은 여러 가지 천연물질들이 HSD 활성을 조절하는 데 도움이 된다. 이들에 관해서는 8장에서 논의할 것이다.

앞서 언급한 것처럼 HSD 활성도가 가장 높은 곳은 지방조직, 간, 뇌로 만성 스트레스와 코티솔 과다 노출이 비만(지방조직), 당뇨(간), 기억장애(뇌)의 한 가지 원인이 될 수 있다. 지방세포 내 HSD 활성도가 높으면 지방을 더 저장(지방세포가 커짐)하고 지방세포를 더 증식(지방세포 수가 많아짐)시킨다. HSD 활성도는 나이가 들어감에 따라 증가해, 20대와 50대는 3배가량 차이가 난다. 즉 나이가 들어감에 따라 허리둘레가 증가하는 이유를 HSD 활성도로 설명할 수 있다.

영국 심장재단, 스웨덴 심폐재단, 스웨덴 의학연구협의회 소속의 스코틀랜드와 스웨덴 연구 팀에 따르면 비만 환자라고 해서 모두 혈중 코티솔 수치가 자주 증가하는 것은 아니고 그보다는 지방세포 내의 높은 코티솔 수치가 과도한 복부 지방 축적의 원인일 수 있다고 한다. 이들 과학자들은 높은 HSD 활성도가 비만 및 인슐린 저항성과 관련이 있음을 발견했다. 그들은 또한 53~57세 여성이 동일 연령대의 남성들에 비해 HSD 활성도가 더 높고 전체 체지방 비율이 더 높다는 것을 발견했다(그러나 HSD와 복부 지방의 관계는 남녀 모두에게서 동일했다). 결론적으로 이들의 연구 결과는 남녀 모두 지방세포 내 과활성화된 HSD의 작용으로 인해 복부 지방이 축적되기 쉽다는 것을 암시하지만, 그 위험도는 여성이 약간 더 높은 것으로 보인다(폐경기에는 위험도가 더 증가할 수도 있다).

미국 국립보건원 연구자들은 비만한 사람들의 HSD 활성도가 유의할 정도로 더 높다는 것을 발견했다. 이러한 연구 결과는 섭취하는 음식에 비해 지나치게 증가한 체중에 대한 이전의 보고들을 뒷받침하는 것이다. 식습관과 운동 습관으로 예측한 것보다 체중이 더 많이 증가하는 사람들을 진료실에서 자주 접한다고 많은 이들이 보고한 것이다. 국립보건원 연구자들은 음식 섭취와 무관하게 지방세포에 지방을 저장하라는 신호를 보내는 전령이 지방조직에 있다고 결론지었다. 연구자들은 30년 넘게 이런 조직특이성 신호 패턴이 존재하는 것 아닌가 의심해왔으나 비만 환자의 혈액, 소변, 타액을 채취해 측정한 코티솔 수치는 감소하거나 증가하거나 혹은 아무런 변화도 없었기에 혼란스러웠다. 최근에는 세포 내 HSD 활성도가 지나치게 높으면 낮은 코티솔 수치가 지방세포에서 가장 강력한 지방 저장 신호 가운데 하나로 변환되는 것을 발견했다. HSD 활성도가 떨어지면 활성 코티솔의 생성이 감소하고 따라서 지방을 저장하는 활성 코티솔의 효과가 멈추게 된다.

미국의 국가당뇨협회 연구자들은 복부 지방조직 내 HSD 활성도가 증가하면 비만과 인슐린 저항성이 악화된다는 사실을 발견했다. 그들은 5년 동안 진행한 일련의 연구에서 이전의 동일한 연구들에서 비만한 사람들의 전신 코티솔 수치가 높거나 낮거나 정상으로 나온 이유를 조사했다. 그들은 다른 무언가가 비만한 정도를 설명한다고 결론 내리고 전신 코티솔 수치도 중요하지만 지방 축적과 비만 발생에 영향을 미치는 것은 조직특이성 코티솔 수치일 수 있다고 추측했다(조직특이성 코티솔 수치란 각각의 세포 내의 코티솔 수치를 의미한다). 이전에도 비만한 사람들의 비만 정도와 HSD 과활성의 연관성을 입증하려는 연구들이 있었으나 2006년 9월에 논문으로 발표된 이 연구 이전에는 HSD와 체중 증가의 연관성을 명확히 밝힌 장기간의 연구는 없었다. 가장 최근에 시행한 연구에서는 HSD와 복부 지방 축적의 직접적인 연관성이 밝혀졌을 뿐 아니라 HSD 활성도와 체중 변화의 밀접한 연관성도 밝혀졌다. 그 연관성을 입증하는 첫 번째 명백한 증거는 HSD 수치가 높을수록 세포 내 코티솔 수치가 높아지고 체중이 더 증가한다는 것이다. 이들이 밝힌 이런 기전은 기존에 알고 있던 코티솔이 지방세포에 지방 저장을 촉진하는 신호 역할을 한다는 우리의 상식을 뛰어넘는 것이었다. 이들 연구자들은 HSD 활성도가 비만과 비만이 신진대사에 미치는 효과를 촉진하는 원인이 된다고 언급했다.

　메이요 클리닉 연구자들은 부신 이외의 조직에서 코티솔이 분비될 수 있다는 것을 밝혔다. 복부 지방조직은 코티솔을 생성해 자급할 수 있는 조직으로 확인되었다. 아울러 간과 다른 장기 또한 코티솔을 생성해 건강에 영향을 미치고 비만 위험을 증가시킬 수도 있다. 메이요 클리닉의 과학자들은 『미국당뇨학회』지에 실린 글에서 간과 장기는 HSD를 통해 비활성 코티솔의 대부분을 활성화하고 재활성화된 코티솔의 총량은 부신에서 만들어진 양보다 많지는 않지만 비슷한 수준이라고 확신했다. 이는 당신이 매우 침착하여 스트레스와 코티솔 생성을 완벽히 조절할 수 있다 하더라도 간과 지방세포에서 코티솔이 생성돼서 코티솔에 과다 노출될 수 있다는 것을 의미한다. 연구자들은 이어서 부신, 지방세포, 간에서 각각 체내 전체 코티솔 생산량의 3분의 1을 담당한다고 계산했다. 이는 당신이 스트레스 관리를 위해 요가 수업을 받는다 해도 오직 전체 코티솔 노출의 3분의 1에만 영향을 미칠 수 있다는 것을 의미한다.

영국 버밍햄 대학 연구자들은 다이어트로 살을 빼려는 사람들에게 실망스러운 소식을 전했다. 이들은 10주 동안의 초저열량(800cal/일) 다이어트가 대사에 미치는 영향을 조사했는데, 식이 스트레스로 인해 코티솔 수치가 증가하고 지방세포 내 HSD 활성도가 3.4배 증가한 것으로 나타났다. 이는 다이어트가 많은 스트레스를 유발하고(당신도 잘 알 것이다) 다이어트를 할 때 당신의 지방세포는 당신과 맞서 싸운다는 것을 의미한다. 당신이 체중을 줄이려고 노력하면 당신의 지방세포는 HSD 활성도를 끌어올려 강력한 지방 저장 신호인 더 많은 코티솔이 생성되도록 유도한다. 그리하여 서서히 다이어트 이전의 상태로 돌아가게 된다. 나는 HSD를 억제하는 것이 당뇨와 비만을 다스리는 새로운 치료 전략이 될 수 있다는 그들의 결론에 동의하지 않을 수 없다.

최근에 스코틀랜드 호르몬 연구자들은 스트레스를 받는 상황과 스트레스를 받지 않는 양쪽 상황에서 모두 복부 비만과 증가한 HSD 활성도의 연관성을 기술했다. 우리는 코티솔 수치가 정상인데도 체중이 많이 나가고 비만한 사람들을 많이 알고 있다. 이 장에서 언급한 것처럼 HSD 활성도 증가가 이들을 비만하게 만든 원인일 수 있다. 실제로 스트레스를 받지 않아도, 코티솔 수치가 올라가지 않아도 HSD 수치가 증가하면 대사가 방해받고 복부 지방이 축적된다. 이 연구자들은 다른 과학 보고서에서도 스트레스에 반응해 순환하는 코티솔 수치에 상관없이 HSD 활성도를 낮추어 세포 내 코티솔 수치를 낮추는 것이 유익하다고 서술하고 있다. 이들이 실시한 초기 인체 실험에서는 HSD 활성을 억제했더니 필요할 때 정상 스트레스 반응이 일어났고 과도한 스트레스가 지방조직이나 뇌 조직에 미치는 영향이 감소했으며 또한 당뇨 위험과 관련된 대사 영향 또한 감소했다.

아칸소 대학의 심혈관 분과 연구자들에 따르면 세계적으로 유행하는 복부 비만과 대사증후군이 비정상적인 HSD와 연관된 스트레스 반응일 수 있다고 한다. 이들은 이어서 현재 HSD 활성도를 억제하거나 조절할 수 있는 약이 없는 것을 애석해했다. 식이보충제를 HSD 활성도의 자연적인 조절제로 이용할 수 있다는 것을 그들은 미처 알아차리지 못한 것이다.

HSD 억제제의 수요 급증

미국 국립보건원 연구자들은 코티솔 수치가 너무 높으면 불안, 불면, 기억장애, 우울증, 피로, 당뇨, 근육 손실, 골다공증, 고혈압, 암, 체중 증가 및 비만 등과 같은 현대병을 일으킬 수 있다고 한다. 또한 그들은 최신 연구 결과를 바탕으로 HSD 억제제가 노인에게서 발생하는 인지장애나 2형 당뇨와 같은 질병을 치료하는 데 유용하다고 주장했다. 그리하여 국립보건원 연구자들과 마찬가지로 제약업계는 비만, 대사증후군, 당뇨, 우울증, 골다공증과 같은 질환을 치료하기 위해 HSD 억제제를 철저히 연구하고 개발하고 시험하고 있다.

HSD 활성도를 낮추면 분명히 복부에 쌓이는 지방이 감소할 뿐만 아니라 혈당 조절이 잘되고 당뇨 위험이 떨어지므로 제약업계에서는 HSD 억제제를 개발하기 위한 경쟁이 치열하게 벌어지고 있다. 세계의 거의 모든 주요 제약회사들이 합성 HSD 조절제를 열심히 개발 중인데, HSD 활성을 늦추는 것이 세계 도처에 만연한 비만과 당뇨의 유행을 멈추는 '성배'가 될 수 있다고 이해하기 때문이다. 비만과 당뇨의 유행은 산업화된 미국뿐만 아니라 유럽에서 아시아에 이르는 모든 나라에서 일어나는 매우 심각한 문제다. 예를 들면 이미 중국도 미국처럼 많은 사람들(6,000만 명 이상)이 과체중이다. 물론 전체 인구에서 차지하는 비율을 고려하면 중국의 과체중 인구는 미국보다 훨씬 적다(중국은 7%, 미국은 66%). 그러나 중국의 과체중 인구는 급증하고 있으며 지구상에서 가장 과체중 인구가 많은 미국과 마찬가지로 중국은 제약회사의 거대한 시장이 되었다.

HSD를 약제로 억제해 체지방 축적을 감소시키는 것이 제약업계의 연구와 특허 신청 활동에서 가장 중요한 영역이 되었다. 합성 HSD 억제제 시장에서 선두를 차지하기 위해 암젠, 화이자, 머크, 호프만/라로슈, 애보트 같은 대부분의 주요 제약회사가 경쟁하고 있다. 약물 개발 과정에 걸리는 시간을 감안하면 2010년 이후에도 얼마 동안은 이들 약품을 보기 힘들 것이다. 그러나 대부분의 스트레스 생리학자들은 당뇨와 비만 치료에 괄목할 만한 돌파구가 될 HSD 억제제가 다음 5~10년 안에 가장 큰 블록버스터 약품*이 될 것이라고 예상한다.

그때까지 기다릴 수 없다면 HSD를 조절하는 데 도움이 되는 자연적인 방법들이 담긴 다음 절이 도움이 될 것이다.

자연적으로 HSD 활성 조절하기

요약해보면, HSD 활성이 높을수록 복부 지방이 증가하는데 당신은 그것을 원치 않는다. 따라서 HSD를 조절할 필요가 있다. HSD 활성을 떨어뜨리면 체중 증가

---

* 매해 10억 달러 이상의 수익을 안겨주는 약품을 일컫는다.

를 방지할 수 있고 간의 인슐린 감수성을 끌어올려 혈당 조절이 잘되게 할 수 있다.

10년 전까지만 해도 비만과 체중 증가의 주요 원인은 과식과 운동 부족이었다. 그러나 지난 10년간 새롭고 흥미로운 연구 결과들 덕분에 비만의 발병과 그것이 건강에 미치는 결과에 영향을 미치는 요인에 대한 지식이 매우 넓어졌다. 앞서 언급한 것처럼 지방, 간, 뇌, 부신 세포에서 주로 발견되는 HSD가 동물과 인간에게서 발생하는 비만과 직접적인 관련이 있다는 사실이 알려졌다.

예를 들면 HSD 활성이 높은 쥐들은 혈중 코티솔 농도가 정상이더라도 지방세포 내 코티솔 수치는 2~3배 높았다. 이는 인체 실험에서 나타난 결과와도 일치한다. HSD 활성이 증가한 동물들은 체중이 25~35% 이상 증가하고 HSD 활성이 정상인 동물보다 식욕이 높았고 과도한 지방이 복부에 축적되었다. 따라서 체내에서 코티솔이 지방 축적의 중요한 신호이지만 지방세포 내에서 증가하면 과도한 복부 지방을 유발하는 가장 강력한 자극 인자가 된다.

하버드 대학, 영국 심장재단, 머크 제약, 스웨덴 생명공학회사의 연구자들은 HSD 과활성이 비만과 당뇨의 원인일 뿐 아니라 HSD 활성이 감소하면 고지방·고kcal 식사를 하더라도 복부 지방이 감소한다는 것을 확인했다.

덴마크의 과학자들이 최근에 성장호르몬 수치가 높을 때 HSD 활성도가 낮은 것을 발견했는데, 이는 체지방(특히 복부 지방)을 감소시키고 근육량을 증가시키는 성장호르몬의 주된 효과를 설명할 수 있다. 나이가 들어감에 따라 성장호르몬은 대폭 감소하고 HSD 활성도는 증가한다. 성장호르몬이 HSD 활성도 변화에 10~46% 정도 영향을 주지만, 성호르몬이나 갑상샘호르몬도 HSD 활성을 조절하는 역할을 한다. 나이가 들어가면서 HSD 활성을 억제하는 성장호르몬이 감소하면 HSD 활성이 증가해 지방이 더 많이 축적되고 혈당 조절 능력을 잃어버리게 된다. 성장호르몬 수치가 낮은 사람들은 근육 소실과 지방 축적을 겪는다는 사실은 오래

전에 알려졌다. 그러나 최근까지도 이러한 결과가 HSD 대사장애로 인해 생기는지는 알지 못했다. 덴마크 과학자들이 시행한 연구는 나이가 들어감에 따라 HSD 활성을 조절하는 것이 매우 중요하다는 것을 보여준다.

HSD 활성도가 증가한 쥐가 겨우 9주 만에 현저한 체중 증가(특히 복부에서)를 보인 실험 결과가 있다. 그 기간 동안 저지방식을 먹였는데도 말이다. 얼마나 절망적인가? 당신도 체중 감량을 위해 음식을 제한했지만 거의 효과를 보지 못한 적이 있는가? 이는 아마도 HSD가 체내에서 복부 지방 저장량을 일정하게 유지하기 위해 항상 작용하는 탓인 듯하다. 쥐 실험에서 발견한 것과 매우 유사한 결과를 사람에게서도 볼 수 있는데, HSD 활성도가 가장 높은 사람들이 내장지방(복부 지방)도 가장 많다.

HSD 활성은 인위적인 합성 약제들을 이용해 억제하거나 차단할 수 있으며, 또한 과일, 채소, 허브 같은 천연 물질로도 차단할 수 있다. HSD 활성을 가장 강력하게 억제하는 조절제들은 사과와 양파(케르세틴), 자몽(나린제닌), 대두(제니스테인과 다이드제인)와 같은 플라보노이드가 풍부한 음식에 들어 있다. HSD 활성을 조절하는 가장 강력한 플라보노이드는 오렌지(노빌레틴과 탄제레틴)에 들어 있는 폴리메톡실레이티드 플라보노이드(PMFs)로 다른 것보다 3~5배 강력하다.

감초 추출물은 감초산(glycyrrhetinic acid, GA)을 함유하고 있는데 이것이 HSD 활성을 억제한다. 동물실험에서 14주간 감초산를 먹여 플라보노이드 섭취를 증가시키자 HSD 활성도가 30%, 코티솔은 34%, 체중은 28% 감소했다. 그렇지만 불행히도 감초산은 혈압을 올린다. 따라서 인간에게는 장기간 사용할 수 없다. 그러나 인간에게 체중 감량제로 사용할 수 있을지를 측정한 연구에서는 (혈압강하제와 같이 써서) 별다른 식이요법과 운동 습관의 변화 없이도 감초산이 코티솔 수치를 대폭 떨어뜨리고 체중과 복부 지방을 현저히 감소시켰다.

HSD 활성을 억제하려면 더 많은 플라보노이드를 섭취하는 것이 좋다. 사과와 양파, 자몽, 대두는 많이 먹어도 전혀 해로울 것이 없고 HSD 활성을 억제하는 효과를 볼 수 있다. 고농축 식이보충제를 따로 먹기보다는 음식으로 이들 플라보노이드를 섭취하는 것을 추천한다. 음식으로 HSD 활성을 억제하는 플라보노이드를 보충하려면 다른 것들보다 강도가 높은 폴리메톡실레이티드 플라보노이드에 관심을 두는 것이 더 현명할 것이다. 그러나 폴리메톡실레이티드 플라보노이드는 당신이 이제껏 먹지 않고 버렸던 감귤류 과일의 껍질에 있다. 대신 껍질을 분리해서 만든 보충제 형태로 구할 수 있다. 8장에서 폴리메톡실레이티드 플라보노이드와 다른 천연 식이보충제에 대해 더 알아볼 것이다.

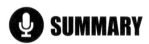 **SUMMARY**

한때 우리가 생각했던 것처럼 나는 코티솔 대사가 정말로 단순하고 간단한 과정이기를 바란다. 이전에 우리가 가졌던 '더 많은 스트레스=더 많은 코티솔=더 많은 복부 지방' 그리고 '더 적은 스트레스=더 적은 코티솔=더 적은 복부 지방'이라는 단순한 관점은 어떤 점에서는 아직 유효하다. 그리고 전신 코티솔 수치가 높아지는 것은 확실히 건강에 해롭다는 것을 다시 한번 상기시켜준다.

그러나 세포 내에서 코티솔 대사에 관여하는 HSD 효소의 역할을 이해하면서 실제로 세포 밖(많은 스트레스와 열악한 생활습관으로 인해 상승한 혈중 코티솔 수치)과 안(HSD의 과활성이나 성장호르몬, 테스토스테론 수치의 저하로 야기된)에서 동시에 코티솔 노출을 조절하는 것에 관심을 기울일 필요가 있다.

PART 5

테스토스테론 :
코티솔의 또 다른 자아

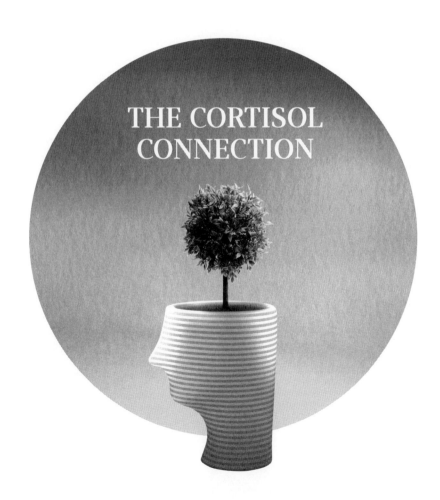

THE CORTISOL
CONNECTION

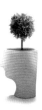

　단백동화스테로이드(anabolic steroids, 합성 제조한 테스토스테론)를 남용하는 운동 선수를 비난하는 각종 언론 매체들 때문에 대다수 사람들이 테스토스테론이라고 하면 부정적인 이미지를 떠올린다. 그런 탓에 테스토스테론의 좋은 효과들은 간과되어왔다. 많은 사람들이 테스토스테론이라고 하면 근육을 징그러울 정도로 울퉁불퉁하게 만들고 공격성을 증가시키는 것이라고 생각하지만 이런 효과는 일반적인 적정 용량이 아닌, 극단적으로 많은 양의 합성 테스토스테론을 남용한 경우에만 나타난다. 보디빌더나 다른 운동선수들이 보기에도 징그러울 정도의 근육을 만들거나 운동 능력을 끌어올리기 위해서 사용하는 테스토스테론제와 다른 합성스테로이드제는 체내의 정상 테스토스테론 수치를 10배 정도, 심하게는 100배 정도 끌어올린다. 우리 몸이 이런 방식으로 테스토스테론에 노출되는 것은 매우 부자연스러운 일로, 이에 따라 체형, 기분, 그리고 신진대사의 변화 역시 부자연스럽게 일어나게 되고, 이런 부자연스러움은 대중들이 테스토스테론에 대해서 좋지 못한 인식을 가지게 만든 것이다.

테스토스테론이란?

테스토스테론은 남성뿐만 아니라 여성에게도 반드시 필요한 호르몬이다. 근육, 피부, 인대, 뼈, 면역체계를 구성하는 데 반드시 필요하며 혈액세포 생성, 식사로 얻은 지방·단백질·탄수화물 대사 같은 생리작용에도 반드시 필요하다. 테스토스테론이 감소하면 남성은 피로감이 증가하고, 성욕이 감퇴하며, 복부 비만이 오게 된다. 마찬가지로 여성도 테스토스테론이 감소하면 피로감이 증가하고, 성욕이 감퇴하며, 예전의 모래시계 모양의 잘록했던 허리가 복부 비만으로 인해서 두꺼워져 사과 모양이 된다.

테스토스테론 수치가 낮을 때 남녀 모두에게서 일어나는 흔한 증상들은 다음과 같다.

- 정서 변화 : 불안과 우울이 증가한다.
- 성욕 감소
- 근육량 감소
- 신진대사율 감소
- 복부 지방 증가
- 뼈의 약화
- 허리 통증
- 콜레스테롤 증가

다음은 테스토스테론 수치가 낮은지 알아보기 위한 질문들이다.

최근 들어서 활력이 많이 감소했는가?

이전에 비해서 성욕이 많이 감소했는가?

저녁 식사 후에 바로 졸리는 증상이 자주 나타나는가?

예전에 비해서 성격이 까다로워졌거나 우울한 느낌이 자주 드는가?

삶의 의욕이 많이 감소했는가?

업무 능력이 최근에 많이 감소했는가?

운동 능력이 최근에 많이 감소했는가?

"예"라는 대답이 많을수록, 테스토스테론 수치가 적정 범위를 벗어난 것으로 보면 되고, 그에 따른 조치를 취해 테스토스테론 수치가 정상 범위로 돌아가도록 해야 한다. 왜냐하면 남녀 모두를 대상으로 한 많은 임상 연구 결과들이 테스토스테론을 정상 범위로 유지하면 다음과 같은 이점이 있다고 말하고 있기 때문이다.

- 기분 개선
- 행복감 상승
- 정신적·육체적 활력 증진
- 수면의 질 개선
- 성욕과 성 기능 증진
- 근력 향상
- 체지방 감소
- 나쁜 콜레스테롤 감소

테스토스테론이 남성에게만 도움이 되는 것은 아니다

테스토스테론은 남성호르몬이니까 남성하고만 상관있다? 천만에! 테스토스테론은 남녀 모두에게서 성욕을 증진하고, 근육량도 증가시키며, 활력을 증대시킨다. 우리는 1980년대 중반부터 테스토스테론이 남성만을 위한 호르몬이 아니라는 것을 알게 되었다. 1985년에 테스토스테론이 여성의 성욕을 유지하고 개선하는 데 매우 중요하다는 연구 결과가 보고되었기 때문이다. 하지만 그로부터 20여 년이 더 지난 지금도 여전히 여성의 성 기능 장애나 성욕 저하를 치료할 때 테스토스테론 제제를 이용하지 못하고 있다. 30대 이후에는 남성과 마찬가지로 여성도 테스토스테론이 감소하기 시작하는데, 남성과 마찬가지로 근육량 감소, 신진대사율 감소, 기분 저하 및 활력 감소와 같은 현상이 나타날 수 있다. 그러면 다음으로 체중이 늘어나는 과정을 겪게 된다.

여성의 체내에서는 남성의 10분의 1 정도 되는 테스토스테론을 생성하는데, 이마저도 45세 정도 되면 20대 때의 생성량에 비해 반으로 줄어든다. 북미폐경학회(North American Menopause Society)에서 테스토스테론에 관한 논문들을 살펴본 결과, 관련 논문 10편 중 9편은 테스토스테론을 적정 수치로 유지하는 것이 성욕, 활력, 그리고 전반적인 정서를 개선하는 데 효과적이라고 보고한 것으로 나타났다. 그렇지만 유감스럽게도 이런 연구 결과들에도 불구하고 아직까지 여성을 위한 테스토스테론 제제들이 나오지 않은 탓에 여성도 남성용 테스토스테론 제제를 사용하거나(물론, 용량과 관련된 문제가 발생할 소지가 있다) 그냥 치료받지 못하고 지내야 한다.

하지만 다행스럽게도 우리 몸속에서 테스토스테론이 자연스럽게 분비되는 여러 가지 상황들이 있는데, 테스토스테론은 성호르몬결합글로불린(SHBG, Sex Hormone Binding Globulin : 테스토스테론과 결합하여 테스토스테론이 제 기능을 하지 못하도록 하는 단백질)이라는 운반자와 결합하여 비활성화된 상태로 핏속을 떠돌아다니다가 성호르몬결합글로불린에서 떨어져 나와 유리형(free form)이 되면 활성화되면서 효과를 나타내게 된다.

대부분의 테스토스테론은 난소(여성)와 고환(남성)에서 만들어지지만, 일정량은 코티솔을 생성하는 기관인 부신에서도 만들어진다. 스트레스를 받거나 다이어트를 할 때, 그리고 수면이 부족할 때처럼 부신에서 코티솔을 많이 분비해야 하는 상황이 오면, 이에 상응하여 부신에서 생성되는 테스토스테론의 양은 감소한다. 여성은 남성의 10분의 1 정도를 만들어낸다는 점을 고려하면 스트레스로 인해서 테스토스테론이 감소하면 여성이 남성보다 더 많이 영향을 받거나 최소한 비슷한 정도로 좋지 못한 영향을 받으리라는 것을 예측할 수 있다. 특히 30대 이후에는 테스토스테론 분비량이 점차 감소한다는 점을 고려하면 나이가 많은 여성은 스트레스로 인해 좋지 못한 영향을 더 심각하게 받을 수 있다. 아무래도 40대가 되면 20대 때보다는 스트레스를 받았을 때 회복하는 능력이 떨어진다.

건강하고, 날씬해 보이고, 성적으로도 활발하고 싶은 여성이라면 젊은 시절의 테스토스테론 수치를 유지하는 것이 중요하다.『뉴잉글랜드 의학 저널(New England Journal of Medicine)』에 실린 논문에 따르면, 31~56세의 여성이 테스토스테론 수치를 적절하게 유지하는 것은 성 기능, 기분, 활력, 그리고 전반적인 행복감을 개선하는 데 남성에게서와 마찬가지로 좋은 효과를 보였다고 한다.

코티솔과 테스토스테론의 적정비 유지하기

자신이 스트레스와 싸울 충분한 힘을 지니고 있다고 생각하는가? 그렇다고 생각한다면 그 생각을 바꿔야 할 것 같다. 미국군대연구소의 과학자들에 따르면 엘리트 군인들도 스트레스의 영향에서 벗어날 수 없었다고 한다. 매우 잘 훈련된(정신적인 동기가 강하고 육체적으로도 완벽한) 장교들을 대상으로 시행한 연구에서도 수면 시간을 어느 정도 줄이면, 즉 덜 자게 만들면 스트레스 호르몬인 코티솔은 상승하는 반면 테스토스테론은 감소한다고 했다. 그리고 결과적으로 기력이 떨어지고, 피곤하고, 망상과 우울감에 빠진다고 했다. 즉 이 연구를 비롯해 스트레스에 관한 유사한 연구들에서 말하는 바는, 스트레스로 인해서 코티솔이 올라가고 테스토스테론이 떨어지고 이에 따른 여러 부작용이 일어나는 것은 충분히 예측할 수 있지만, 이것들을 물리적으로 조절하지 않고 단지 정신 차리고 마음을 굳건히 다지는 것만으로는 문제를 해결할 수 없다는 것이다.

코티솔과 테스토스테론의 각각의 수치보다는 두 호르몬의 비(ratio)가 더 중요하다. 육체적·정신적으로 가장 좋은 상태를 유지하려면 상대적으로 코티솔은 낮고, 테스토스테론은 높은 상태가 좋다. 이를 동화(Anabolic) 상태라고 하는데, 지방은 줄이고 근육량은 높이는 상태로, 운동선수들이 간절히 바라는 상태이기도 하지만 일반인들도 이상적인 체중을 유지하고 오랜 기간 건강하게 지내려면 필요한 상태이기도 하다.

이란 의학자들의 보고에 따르면, 시험을 봐야 한다는 정신적 스트레스가 남녀 학생 모두에게서 코티솔을 올리고 테스토스테론을 감소시킨다고 한다. 영국의 브리스틀 대학의 연구자들은 코티솔은 증가하고 테스토스테론이 감소하면, 즉 코티솔/테스토스테론 비(C:T Ratio)가 증가하면 심장 질환에 걸릴 위험성이 증가한다고 했다. 영국에서 실험 연구 대상자가 45세 때부터 59세가 될 때까지 16년 이상 연구한 결과가 『미국심장학회(American Heart Association)』 지에 실린 바 있는데, 여기서도 코티솔/테스토스테론 비가 당뇨의 전 단계인 인슐린 저항성의 발생과 매우 깊은 연관이 있다고 했다. 덴마크 연구자들은 코티솔/테스토스테론 비가 증가하는 것만으로도 혈관 벽이 두꺼워져, 심장 질환의 위험 요소로 작용하는 것을 확인함으로써 스트레스가 심장에 손상을 일으키는 기전을 확인했다. 이탈리아 연구자들은 낮은 수치의 테스토스테론이 체중뿐만 아니라 나쁜 콜레스테롤인 LDL콜레스테롤을 증가시키고, 반대로 좋은 콜레스테롤인 HDL콜레스테롤은 감소시키며, 당뇨의 전 단계인 인슐린 저항성을 유발하고 전반적으로 심장 질환의 위험성을 증가시킨다고 보고했다.

코티솔/테스토스테론 비와 관련된 연구는 운동선수를 대상으로 한 것들이 많은데, 이는 운동선수들은 스트레스를 많이 받는 상황에 자주 노출되기 때문에, 이들의 몸속에서 코티솔과 테스토스테론이 작용하는 양상을 연구하는 것은 만성 스트레스에 노출될 때 우리 몸이 반응하고 적응하는 데 도움이 될 유용한 자료를 제공하기 때문이다. 노스캐롤라이나 대학 생리학자들은 운동선수를 대상으로 연구를 시행해 스트레스가 증가하면 코티솔도 올라가고 반대로 테스토스테론은 감소한다는 것을 다시 한번 보고했고, 코네티컷 대학의 연구에서도 정도를 넘어서는 심한 훈련을 받은 운동선수들은 성호르몬결합글로불린이 증가하여 혈중의 활성 테스토스테론 수치가 떨어지는 것으로 나타났다. 그리고 위의 두 연구에서 모두 적절한 식이보충제를 섭취하면 스트레스가 유발하는 이런 나쁜 반응들을 예방할 수 있다고 했다.

테스토스테론과 노화 : 여성의 폐경과 남성의 갱년기

40대 남녀는 20대 때보다 테스토스테론이 20% 정도는 감소해 있다. 극히 일부의 예외를 제외한 대부분은 20대 때에 비해서 확실히 살도 찌고 쉽게 피로해진다. 테스토스테론 분비량은 20~30세 이후부터 10년마다 10%씩(즉 1년에 1% 정도) 감소한다. 동시에 성호르몬결합글로불린이라는 단백질은 조금씩 더 만들어내기 시작한다. 앞에서도 언급했듯이 성호르몬결합글로불린은 혈관 내에서 테스토스테론과 결합하여 꽁꽁 묶는 역할을 함으로써 테스토스테론의 생리적 활성을 저해한다.

50살 무렵이 되면 여성은 폐경이 되면서 에스트로겐과 테스토스테론이 급격히 감소하고, 남성은 폐경은 없지만 역시 테스토스테론이 다른 시기에 비해서 좀 더 급격히 감소하여 이른바 '남성 갱년기(andropause)'라고 일컫는 시기로 돌입한다. 이 시기에는 남녀 모두 호르몬 생성이 급격히 감소하는데, 30%가 넘는 사람들이 호르몬 감소에 따른 확연한 증상들을 경험할 정도로 테스토스테론도 감소한다. 테스토스테론의 불균형으로 인해 나타나는 가장 확실한 징후는 삶의 자세 변화, 기분 변화와 활력 저하 및 성욕 저하다.

메이요 클리닉의 연구에 따르면 건강한 사람도 60세에 이르면 테스토스테론 수치가 35~50% 정도 감소한다고 하고, 세인트루이스 대학의 연구자들은 89세의 남성들은 20세 남성들보다 테스토스테론 수치가 47% 정도 낮았다고 보고했다. 많은 연구에서 테스토스테론을 젊은 시절 수준으로 유지하는 것이 남녀 모두에게 여러모로 이로운 것으로 나타났다. 예를 들어, 테스토스테론 수치가 낮은 남녀는 복부 비만이 유발될 가능성이 높고, 성욕이 감소하고, 우울증을 앓을 가능성이 좀 더 높았다. 캘리포니아 대학의 예방의학자들은 높은 수준의 스트레스가 50세 이상 남자들의 테스토스테론 수치를 더(최대 17%까지) 감소시키며 우울증의 발생 빈도를 더 높인다고 보고했다. 많은 의학 논문이나 다른 분야의 과학 논문에서도 테스토스테론 수치가 낮은 사람은 정상인보다 우울증에 걸릴 위험성이 높다고 했으며, 테스토스테론이 정상 범위로 올라가면 우울감에서 해방될 수 있다고 했다.

그렇다고 해서 무조건 테스토스테론 수치가 높을수록 건강에 좋은 것은 아니다. 적정 수치를 유지하는 것이 건강에 도움이 되고, 테스토스테론 수치가 낮아지면 건강에 좋지 않다고 보면 된다.

테스토스테론과 체중 증가

테스토스테론이 감소하면서 나타나는 부작용 중 대부분의 사람들이 가장 많이 느끼는 것은 허리선이 사라지는 것, 즉 허리가 두꺼워지는 것이다. 앞서 코티솔 수치가 증가하면 복부 지방이 증가한다고 했는데, 테스토스테론 수치의 감소도 마찬가지 효과를 일으킨다. 하물며 2가지 상황이 동시에 일어나면 체중 증가는 필연적으로 뒤따르게 되어 있다. 1996년『임상내분비대사(*Journal of clinical endocrinology and metabolism*)』지에 발표된 연구 결과에 따르면 테스토스테론 치료를 받은 비만 여성들은, 테스토스테론 치료를 받지 않고 테스토스테론을 그냥 낮은 상태로 놔둔 비교군 여성들에 비해 복부 지방이 감소하고 근육량은 증가했다고 한다. 이미 17년 전에 이런 연구 결과가 발표되었음에도 의사나 다른 건강 관련 전문가들조차도 여전히 테스토스테론이 남성 고유의 호르몬이라고 생각하고 여성에게는 이 호르몬을 치료 목적으로 처방할 생각을 거의 하지 않는다.

많은 연구 결과들이 노화나 스트레스로 인해서 증가하는 코티솔 수치를 젊은 시절 수준으로 유지하는 것이 좋다는 사실을 강하게 지지하는 것처럼, 많은 과학 논문들이 노화나 스트레스로 인해서 테스토스테론 수치가 떨어지는 것을 그대로 방치하는 것보다 젊은 시절의 테스토스테론 수치를 유지하는 것이 좋다는 사실을 강하게 뒷받침한다. 그러한 사실을 뒷받침하는 연구들 가운데 몇 가지를 살펴보면 다음과 같다.

호주의 의학자들은 과체중 여성들이 식이요법만으로 다이어트를 하면 테스토스테론이 심각하게 감소한다고 했는데, 이는 엄격한 섭취 열량 제한 때문에 식이요법에 대한 스트레스를 많이 받는 상태(코티솔이 올라가는 상태)가 되고 운동(테스토스테론을 유지하는 데 도움을 줌)은 하지 않는 불균형에서 기인한다고 했다. 펜실베이니아 주립대학의 연구에서도 식이요법으로만 다이어트를 하면 테스토스테론이 감소하고 이에 따라 근육량도 감소하고, 결과적으로 신진대사율이 떨어지기 때문에, 나중에 다시 체중이 증가하기 쉽다고 했다.

노스웨스턴 대학의 연구자들은 젊은 남성(24~31세 사이의 남성)의 체중 증가는 테스토스테론의 감소와 매우 밀접한 연관이 있다고 했다. 즉 테스토스테론이 낮을수록 체중은 더욱더 증가하는 역상관관계가 성립한다고 했다. 코넬 의과대학 연구자들도 대사증후군이 있는 데다 과체중인 사람들은 나이가 들수록 테스토스테론이 감소하는 속도가 정상인보다 훨씬 더 빠르다는 사실을 발견했다. 즉 대사증후군이 있는 사람들은 대사증후군이 없는 사람들보다 테스토스테론 수치가 감소하는 정도와 체중이 증가하는 정도가 더 심하다고 했다.

미국 매사추세츠에서 40대부터 70대까지 1,700여 명의 남성을 대상으로 남성 노화에 관한 연구를 시행한 뉴잉글랜드연구소의 연구자들은 연구에 참여한 전체 남성들 중 과체중인 사람들이 그렇지 않은 사람들보다 테스토스테론 수치가 낮고 감소 속도도 더 빠르다고 했다. 또 베네수엘라의 내분비학자들이 20대에서 60대 사이의 남성을 대상으로 실시한 연구에서도 체중과 테스토스테론 사이에 역상관관계(뚱뚱할수록 테스토스테론 수치가 낮다)가 성립함을 다시 한번 밝혀냈다.

노르웨이 의학자들도 복부 비만이 가장 심한 남성들이 테스토스테론 수치가 가장 낮다고 했다. 또한 테스토스테론 수치가 낮을수록 혈압이 높고 당뇨를 앓고 있는 비율도 높다고 했는데, 거꾸로 생각해보면 이는 테스토스테론이 체중 증가를 억제하는 효과뿐만 아니라 고혈압과 당뇨의 발생을 저지하는 효과가 있다는 것을 암시한다.

플로리다 대학 연구진이 중년 남성을 대상으로 실시한 매우 의미 있는 연구에서는 45세 이상의 평범한 남성들 가운데 38.7%는 테스토스테론 수치가 정상 범위보다 낮은 것으로 추산되었다. 그리고 테스토스테론 수치가 낮은 사람들은 그렇지 않은 사람들에 비해서 비만과 고혈압, 고콜레스테롤, 그리고 당뇨를 앓고 있는 비율이 2배 정도 되었다.

앨버트 아인슈타인 의과대학에서 시행한 연구에서도 과체중인 남성은 테스토스테론 수치가 낮은 것으로 나타났으며, 가장 낮은 수준에 해당하는 사람들은 시간이 흐르면서 체중이 계속 증가했다(8년간의 추적 검사 결과). 흥미롭게도 테스토스테론 수치를 체중을 예측하는 지표로 사용할 수도 있다는 점을 밝혀낸 것인데, 특히 낮은 테스토스테론 수치는 복부 비만과 상관성이 높았다.

호주 애들레이드 대학의 과학자들은 건강한 사람들도 나이를 먹으면 테스토스테론이 감소하기 때문에 비만과 대사증후군이 일어날 수 있다고 했다.

이탈리아의 호르몬 연구자들은 코티솔/테스토스테론 비가 비만과 상관관계가 있다고 했다. 스트레스로 인해 코티솔이 증가하면 남녀 모두 테스토스테론이 감소하고 결과적으로 체중 증가, 특히 복부 비만으로 이어진다는 것이다.

홍콩의 공중보건 연구자들도 나이를 먹어감에 따라 감소하는 테스토스테론 수치가 복부 지방 증가와 대사증후군의 발생 빈도 증가와 연관성이 있음을 밝혀냈다. 이들이 진행한 일련의 연구에서 대사증후군의 35% 정도는 낮은 테스토스테론 수치와 연관이 있는 것으로 나타났다.

브라질의 의학자들도 낮은 테스토스테론 수치가 체중 증가, 특히 복부 지방 증가와 상당한 연관성이 있다고 했고, 노르웨이에서 진행한 연구에서는 전체 체지방량이 정상치보다 적더라도 복부 비만이 있는 경우에는 테스토스테론 수치가 매우 낮은 것으로 나타났다. 이는 허리둘레가 테스토스테론 수치를 예측하는 유용한 지표가 될 수 있다는 것을 시사한다(두꺼운 허리둘레=낮은 테스토스테론).

오클라호마 주립대학에서 진행한 건강 관련 연구는 테스토스테론이 비만과 지방조직(지방세포)에 어떤 식으로 직접적인 영향을 미치는지 설명해주는데, 이 연구에서는 테스토스테론이 지방 분해를 촉진하는 것으로 나타났다. 정상 수치의 테스토스테론은 체내에서 지방 분포가 정상적으로 일어나게 하는데, 스트레스나 노화로 인해서 테스토스테론이 감소하면 복부 지방이 증가하게 된다는 것이다. 실제로, 노인들이 정상 테스토스테론 수치를 회복하면 복부 비만 정도가 감소하는 것으로 나타났다.

워싱턴 대학의 연구에서는 식이요법만으로 다이어트를 하는 여성들은 체중이 2% 감소할 때마다 테스토스테론 수치 역시 10~12% 정도 감소하는 것으로 나타났다.

앞서 언급한 연구 결과들은 테스토스테론, 스트레스, 코티솔 그리고 체중 증가 사이의 상관관계를 연구한 여러 연구들 가운데 일부에 불과하지만, 이들 연구 결과에 기초한다면 그토록 많은 사람들이 쉽게 살이 찌는 이유와 다이어트 후에 금세 다시 살이 붙는 이유는 코티솔/테스토스테론 비를 적절하게 유지하지 못했기 때문이라는 것을 명확히 이해할 수 있을 것이다. 우리가 살을 빼려고 하면 우리 몸은 코티솔 수치를 끌어올리고, 테스토스테론 수치는 낮추고, 근육량과 신진대사율을 낮추는 작용을 통해 신진대사를 느리게 하고 몸에 지방을 비축함으로써 반격을 시도한다. 이러한 대사 변화의 결과로 지방세포는 지방 분해 신호(테스토스테론)는 잃어버리고 지방 축적 신호(코티솔)는 받아들이기 때문에 쉽게 살이 찌는 것이다.

자연스러운 테스토스테론 수치를 유지하기

코티솔을 비롯한 다른 호르몬들과 마찬가지로, 테스토스테론 수치를 너무 높지도 너무 낮지도 않게 적절하게 유지하는 것은 오랫동안 건강을 유지하는 것과 매우 연관이 깊다. SENSE 생활방식 프로그램에서도 코티솔을 낮게, 테스토스테론은 상대적으로 높게 유지하는 것이 스트레스와 노화(2가지 모두 코티솔 수치를 올리고 테스토스테론 수치를 낮춘다)에 맞서 싸우는 가장 좋은 방법이라고 설명한다.

호르몬을 연구하는 특화된 학문을 내분비학이라고 하는데, 여기서 가장 중요한 개념은 호르몬은 신진대사를 조절하는 과정에서 단독으로 작용하기보다는 다른 호르몬들과 조화와 균형을 이루면서 일을 한다는 것이다. 이는 2가지 호르몬을 각각 조금씩 조절하는 것이 하나의 호르몬을 많이 조절하는 것보다 더 효과적이라는 것을 의미한다. SENSE 생활방식 프로그램에서 나타난 최근 5년간의 성과를 보면 코티솔은 약간(5% 정도) 낮추고 테스토스테론은 약간(5% 정도) 올리는 것이 코티솔만 확실히(20% 정도) 줄이는 것보다 체지방 감소, 활력 상승 그리고 기분 개선 효과가 더 뛰어났다. 코티솔/테스토스테론 비를 15% 정도만 낮춰도 프로그램 참가자들은 기분이 상당히 개선되었고 너무나 쉽게 지방이 감소했다(SENSE 생활방식 프로그램에 대한 자세한 내용은 9장을 참조하라).

더 나아가 여러 가지 호르몬을 조금씩 조절하는 것이 한 가지만 일률적으로 조절하는 것보다 부작용도 훨씬 더 적고 효과적이다. 스트레스를 조절하고 정상적인 코티솔/테스토스테론 비를 유지하기 위해 식이보충제를 사용하는 것이 저탄수화물식이나 각성 효과가 있는 허브제를 복용하여 체중을 줄이는 것보다 부작용도 적고, 프로그램에 참가한 사람도 쉽게 따라 할 수 있다. 더 좋은 성과를 얻을 수 있는 데다 부작용도 더 적은 이 방법을 여러분이 거부하지는 않을 것이라고 생각한다.

이 책의 8장에서는 테스토스테론을 정상적으로 유지하는 데 도움이 되는 식이 보충제들에 대해서 언급할 것이며 7장과 9장에서는 충분한 수면을 취하고, 신체의 활력을 유지하고, 적절한 수분을 유지하고, 스트레스를 받는 상황에서도 적절하게 대처하는 간단한 방법들을 언급할 것이다.

모든 종류의 운동은 남녀 모두에게 테스토스테론 수치를 올리는 데 도움이 된다. 무거운 것을 들어 올리는 근력 운동뿐만 아니라 지구력 운동도 적절히 하면 테스토스테론 수치를 유지하는 데 도움이 된다. 텍사스 대학에서 시행한 연구는 신체 활동이 적으면 근육량이 감소하고 여기에다가 스트레스와 코티솔의 상승이 동반되면 근육이 더욱더 빠른 속도로 감소한다는 것을 보여준다. 운동과 관련된 좋은 소식은, 운동은 테스토스테론을 올리고 코티솔을 감소시키는 효과 외에도 스트레스 자체를 해소하는 효과가 있다는 것이다. 그리고 더 좋은 소식은 이런 좋은 효과를 얻기 위해서 많은 양의 운동을 해야만 하는 것은 아니라는 점이다.

탈수를 피하는 것 역시 호르몬 균형을 유지하는 또 다른 좋은 방법이다. 코네티컷에 위치한 인간수행능력연구소 연구자들이 발표한 바에 따르면, 탈수 시에는 코티솔 농도가 증가한다고 한다. 게다가 코티솔/테스토스테론 비가 증가하고 신진대사의 동화작용과 이화작용 간의 균형이 깨져 지방이 몸에 축적되고 근육은 손실되는 결과를 일으킨다고 했다.

또 스트레스에 관하여 연구하는 거의 모든 연구자들이 한목소리로 말하길, 우리가 스트레스를 받아들이고 조절하는 방식이 스트레스 요인에 대한 호르몬의 반응을 결정한다고 한다. 예를 들어 이탈리아의 연구자들은 우리가 매일 부딪치는 스트레스가 건강에 끼치는 영향력은 스트레스 그 자체보다 스트레스를 받아들이는 방식과 관련이 있다고 했다. 다시 말하면, 스트레스에 노출되더라도 그것을 적절히 다루면 코티솔 수치는 일시적으로 그리고 건강에 문제를 일으키지 않을 정도로만 증가하지만, 계속 다른 스트레스를 유발하거나 똑같은 스트레스 상황을 반복적으로 야기하는 식으로 스트레스에 잘못 대응하면 코티솔 수치는 올라가고 테스토스테론 수치는 감소한다는 것이다. 비슷한 예로, 스페인의 심리학자들은 남녀 모두 어느 정도의 사회적 경쟁에 노출되면 이에 적응하기 위한 정신생물학적인 반응이 일어나게 된다고 했다. 즉 경쟁 같은 스트레스를 유발하는 상황에 노출됐을 때 스트레스를 어떻게 조절하느냐에 따라 신체의 생화학적 스트레스 반응이 영향을 받는다는 것이다. 이기고 지는 것보다 그 사실을 어떻게 느끼고 받아들이는지가 더 중요한 것으로, 바로 그것이 호르몬 변화에 더 많은 영향을 끼친다. 마이애미 대학의 정신학자들은 스트레스를 받는 상황이나 경쟁이 심한 경우, 스트레스를 느끼는 정도를 감소시키기 위해서 인지행동학적인 방법으로 스트레스를 관리(Cognitive Behavioral Stress Management, CBSM)한다. 이 CBSM을 활용하면 코티솔은 감소하고, DHEA나 테스토스테론 같은 동화작용을 일으키는 호르몬들은 증가하며, 기분이나 면역 기능이 개선되는 효과가 나타난다고 한다.

🎤 SUMMARY

　신진대사의 측면에서 봤을 때 우리가 추구하는 가장 좋은 상태는 몸속의 여러 호르몬과 효소들이 균형이 잡힌 상태다. 이런 완벽한 조화를 이룬 상태에서는 우리는 아주 쉽게 코티솔 수치를 낮출 수 있고, 테스토스테론 수치는 젊었을 때의 수준을 유지할 수 있다. 이는 우리가 초콜릿을 듬뿍 끼얹은 아이스크림을 먹더라도 HSD 같은 지방을 축적하는 호르몬들이 적절하게 조절되므로 신경을 쓰지 않아도 되는 상태를 말한다.

　얼마나 많은 종류의 생화학적 요소들이 우리 몸을 망가뜨리는 데 관여하는지 알게 되면 아마도 더 우울해질 수도 있지만 스트레스와 현대병의 관계를 이해하고 제대로 알기 위해서는 다음 6장의 내용을 읽어야 한다. 그리고 7~9장에서는 이런 스트레스 상황에서도 코티솔, 테스토스테론, HSD를 적절하게 유지하기 위해서 취할 수 있는 여러 방법들을 살펴볼 것이기 때문에 벌써부터 너무 우울해할 필요는 없다.

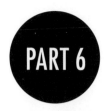

PART 6

스트레스와 질병의 관계

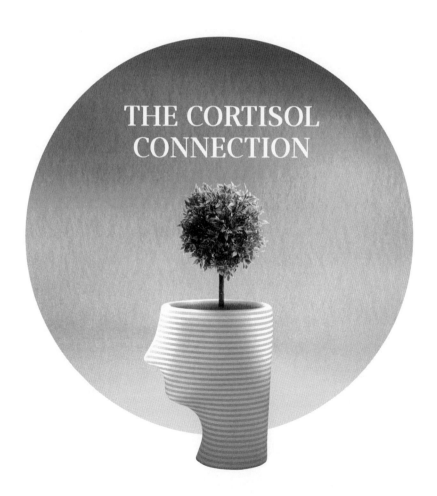

THE CORTISOL
CONNECTION

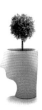

　이제 여러분은 만성 스트레스가 우리 몸에서 어떤 식으로 코티솔을 증가시키고 테스토스테론을 감소시키는지 조금은 이해했을 것이다. 이번 장에서는 퍼즐의 다음 조각인 코티솔/테스토스테론 비와 다양한 만성질환이 어떤 연관성이 있는지를 자세히 살펴볼 것이다. 표현을 간단하게 하기 위해 나는 '증가한 코티솔 수치' 혹은 '코티솔 과다 노출'이라고 표현할 텐데, 이것은 코티솔은 과도하게 많고 테스토스테론은 정상 이하의 양임을 의미한다.

　이 책을 읽는 독자들에게는 스트레스가 오랜 기간 건강에 광범위한 영향을 미친다는 것이 그리 놀랄 만한 일은 아닐 것이다. 오늘날의 생활방식과 관련된 많은 부정적인 조건들(비만, 당뇨, 고혈압, 불면증, 두통, 궤양, 우울증, 불안증, 기억력 저하 그리고 감염에 대한 저항력 약화)이 모두 과도한 스트레스와 관련이 있다는 것은 잘 알려져 있다. 또한 (불안정한 일자리 때문에 고민하는 기간처럼) 높은 스트레스를 받는 기간에는 병원을 찾는 사람들의 비율이 눈에 띄게 증가하고, 증가한 코티솔 수치와 의료비 상승 사이에도 밀접한 관계가 있다. 높은 스트레스를 받는 기간에는 발병, 의

사의 왕진, 병원 외래 진료 같은 일련의 일들이 낮은 스트레스를 받을 때보다 최소 2배 이상 증가한다. 이와 똑같은 양상을 기말고사 기간의 대학 캠퍼스에서도 발견할 수 있는데, 1년 중 가장 스트레스를 많이 받는 이 시기에는 외래 진료를 받고자 병원을 찾는 학생들이 증가한다. 직업에 대한 불만, 가족 문제, 개인 간의 갈등으로 인해 높은 스트레스를 받는 노동자들은 감기, 독감, 알레르기, 천식, 두통 등과 같은 증상을 자주 경험한다는 것을 확실하게 밝힌 증거들도 있다.

스트레스가 신진대사에 미치는 영향

그렇다면 코티솔이 독소일까? 그렇지는 않다. 앞에서 살펴봤듯이 코티솔은 중요한 호르몬이다. 코티솔이 없다면 신체는 일상의 스트레스를 조절하기 힘들다. 반면 과도한 코티솔 분비와 만성적으로 증가한 코티솔은 많은 대사이상을 초래하고 다양한 만성질환이 발생할 가능성을 증가시킨다. 앞 장들에서 우리는 코티솔이 신진대사에 미치는 다양한 영향들을 살펴보았는데, 그 내용이 표 6-1에 요약되어 있다.

스트레스와 관련된 질병은 일상의 흔한 육체적·정신적 스트레스 요인에 대한 뇌와 내분비계(호르몬)의 스트레스 반응이 과도하게 활성화된 결과로 발생한다. 우리가 일상적으로 경험하는 스트레스들은 체온과 혈압 등 신체 기능의 안정적인 균형을 무너뜨린다. 앞에서 언급했듯이 인간의 뇌는 매우 잘 발달돼서 마음속으로 상상하는 스트레스에도 생사가 달린 상황에서 일어나는 스트레스 반응과 똑같은 반응을 할 수 있다. 따라서 외상, 굶주림, 열, 추위, 근심 등은 당신이 어떤 공격자에게서 필사적으로 도망치려 하거나 그와 맞서 싸우려 할 때 나타나는 스트레스 반응을 일으킬 수 있다. 1999년에 스웨덴 연구 팀은 고강도 스트레스에 노출되면 코티

표 6-1 ▪▪ 증가한 코티솔 수치가 신진대사와 장기적으로 건강에 미치는 영향

코티솔이 신진대사에 미치는 효과		만성적 건강 문제
식욕 증가, 근육 소실, 지방 산화 억제, 지방 축적 증가	→	비만
고콜레스테롤증과 고지혈증	→	심장 질환
고혈압	→	심장 질환
뇌의 신경화학적 변화(도파민, 세로토닌)	→	우울/불안
뇌세포 위축	→	알츠하이머병
인슐린 저항성과 혈당의 증가	→	당뇨
골 흡수*의 증가	→	골다공증
테스토스테론과 에스트로겐 감소	→	성욕 억제·감소
면역세포 수와 활성도 감소	→	잦은 감기, 독감, 감염증
뇌 신경전달물질 합성 감소	→	기억력, 집중력 장애

솔 분비가 빠르게 증가하고 이것이 성호르몬과 성욕을 감소시킨다고 발표했다. 같은 해, 뉴욕과학아카데미는 스트레스에 노출되면 코티솔이 증가하고 이것이 (인슐린 저항성, 당뇨, 복부 비만, 콜레스테롤 증가, 고혈압이 특징인) 대사증후군의 악화와 관련이 있다고 발표했다. 2000년에는 예일 대학 과학자들이 감정적인 스트레스가 뚱뚱하거나 마른 여성 모두에게서 체중을 늘리는 데 기여한다는 견해를 뒷받침하는 연구 결과를 발표했다. 이러한 연구 결과들은 스트레스와 비만의 관련성이, 코티솔의 과도한 분비와 만성적으로 코티솔이 증가한 사람들에게서 이 호르몬이 신진대사에 미치는 부정적인 작용에서 기인한 것임을 보여준다.

또한 코티솔의 증가는 높은 스트레스에 노출된 남성에게서 테스토스테론과

---

* 뼈조직에서 칼슘이 빠져나가 뼈에 구멍이 나고 쉽게 부서지는 과정.

인슐린 유사 성장인자-1의 농도가 감소하는 것과도 관련이 있다. 이들 호르몬은 동화호르몬* 혹은 근육성장호르몬이므로, 이러한 남성들은 근육량이 감소하고 체지방이 증가하게 된다. 또한 이들은 체질량 지수(BMI)와 엉덩이둘레 대 허리둘레 비율이 높으며, 복부가 비만한(사과 모양) 경향을 보인다. 샌프란시스코 캘리포니아 대학 신경연구소에서는 과도한 코티솔 상승이 우울증, 불안증, 알츠하이머병과 관련이 있고 뇌구조에 직접적인 변화(위축)를 유발하여 인지 기능을 손상시킬 수 있다고 했다(이는 코티솔이 뇌세포를 파괴하고 죽일 수 있다는 것을 의미한다).

이 책에서 강조하듯이 코티솔이 항상 나쁜 것은 아니지만, 너무 많으면 그리고 너무 오랜 기간 작용하면 재앙의 씨앗이 된다. 이제부터는 코티솔의 증가와 특수한 조건들 사이의 대사적 관련성을 좀 더 상세하게 다룰 것이다. 이제부터 다룰 내용은 정기적으로 스트레스를 받는 사람들에게는 좋지 않은 소식이 될 것이다. 어쩌면 당신의 높은 스트레스 수준이 당신을 서서히 죽여가고 있다고 느끼게 만들지도 모른다. 그러나 좋은 소식도 있다. 7장에서 우리는 스트레스 반응을 조절할 수 있는 다양한 방법들을 배울 것이고 코티솔 수치를 더 건강한 범위 내에서 조절하는 방법 역시 배울 것이다.

스트레스를 받으면 왜 살이 찌는가

이 책에서 가장 주안점을 두는 부분은 스트레스, 코티솔 그리고 과체중 혹은 비

---

* 동화작용을 하는 호르몬, 즉 조직이 생성되고 자라도록 유도하는 역할을 하는 호르몬이다. 이와 반대로, 이화호르몬은 조직이 와해되도록 유도하는 역할을 하는 호르몬이다.

만 사이의 밀접한 관계다(그리고 그것을 인식하고 이해하는 것이다). 이 관계에서 (앞에서 언급한 지방 저장 효소와 테스토스테론 호르몬 외에) 중요한 중재자 역할을 하는 인슐린이라는 호르몬이 있다. 인슐린은 체내에서 많은 부가적인 기능을 담당하지만 인슐린의 주된 역할은 혈당을 조절하는 것이기 때문에 많은 사람들이 인슐린을 당뇨와 연관 짓는다. 그러나 인슐린은 극히 좁은 범위 내에서 혈당을 조절할 뿐이다. 인슐린은 지방세포에 저장될 지방을 얻는 데도 역할을 하고, 간과 근육세포에 당분을 제공하고(글리코겐 형태로), 단백질합성에 관여하는 아미노산을 제공한다(근육 형성에 관여). 이런 다양한 작용으로 인슐린은 때때로 '호르몬의 보고'라고 여겨지고, 차후에 사용될 각각의 장소에 다량의 에너지원을 제공하는 데 도움을 준다. 아주 훌륭하다. 그러나 인슐린은 심장과 근육이 많은 에너지를 필요로 하는 스트레스 상황에서는 정반대로 작용한다.

스트레스 상황에서 인체는 (코티솔을 사용해) 다음과 같은 신호를 보낸다. "에너지를 더 이상 저장하지 마라!" 이는 인슐린의 저장 작용에 대한 세포의 반응을 차단하는 것을 의미한다. 세포가 인슐린에 대한 반응을 멈추면 세포는 저장 모드에서 분비 모드로 바뀔 수 있다. 그러면 지방세포는 더 많은 지방을 쏟아내고, 간세포는 더 많은 당분을 만들어내고, 근육세포는 아미노산을 공급하기 위해 단백질을 분해하도록 한다. 만성 스트레스를 유발하는 상황이 계속될 시에는 신체의 세포가 인슐린을 무시하도록 신호를 보내는데, 이것은 인슐린 저항이라는 상태를 유발할 수 있고 심한 당뇨를 유발할 수 있는 요인이 된다.

스트레스는 코티솔의 과다한 분비를 촉진함과 동시에 DHEA, 테스토스테론, 성장호르몬의 분비를 감소시킴으로써 일차적으로 살이 찌게(지방을 많이 저장하게) 만든다. 이화작용을 하는 코티솔의 증가와 동화호르몬의 감소로 인해 우리 몸은 지방을 더 많이 저장하고, 근육을 잃게 되며, 신진대사율은 떨어지고, 식욕은 증가해서 결과적으로 더 살이 찌게 된다. 전체적으로 스트레스는 열량 소비를 줄이고 더 많은 음식(탄수화물)을 섭취하게 함으로써 당신의 스트레스 수준을 더 끌어올린다. 식욕을 억제하려 노력하고 다이어트와 체중에 신경을 쓰는 사람들에게는 그러한 생각과 관심이 오히려 스트레스 수준을 증가시킬 수도 있다.

만성 스트레스가 분명 과식을 유발하고 복부에 지방 축적을 초래한다는 과학적 연구 결과도 발표되었다. 스트레스와 식욕이 어떤 관계에 있는지를 살필 때는 다소 혼란스러움을 느낀다. 그러나 스트레스 반응이 일어나는 시기를 관찰하면 그것은 명확해진다. 스트레스를 받기 시작하는 아주 초기에는 식욕을 억제하는 호르몬이 분비되지만 나중에는 식욕을 증가시키는 다른 호르몬이 분비된다. 앞 장에서 스트레스에 대한 반응으로 뇌하수체에서 CRH(부신피질자극호르몬의 분비를 촉진하는 호르몬)가 분비된다고 말한 사실을 기억하는가? 이 호르몬은 식욕을 억제하지만 분노와 공황 발작을 불러일으키기도 한다.

그렇다. 이 호르몬은 스트레스 반응이 일어나기 시작하는 처음 몇 초간은 식욕을 억제한다. 그러나 곧바로 코티솔 수치가 급격히 상승하고, 급증한 코티솔은 스트레스를 받은 이후 몇 분에서 몇 시간 안에 식욕을 자극한다. CRH 수치는 몇 초 내에 정상화되지만 코티솔 수치가 정상으로 돌아오는 데는 많은 시간이 걸린다. 이는 오랜 시간 동안 식욕이 증가된 상태로 유지된다는 것을 의미한다(증가한 식욕은 당신이 참지 못하고 무엇인가를 먹을 때까지 당신을 지속적으로 몰아붙일 것이다). 진화를 고려한다면 코티솔은 정말로 아주 유용한 호르몬이다. 그것이 없다면 우리의 식욕은 (사자에게서 도망쳐야 하는 상황과 같이) 스트레스를 유발하는 사건이 발생한 이후에도 억제된 상태로 유지될 것이고, 그렇다면 우리는 고갈된 신체에 연료를 재공급할 수 없을 테니까 말이다. 물론 뚜렷하게 부정적인 측면은, 현대인들은 스트레스를 해소하는 데 많은 에너지를 필요로 하지 않으며, 그래서 자극된 식욕은 실제로 많은 열량이 필요한 상황이 아닌데도 많이 먹게 만든다는 점이다. 그래서 결국 살이 찌게 한다.

연구자들은 스트레스를 받는 동안에 복부 지방이 축적되는 형태가 쿠싱증후군 (코티솔 수치가 아주 높은 것이 특징이다)과 아주 유사하다는 사실에 주목했다. 쿠싱증후군 환자들은 다량의 코티솔에 장기간 노출되면 복부에 지방이 과다하게 축적되고 팔다리의 근육조직이 심각하게 소실된다. 오늘날에는 많은 과학자들이 쿠싱증후군 환자에게서 나타나는 과다한 코티솔 생산과 조직 파괴 현상이 반복된 스트레스로 생성된 코티솔에 장기간 노출되었을 때 나타나는 현상과 유사하다는 것을 이해하게 되었다.

만성 스트레스를 받는 동안 코티솔과 인슐린은 모두 증가하고, 이 두 호르몬은 지방세포에 되도록 많은 지방을 저장하라고 강한 신호를 보낸다. 또한 이 두 호르몬은 지방세포에 지방 저장 창고를 유지하라는 신호를 보낸다. 그래서 스트레스를 받을 때는 신체가 에너지로 사용하기 위해 저장고에서 지방을 사용하는 능력이 실제로 감소한다. 체중 증가나 비만과 관련해서 보면 코티솔과 망가진 대사는 밀접한 관계가 있는데, 그 내용을 정리하면 다음과 같다.

상승한 코티솔 수치가 신진대사에 미치는 효과(체중 증가와 관련)

근육량 감소
- 근육, 힘줄, 인대 약화
- 단백질 합성 감소
- DHEA, 테스토스테론, 성장호르몬, 인슐린 유사 성장인자, 갑상샘자극호르몬 감소

혈당 증가
- 세포 속으로 당분의 이동 감소
- 인슐린 감수성 감소

- 식욕과 탄수화물 섭취 욕구 증가

체지방 증가
- 체지방의 총량 증가(식욕 증가, 과식, 신진대사율 감소)
- 체지방 축적, 복부로 재분포

　필요 이상의 많은 체지방이 쌓이는 것을 원하는 사람은 없다. 증가한 코티솔 수치는 복부에 지방이 축적되도록 촉진하는 경향이 있고, 이것은 심장병, 당뇨, 혈압, 고콜레스테롤증과 밀접한 관계가 있다. 연구자들도 이러한 '스트레스 지방'이 유독 복부에만 쌓이는 이유를 명확히 알지는 못한다. 단지 신체가 추가 연료를 필요로 할 때 (복부에 저장된 지방을 허벅지나 엉덩이에 저장된 지방보다 빨리 혈류나 조직으로 운반할 수 있기 때문에) 신속하게 접근할 수 있는 부위라서 그곳에 지방을 축적하는 것이라고 추정할 뿐이다. 그러나 복부에 지방이 축적되는 이유는 명확하진 않지만 그 결과는 잘 알려져 있다. 이러한 조건들이 복합적으로 나타나는 상태는 대사증후군 혹은 증후군 X라고 알려져 있는데, 많은 전문가들이 이것을 21세기 초에 전 세계적으로 부각될 가장 중요한 건강 위험 문제로 꼽고 있다(증후군 X는 7장에서 자세히 다룰 것이다).

　대부분의 사람들은 나이가 들수록 살이 찐다. 최근의 몇몇 연구에서는 나이가 들면서 코티솔 분비가 증가하고 테스토스테론 분비는 감소하는 이유를 아주 분명하게 밝혔다. 증가한 코티솔 수치가 인슐린 감수성을 감소시키고, 이것이 비만, 당뇨, 증후군 X와 명확한 관련이 있다는 것이다. (과체중과 비만과 관련한) 어떤 연구에서는 식사 전에 정상 범위이던 코티솔 수치가 식후 20~40분 이내에 급증한다는 사실을 발견했다. 과다한 코티솔 분비가 미치는 효과는 마른 사람에게도 나타나지만 과체중이나 비만인 사람들에게는 훨씬 정도가 심각하게 나타나는 경향이 있어서 몇몇 스트레스 연구자들은 코티솔 생산량 증가가 체중 증가를 유발하는 주요 요인 중의 하나라고 결론을 내린다.

고코티솔혈증, 고인슐린혈증, 감소한 성장호르몬 사이의 밀접한 관계를 보여주는 연구들은 분명 어떤 모순도 없다. 비만한 사람과 야윈 사람, 스트레스를 받는 지원자와 그렇지 않은 지원자들의 절대적인 코티솔 수치는 차이를 보이지 않았다는 흥미로운(헷갈리는) 연구 결과도 있다. 그러나 이들 연구에서 보여주고자 하는 것은 코티솔의 정상 분비 형태의 변화다. 정상인은 코티솔 농도가 아침에 가장 높고 서서히 떨어져서 자정과 새벽 2시 사이에 가장 낮은 수준이 된다(73쪽 그림 3-2 참고).

그러나 스트레스로 지친 사람들은 아침에 코티솔 농도가 낮고, 24시간 주기의 리듬이 소실되고, 식사 후 코티솔 농도가 급격히 상승하는 등 코티솔 분비 리듬에 변화가 온다(그림 6-1 참고). 이런 변화들은 비만 그리고 그와 관련된 문제들과 밀접한 관계가 있다. 코티솔 분비 리듬이 무너진 사람들은 체지방률(특히 복부 지방)이 높고,

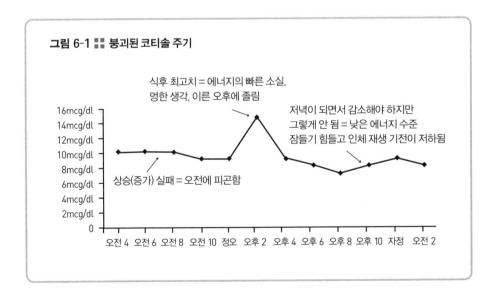

그림 6-1 ▨ 붕괴된 코티솔 주기

식후 최고치 = 에너지의 빠른 소실, 멍한 생각, 이른 오후에 졸림

저녁이 되면서 감소해야 하지만 그렇게 안 됨 = 낮은 에너지 수준 잠들기 힘들고 인체 재생 기전이 저하됨

상승(증가) 실패 = 오전에 피곤함

16mcg/dl
14mcg/dl
12mcg/dl
10mcg/dl
8mcg/dl
6mcg/dl
4mcg/dl
2mcg/dl
0

오전 4 오전 6 오전 8 오전 10 정오 오후 2 오후 4 오후 6 오후 8 오후 10 자정 오전 2

팔다리의 근육량이 적고, 기초대사율이 감소한다. 반면 코티솔 대사 리듬이 정상(아침에 높고 24시간 주기로 변동)일 경우에는 심혈관 지표(낮은 혈압, 콜레스테롤과 혈당 감소, 인슐린 감수성의 호전)뿐만 아니라 신체 구성(지방이 적고 야윈) 측면에서도 훨씬 유익하다.

대체로 위에서 언급한 시나리오는 아주 실망스러운 소식에 가깝다. 스트레스가 우리를 살찌게 한다. 게다가 다이어트를 하는 스트레스가 우리를 더 살찌게 한다는 연구 결과도 있다. 이러한 사실들이 나쁜 소식인 이유는 무엇일까? 서구 사회에서 50~60%가 넘는 사람들이 다이어트 중이고 수백만 명이 먹는 것에 신경을 쓰고 있기 때문이다. 이러한 현실로 말미암아 다이어트가 남녀 누구에게나 가장 흔한 스트레스 유발 인자 가운데 하나가 되고 있다. 그런데 왜 많은 사람들이 다이어트를 하는 걸까? 우리들 중 올바르게 먹거나 충분한 운동을 하는 사람은 소수일 뿐 아니라, 우리는 날씬함을 아름다움, 미, 성공, 지성과 동일시하는 대중매체의 메시지(날씬하지 않으면 그러한 것들을 성취할 수 없다는 주장)를 항상 접한다. 불행하게도 우리는 각자의 몸에서 일어나는 실제적인 생리적 변화와도 경쟁을 해야 한다. 나이가 들면서 신진대사율은 감소하고 점점 살이 찌기 시작한다. (스트레스로 인해) 복부에 살이 찌면서 날씬한 체형에서 뚱뚱한 체형으로 변하고 반복되는 다이어트는 문제를 더 악화시킨다.

사람은 20세 이후부터 1년에 약 0.5%씩 신진대사율이 떨어진다(5장에서 설명한 대로, 테스토스테론의 점진적인 감소로 인해 유발되고 매년 근육조직이 5~10%씩 소실된다). 고작 0.5% 줄어드는 게 무슨 대수냐라고 생각할 수도 있겠지만 10~20년 이상 지속되면 30대에는 20대보다 5% 적은 열량을 소비하고 40대엔 10% 적은 열량, 즉 매 10년마다 소비하는 열량이 5%씩 줄어들게 된다(표 6-2 참고). 50대가 되었을 때 20대일 때 소비한 열량보다 15% 적게 소비한다면 어떤 일이 벌어질지 상상해보라.

표 6-2 ▚ 나이에 따른 체중 증가와 신진대사율의 변화

나이	매일 필요 열량	매일 신진대사율의 감소(20세부터)	잉여 지방의 무게(20세부터)
20	2,000~2,500kcal		
30	1,900~2,375kcal	100~125kcal	10파운드 (4.54kg)
40	1,800~2,250kcal	200~250kcal	20파운드 (9.074kg)
50	1,700~2,125kcal	300~375kcal	30파운드 (13.6kg)
60	1,600~2,000kcal	400~500kcal	40파운드 (18.14kg)
70	1,500~1,875kcal	500~625kcal	50파운드 (22.68kg)

만약 20대일 때 매일 평균 2,000kcal를 소비했다면 50대에는 당신의 체중을 유지하기 위해 300kcal가 적은 1,700kcal만 필요로 하게 될 것이다. 이는 당신이 식습관과 운동 습관을 바꾸지 않는다면 혹은 코티솔 수치를 정상으로 조절할 수 없다면 당신이 50대에 이르렀을 때 20대보다 약 30파운드(약 14kg)의 잉여 지방이 축적되리라는 것을 의미한다.

만성 스트레스를 받는 동안에는 지방을 되도록 많이 저장하라고 지방세포에 강한 신호를 보낸다는 것을 기억하라. 또한 코티솔은 지방 저장고에 지방세포를 유지하도록 신호를 보낸다. 그래서 스트레스는 우리 몸이 에너지를 사용하기 위해 지방 저장고에서 지방을 배출하는 능력을 실제로 떨어뜨릴 수 있다. 그럼 이것이 심한 스트레스를 받는 사람들은 체중을 줄일 수 없다는 것을 의미하는가? 맞다. 거기엔 다양한 이유가 있다.

한 연구에서 15주 체중 감량 프로그램을 실시했다. 참가자들은 하루 700kcal의 음식만 섭취했다. 예상한 대로 참가자들은 허기, 식욕, 총 음식 소비량이 증가했다(마지막에는 원하는 만큼 먹도록 했다). 식욕, 포만감, 음식 섭취량 변화에 대한 가장 일관된 예측 변수는 코티솔 수치의 변화(증가)였다. 연구자들은 저열량 식사가 코티솔

수치를 증가시키는 일련의 스트레스를 유발하고 음식을 더 많이 먹게 한다는 가설을 세웠다. 그러나 어쩌면 연구자들이 참가자들을 굶기다시피 했기 때문에(어쨌든 하루에 700kcal는 충분한 양이 아니다) 이들이 배고파한 것일 수도 있었다. 그래서 심한 다이어트보다는 스트레스와 코티솔의 관계 때문에 배고픔이 증가한다는 이론을 실험했고, 다른 연구에서도 여성들을 '스트레스군'과 '비스트레스군'으로 분류해 날마다 서로 다른 상황에 노출시켰다. 많은 양의 코티솔을 분비하는 스트레스군은 스트레스를 받은 날 더 많은 열량을 소비했다. 그리고 코티솔이 증가한 여성들은 배고픔뿐만 아니라 스트레스 요인에 반응하여 부정적인 감정이 증가했다(스트레스 요인은 음식 소비와 밀접한 관련이 있다). 이러한 결과들은 스트레스가 그 자체로 혹은 스트레스에 대응하여 나타나는 정신심리학적 반응이 코티솔 수치와 식습관에 강한 영향을 끼칠 수 있고 전반적으로 체중과 건강에 영향을 미친다는 것을 보여준다.

심한 다이어트를 하는 스트레스도 배고픔을 유발하고 더 많이 먹게 한다. 우리는 또한 다이어트와 상관없는 스트레스도 똑같은 현상을 일으킬 수 있다는 것을 안다. 그러나 이것이 모든 형태의 스트레스가 그렇다는 것을 의미할까? 사회경제적 수준이 다른 여러 계층의 중년 남성을 대상으로 한 연구에서는 경제력이 낮은 계층에서 과체중자가 훨씬 많았고 이들은 받는 스트레스에 비해 더 높은 코티솔 수치를 나타냈다. '낮은 사회경제적 조건하에 살아온 기간'이 코티솔의 효과를 더 악화시키고 비만과의 관련성을 강화시키는 것으로 나타난 것이다(가난은 스트레스 수준과 복부 비만 둘 다에 나쁜 영향을 미친다는 것을 의미). 연구자들은 종합적으로 볼 때 낮은 사회경제적 상태라는 스트레스가 코티솔 분비를 증가시키고 비만과 아주 밀접한 관계가 있다고 결론내렸다. 하지만 이것은 여전히 논쟁거리로 남아 있다.

그러나 예일 대학에서 젊은 여성을 대상으로 실시한 스트레스, 코티솔, 비만의 관련성 연구에서 흥미로운 결과가 나왔다. 이들 중 과반수가 음식 섭취나 과식을 자제하는 능력이 높았다. 게다가 이들은 운동도 더 많이 했다(일반적으로, 적절한 운동은 스트레스와 코티솔 수치를 떨어뜨린다). 그런데 오히려 이런 여성들이 음식 섭취를 자제하는 능력이 낮은 여성들보다 심각하게 높은 코티솔 수치를 나타냈다. 예일 대학의 과학자들은 높은 수준의 스트레스가 코티솔 수치를 증가시킬 뿐만 아니라 남녀 모두에게서 높은 코티솔 수치를 체지방 축적으로 연결시키는 가장 중요한 역할을 하고 여성들에게서 골밀도 감소를 촉진한다는 것을 보여주었다.

쥐를 이용해 스트레스와 비만의 관련성을 조사한 뉴저지 대학 신경과학과의 연구에서도 유사한 결과가 나왔다. 5주간에 걸쳐서 매일 일정한 수준의 예측할 수 없는 스트레스를 주자 대조군에 비해 코티솔 수치가 증가하고 식욕과 음식 섭취량이 증가하고 체중도 더 늘어났다. 스트레스가 쌓인 쥐들은 코티솔 수치가 높았고(48% 이상), 더 많이 먹었고(27% 이상), 더 살이 쪘다(26% 이상). 이러한 결과가 사람들에게 의미하는 바는 무엇일까? 아마도 우리가 코티솔의 부작용을 조절하는 법을 알지 못한다면 스트레스로 가득한 생활의 결과로 뚱뚱해질 것이라는 점이다.

운동과 적절한 영양 공급은 나이에 따른 대사량 감소와 체중 증가를 최소화할 수 있고 스트레스에 대한 신체 반응과 코티솔의 대사를 조절하는 데도 도움을 준다. 다이어트와 적절한 운동 프로그램은 열량을 태우고 지방을 저절로 감소시키고 스트레스를 완화하며 코티솔을 감소시킬 것이다. 그러나 이런 프로그램을 경험한 많은 사람들이 운동과 식이요법만으로는 한계가 있다는 것을 알게 된다. 실제로 콜로라도 대학의 연구에서는 운동을 너무 많이 하는 선수(지나친 훈련을 한 크로스컨트리 스키 선수)들은 감정 변화, 면역체계 억제, 체지방 증가와 같은 코티솔 수치가 증가할 때 나타나는 부작용을 아주 유사하게 경험하는 것으로 나타났다. 흥미로운 점은 가장 긴 거리를 달리고 긴 시간 동안 훈련을 받은 선수들이 높은 코티솔 수치와 높은 체지방률, 우울증을 나타내는 평가 기준에서 가장 나쁜 수치를 나타냈다는 것이다. 그들은 더 좋은 상태로 나가고자 열심히 운동한 것이지만 증가한 코티솔 수치는 이런 과정을 철저히 방해하고 그들이 앞으로 나가지 못하도록 막아버렸다.

우리는 체중 감량을 위한 다이어트가 심각한 근육 소실과 정신건강 악화와 관련이 있다는 것을 안다. 영국 버밍엄에 위치한 신경과학연구소의 연구자들은 최근 이러한 효과들이 '다이어트 스트레스'가 유발하는 코티솔의 과다 노출에서 기인한 것임을 밝혀냈다.

피츠버그 대학의 연구자들은 '만성 패배 반응'이 복부 비만과 당뇨 전 단계의 근본 원인이라고 주장했다. 만성 패배 반응의 특징은 높은 스트레스 수준과 스트레스 상황에서 벗어나려는 정신적인 성향 등이 코티솔 노출을 증가시키는 결과를 초래한다는 것이다. 많은 사람들이 경험하는 체중 감량과 원상 복귀의 반복된 순환이 만성 패배 반응의 한 형태라는 가설도 있다(반복적으로 다이어트를 하는 사람들은 다이어트를 반복하는 횟수가 늘어날 때마다 체중 증가의 위험성이 증가한다).

일본 영양학자들은 급성 스트레스의 초기에는 CRH 수치의 증가로 식욕과 음식 섭취량이 줄어들지만 스트레스 회복기나 오랜 기간 만성 스트레스를 겪는 동안에는 남아 있는 코티솔의 효과로 인해서 식욕이 자극받는다는 것을 보여준다.

코티솔과 스트레스가 전 세계의 산업화된 국가에서 비만이 전염병처럼 퍼져나가는 데 미친 영향을 밝힌 가장 흥미로운 논증은 아마도 캘리포니아 대학의 신경과학자 메리 돌먼(Mary Dallman)과 동료 과학자들이 제시한 것일 것이다. 그들은 코티솔이 음식 섭취, 대사, 복부 비만에 미치는 놀라운 영향과 빠르게 돌아가는 현대사회에서 스트레스의 본질적인 영향 등을 입증하는 논문을 발표했다.

우리는 스트레스, 다이어트, 코티솔 등이 과다한 체지방을 줄이는 데 도움이 되지 않는다는 것을 아주 명확하게 알고 있다. 또한 운동과 좋은 영양 섭취가 스트레스와 코티솔, 체중 조절에 도움이 되고 이와 연관된 건강 관련 변수, 요인들에 전반적으로 중요한 역할을 한다는 것을 안다. 스웨덴 예테보리 대학의 과학자들은 높은 코티솔 수치가 엉덩이둘레 대 허리둘레 비율의 증가, 과다한 복부 지방, 증가된 인슐린 수치, 성장호르몬과 테스토스테론의 분비 감소와 관련이 있음을 보여주었다. 또한 이들은 13~14%의 코티솔 수치 감소가 12파운드(5.4kg) 이상의 체중 감소와 관계가 있다는 것을 보여주었다. 이러한 연구 결과는 스트레스, 코티솔, 비만의 관계가 매우 어두운 전망을 품게 하는데도 불구하고 코티솔 수치를 조절함으로써 체중과 체지방 수치에 긍정적인 영향을 미칠 수 있다는 희망을 품게 한다. 실제로 몬트리올 대학의 연구자들은 비만은 스트레스와 관련이 있지만(높은 스트레스=많은 체중) 교육과 가치관 등이 스트레스와 체중의 관련성을 감소시킬 수 있다는 사실을 발견했다. 11개 작업장에서 실시한 교차연구에서 교육 수준이 높은 사람들과 낙관주의자들은 높은 스트레스 수준에 비해 체중 증가가 미미했다. 교육과 가치관의 체중 감소 효과와 '항스트레스' 효과는 코티솔 과다 노출이 미치는 유해한 영향을 조절할 수 있다는 것을 보여준다.

코티솔과 대사증후군

대부분의 사람들은 대사증후군이라는 말을 거의 들어보지 못했을 것이다. 이것은 당뇨, 인슐린 저항, 비만, 고혈압, 고콜레스테롤증과 심장병 등과 관련된 상태와 증상들이 복합적으로 나타나는 것을 말한다. 당신은 체중이 늘어나기 시작하면 기력이 떨어지는 것을 느낄 것이고 콜레스테롤과 혈압이 점차 증가하게 될 것이다.

그리고 당신의 정신이 이전처럼 선명하지 못하다면 당신에게 대사증후군이 발생할 수 있음을(혹은 이미 대사증후군을 앓고 있음을) 알아야 한다. 이 증후군의 대사적 측면의 열쇠 중 하나는 인슐린 저항성이다. 인슐린 저항성은 인슐린에 대한 세포의 반응을 떨어뜨려 혈당 조절을 방해하고 식욕을 증가시키고 지방을 태우려는 과정을 방해한다. 인슐린 저항성이 부적절한 식사(고지방, 정제된 당류)와 합쳐지면 그 결과로 인해 대사증후군이 유발되고 모든 질병의 발생 과정에 강한 영향을 미친다.

어떤 사람들은 정제된 당류가 많이 들어 있는 음식(쿠키, 소다, 파스타, 시리얼, 머핀, 빵, 롤빵 등)이 인슐린 저항성과 대사증후군을 유발한다고 주장한다. 정제된 당류(높은 혈당 지수)가 혈당과 인슐린을 상승시킬 수 있지만 이러한 정크푸드가 실제로 대사증후군을 일으키는지는 확실하지 않다. 그렇지만 스트레스와 관련된 일련의 대사 과정과 증가한 코티솔 수치가 대사증후군을 유발하는 주요 요인으로 작용한다(나쁜 음식은 그 과정을 앞당길 것이다)는 점은 분명해 보인다.

대사증후군에 걸리기 쉬운 고위험군은 중년에 해당하는 연령층이다. 대사증후군은 피곤하고 머리가 멍하고 우울하고 성욕이 떨어지는 느낌이 들게 할 뿐만 아니라 비만, 심장병, 당뇨, 알츠하이머병, 암 등 생명을 위협할 수 있는 조건들을 이끌어낼 수 있다.

이 증후군의 초기 징후 중 활력 저하와 머리가 멍한 느낌 등은 주로 식사 후에 흔히 나타나는데, 이러한 증상은 신체가 탄수화물대사를 잘 조절하지 못해서 발생한다. 이런 환자들은 점진적인 체중 증가 때문에 옷을 꽉 끼게 입기 시작한다. 가장 문제가 되는 것은 사람들이 상승한 혈당과 인슐린 수치, 동화호르몬의 감소 등 다양한 대사 변화로 인해 체중 감량에 어려움을 겪는다는 것이다.

따로 떼어놓고 생각한다면, 신체의 대사순환에서 상대적으로 경미한 변화를 일으키는 이런 문제들은 큰 걱정거리가 아니다. 이런 문제들은 "더 많이 운동하고 먹는 것에 주의하라"는 지극히 단순한 권고를 따르기만 해도 사라질 수 있다. 그러나 동시에 고려할 점은 각각의 대사 변화에 따르는 영향들이 건강에 심각한 위협이 될 수 있다는 점이다.

당뇨의 위험성을 증가시키는 스트레스의 영향은, 만성적으로 증가한 혈당과 혈중 인슐린 수치와 관계가 있다. 혈당과 혈중 인슐린 수치가 만성적으로 증가하면 지방과 근육조직에 있는 인체의 세포가 인슐린의 효과에 둔감해진다. 인슐린 저항이 증가할수록 신체는 더 많은 인슐린을 생산하기 시작한다. 당뇨의 진행을 유발하는 악순환이 시작되는 것이다.

인슐린 저항성은 대사증후군을 이끌어내는 가장 초기의 대사 반응 중 하나일 것이다. 그리고 인슐린 저항성은 정제당이 많은 음식을 먹거나 (만성 스트레스로 인해) 코티솔 수치가 증가하면 악화된다. 정제 탄수화물은 혈당 수치와 인슐린 수치를 떨어뜨리는 반면 코티솔은 인슐린의 효과를 떨어뜨리고 에너지 생산을 위한 지방 연소 능력을 떨어뜨린다. 식사와 운동이 혈당과 인슐린 수치를 조절하는 데 도움을 주는 중요한 역할을 할 수 있지만 코티솔 수치를 적절하게 조절하지 않으면 식사와 운동에 아무리 신경을 쓰더라도 헛수고가 될 것이다.

최근에는 스트레스와 코티솔, 대사 변화(인슐린 저항성) 사이의 복잡한 연관성 이외에 부족한 수면이 인슐린 저항성에 중요한 영향을 미친다는 사실이 밝혀졌다. 이러한 사실은 수면 부족과 증가한 코티솔 수치 사이의 연관성이 잘 알려져 있기 때문에 특히 흥미롭다. 2001년도에 미국당뇨학회의 연례회의에서 시카고 대학의 수면 연구자들은 부족한 수면이 인슐린 저항성을 증가시킨다는 새로운 증거를 발표했다. 연구 팀이 확인한 결과, 잠을 적게(6.5시간 미만) 자는 사람들은 충분히 수면(평균 7.5~8.5시간)을 취하는 사람들에 비해 인슐린 분비가 50% 이상 증가하고 인슐린에 대한 반응이 40% 정도 감소했다. 이것은 실제로 노화 과정에서 일어나는 것과 같은 효과로, 수면 시간이 감소하기 시작하면 코티솔 수치는 증가하고 세포는 인슐린의 효과에 저항하기 시작한다.

부족한 수면이 조로(빨리 늙음)에 영향을 끼칠 수 있을까? 가능할 것이다. 시카고의 수면 연구자들은 수면 부족이 산업사회에서는 흔한 현상이 되고 제2형 당뇨와 비만의 유병률에 중요한 역할을 할 것이라고 발표했다. 최근 설문조사를 실시한 미국 수면재단은 미국인들의 수면 시간이 점차 줄어들고 있다고 발표했다. 1910년에 미국인들은 평균 9시간을 잤으나, 1975년에는 7시간 30분으로 감소했고, 오늘날에는 평균 7시간을 자며, 앞으로도 점점 더 감소할 것으로 보인다.

코티솔이 피로와 불면증을 부른다

마크는 자신의 일을 사랑하고 가족과 여가를 보내며 취미 생활을 즐기는 빌딩 건설업자다. 느긋한 태도를 지닌 그는 스트레스 수준이 낮은 사람으로 보인다. 그러나 불행하게도 그는 종종 반복되는 수면 부족의 문제점을 호소한다. 가장 눈길을 끄는 점은 '한 시간에 100만 마일'을 움직여야 한다는 생각 때문에 퇴근 이후에도 잠을 이루기가 어렵다는 것이다. 마크는 종종 중간에 깨서 다시 잠들기를 어려워하며 수면 부족은 그가 하는 일에도 영향을 미치기 시작했다. 우선 첫째는 아침에 침대에서 일어나기가 어려웠고, 이로 인해 정밀한 측정과 시공에 집중을 하기가 힘들었다. 마크는 스트레스와 관련된 불면과 피로를 어떻게 다루었을까? 해답을 찾고 싶다면 8장을 참고하라.

스트레스가 낮에는 피로를 유발하고 밤에는 수면 장애를 유발한다고 할 수 있

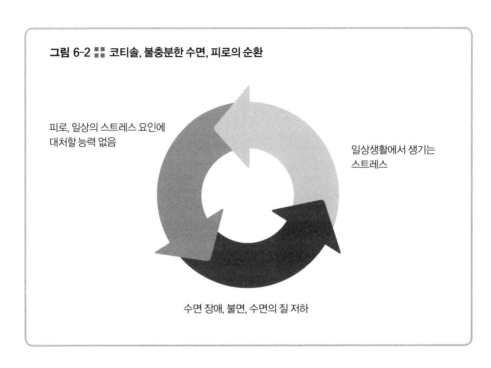

그림 6-2 ██ 코티솔, 불충분한 수면, 피로의 순환

피로, 일상의 스트레스 요인에
대처할 능력 없음

일상생활에서 생기는
스트레스

수면 장애, 불면, 수면의 질 저하

을까? 만성피로와 불면은 그 자체로만 보면 서로 반대되는 느낌이지만(너무 피곤한데 왜 잠을 이룰 수가 없을까?) 만성 스트레스를 호소하는 사람들과 불충분한 수면을 호소하는 미국인들의 3분의 2가 이 2가지 증상을 함께 겪고 있다. 만성피로와 불면의 공통 요소는 무엇일까? 추측컨대, 높은 코티솔 수치일 것이다. 문제를 어렵게 만드는 것은 불면과 피로가 악순환 과정에서 종종 서로 합쳐진다는 점이다. 그 악순환 과정에서 스트레스는 긴장을 풀기 힘들게 만들고 수면에 이르기 어렵게 하며, 피곤한 상태는 다음 날 스트레스 요인에 대처하기 힘들 정도로 더 심해지고, 이렇게 더해지는 스트레스는 다음 날 밤에 수면에 드는 것을 더 어렵게 만든다(그림 6-2 참고).

그러면 코티솔이 이러한 특징에 어떻게 정확히 들어맞는가? 코티솔 수치는 스트레스에 반응해서 증가한다. 늦은 오후에서 이른 저녁에 맞닥뜨린 어떤 스트레스 상황은 긴장 해소를 어렵게 만들고 잠들기를 힘들게 한다. 코티솔의 여러 효과 중 정신을 또렷하게 만드는 역할을 기억한다면 잠들기 전에 무엇을 피해야 할지는 명확하다. 또한 충분히(8~9시간 정도) 잠을 자지 못하면 코티솔 대사는 정상 리듬을 따라갈 기회를 잃게 된다. 그 결과로 단지 5~6시간 혹은 7시간 잠을 자게 되고 밤 동안에 정상보다 높은 코티솔 수치에 노출되어 정신을 차리지 못하는 상태로 일어난다.

8시간 이하로 잠을 자면 두통, 화를 잘 냄, 흔한 감염, 우울증, 불안, 혼돈, 정신적·육체적 피로 등의 부작용이 나타난다. 수면 부족을 가볍게 생각하면 안 된다. 심지어 경미한 수면 부족이 건강에 문제를 일으키고 당뇨, 비만, 유방암의 위험성을 증가시킨다는 연구 결과도 있다(정크푸드를 많이 먹거나 소파에 앉아 여가를 보내는 일과 같은 효과를 나타낸다). 8시간 미만의 수면은 건강에 전반적으로 나쁜 영향을 미친다.

코티솔 수치는 사람이 활동을 시작하는 이른 아침(오전 6~8시)에 최고치에 이른다. 8~11시 사이에 코티솔 수치는 떨어지기 시작해서 하루에 걸쳐서 점차 감소한다(활력과 집중력이 떨어진다고 느끼게 된다).

이런 활력 저하는 몸이 보내는 다음과 같은 신호에 따른 것이다. "하루가 거의 끝나간다. 잠잘 준비를 하라." 그러나 불행하게도 현대인들의 생활방식은 저녁에 우리의 에너지를 끌어올리는 그 무엇을 찾게 하고 축구, 피아노 공연, 사업상 저녁 약속 등의 일을 하게 한다. 우리 몸은 오후 5시경에 마지막 식사를 하고 오후 8시에 잠자리에 들고 싶어한다. 그러나 우리의 손목시계는 밤늦게까지 우리를 깨어 있게 만든다. 현대인들의 '늦게 자고 일찍 일어나는' 생활습관의 주된 문제점은 코티솔이 완전히 소진될 만한 충분한 시간을 주지 않는다는 데 있다. 그래서 신체는 만성 스트레스의 유해한 영향에서 완전히 회복할 기회를 얻지 못한다.

편안한 수면의 자연적인 리듬은 잠자리에 눕는 순간 아주 특별한 단계를 거쳐 유발된다. 호흡이 느려지고, 근육이 이완되고, 심박동수와 혈압, 체온이 떨어진다. 뇌는 멜라토닌(수면 호르몬)을 분비하고 뇌파는 빠른 베타파(낮 동안의 쉼 없는 각성)에서 느린 알파파(고요한 각성)로 변화되기 시작하고, 마침내 수면의 다양한 단계에서 가장 두드러지게 나타나는 느린 세타파로 변한다. 밤새 잠을 자는 동안 우리는 보통 수면의 여러 단계를 거치게 된다. 2단계(10~15분), 3단계(5~15분)를 지나 가장 깊은 수면 상태인 4단계(30분)에 이르고, 꿈을 꿀 때는 잘 알려진 렘(REM, rapid eye movement)수면에 빠진다. 2단계에서 렘수면까지는 평균 90분 정도 걸리고 밤새 이런 수면 주기가 계속 반복된다. 괘종시계, 빛 등 다른 방해 요소가 없다면 생리적으로 이상적인 수면 시간은 8시간 15분 정도라고 알려져 있다.

잠을 충분히 자지 못하면 어떤 일이 발생할까? 잘 알려진 한 가지 결과는 혈압이 올라가는 것이다. 수면 연구자들은 하루에 4시간만 자면 당내성과 인슐린 저항성(당뇨 전 단계)의 징후가 나타난다는 것을 밝혔다. 이런 인슐린의 작용과 혈당 조절의 변화는 비만의 발현과도 관계가 있다. 깊은 잠을 자는 시간이 부족한 사람들은 성장호르몬과 렙틴(식욕 조절, 체중, 대사, 생식기능 조절에 중요한 호르몬)의 수치가 감소한다는 사실은 비만과 불충분한 수면의 복잡한 관련성을 보여준다. 성장호르몬 부족은 근육량 감소와 지방의 증가를 초래하고, 렙틴 수치의 감소는 배고픔을 유발하고 탄수화물을 갈망하게 만든다.

성취욕이 아주 강한 한 사람을 예로 들어보자. 그는 '투지 넘치는 댄'이라 불린다. 그가 잠을 잘 시간이 있을까? 댄은 비만, 당뇨 혹은 암 발생 같은 추상적인 위험은 걱정하지 않는다. 그저 일을 하고, 승진하고, 월급 받고, 축구를 하는 등등의 일에만 신경을 쓸 뿐이다. 많이 들어본 것 같은 이야기인가? 해결책은 무엇일까? 당신은 댄이 지금보다 더 적게 일하려고 노력해야 한다고 생각할 수도 있지만, 그것은 어림도 없는 일이다. 그렇게 '삶을 단순화하는 것'으로는 아무것도 얻을 수 없을 것이다(삶을 단순화하는 것이 아주 합당한 일이기는 하지만). 이상적인 세상에서는 댄이 하루에 7시간만 일하고, 짧은 통근 시간을 즐기고, 항상 자유로울 수 있을지도 모른다. 그러나 우리가 살아가는 세계에 맞는 더 현실적인 해결책(차선책)은 댄이 자신의 코티솔 수치를 조절하는 것이다. 이것이 바로 이어지는 몇몇 장에서 우리가 탐구할 주제다.

코티솔과 성욕

홀리와 앨런은 행복한 신혼부부지만 그들 사이에는 한 가지 심각한 문제가 있다. 신혼부부인데도 서로에게 성적인 매력을 느끼지 못한다는 것이다. 정작 문제가 되는 것은 그들이 서로에게 느끼는 사랑이나 매력이 아니라 그들이 받는 심한 스트레스 수준이다. 홀리와 앨런은 둘 다 젊고 야망이 있는 전문직 종사자로서, 사무실에서 오랜 시간 스트레스를 받으며 경제적인 성공에 집착했다. 그러나 다행히도 그들은 자신들의 애정 생활을 불타오르게 할 수 있었는데, 그들이 어떻게 그렇게 할 수 있었는지는 8장에서 살펴볼 것이다.

우리가 스트레스에 지쳐있을 때 성생활과 관련해서 어떤 문제에 시달리게 될지 알기 위해 스트레스와 질병의 관련성을 다룬 책을 읽을 필요는 없다. 스트레스로 지쳐있다면 생체리듬은 엉망이 되고, 발기도 더 어려워지고 유지하기도 힘들어지며, 전반적으로 성욕이 감퇴한다. 스트레스는 성에 대한 흥미를 떨어뜨린다. 남성에게 이런 현상이 나타나는 까닭은, 스트레스를 받는 동안 테스토스테론 수치가 급격히 감소하기 때문이다. 여성에게 이런 현상이 나타나는 까닭은 조금 더 복잡한데, 테스토스테론 수치뿐만 아니라 에스트로겐, 프로게스테론, 프로락틴 수치가 모두 감소하기 때문이다.

스트레스와 성욕의 관계 역시 코티솔 수치와 밀접한 관련이 있다고 예측할 수 있다(스트레스와 성욕에 영향을 미치는 다른 화학물질로는 엔도르핀이 있다). 남성에게서 코티솔 수치의 상승은 성욕을 억제한다. 먼저, 코티솔이 테스토스테론의 전구물질로 제공되는 '전 호르몬(prehormone)' 복합체의 생산을 줄이도록 신호를 보낸다. 부분적으로 공급이 끊어지고 최종 산출물의 생산도 고갈된다. 다음으로, 테스토스테론이 조금이라도 생산된 경우엔 코티솔이 테스토스테론에 대한 고환의 정상적인 반응을 차단해버린다. 이는 스트레스를 받는 상황에서는 스테로이드와 DHEA 등이 함유된 음식을 먹더라도 성욕에 미치는 효과가 적다는 것을 의미하기도 한다. 결과적으로 성기를 발기하게 하는 실제 작용 기전을 생각한다면, 한 곳에서 다른 곳으로 혈류가 재분포되도록 할 필요가 있다는 것이 확실해진다. 그러나 스트레스 상황에서는 성기가 아닌 가장 이익이 되는 곳에(싸울 때는 팔에, 도망갈 때는 다리에) 혈류가 제공된다.

엔도르핀이 우리 몸에서 어떤 역할을 하는지 잠시 살펴보자. 엔도르핀은 뇌에서 분비하는 '좋은 느낌이 들게 하고' 통증을 없애주는 화학물질로서, '러너스 하이(runner's high)'로 알려진 도취감을 유발하기도 한다. 흥미로운 점은, 엔도르핀이 테스토스테론 생산을 유발하는 호르몬 단계의 일부를 억제하는 작용을 한다는 것이다. 엄청난 지구력을 요하는 운동선수를 대상으로 한 연구에서 높은 엔도르핀과 코티솔 수치가 테스토스테론 수치의 감소, 정자 수 감소, 성욕 감소와 관계가 있다는 점이 밝혀졌다. 이러한 연구 결과는 조깅, 자전거 타기 등과 같은 유산소운동이 나쁘다는 것이 아니라, 극심한 훈련(불충분한 회복)이 신체에 스트레스 요인으로 작용하고 그 반작용으로 신체는 다른 스트레스 상황이 발생했을 때 일어나는 것과 똑같은 스트레스 반응을 겪는다는 것을 보여준다.

여성에게서 스트레스와 성·생식기능 사이의 관련성은 더 복잡하다. 여성의 생리 주기는 서로 다른 두 단계로 나눌 수 있는데, '난포기'로 알려진 첫 단계에서는 에스트로겐(소포호르몬)이 우세한 호르몬이고 배란이 일차적으로 일어난다. 반면에 '황체기'라 불리는 두 번째 단계에서는 프로게스테론(황체호르몬)이 증가해 우세해지는데, 프로게스테론은 수정란을 착상하기 위한 준비를 하도록 자궁을 자극한다. 수정에 실패하면 두꺼워진 자궁 조직은 생리 기간 동안에 혈액과 조직의 형태로 소실된다. 전체 과정은 28일을 주기로 반복된다.

이렇게 복잡하고 잘 통제되는 호르몬 균형이 스트레스를 받으면 흐트러진다. 에스트로겐과 프로게스테론 수치는 감소하고(무배란을 유도), 자궁내막은 발달하지 않고(착상이 어려워진다), 생리는 불규칙하거나 없어진다(무월경). 종종 여성 운동선수들은 운동과 식사 형태에 따라 생리 주기가 불규칙해지곤 한다는 사실은 상당히 흥미롭다. 앞에서 언급한 남자 선수들과 달리 여자 선수들은 에스트로겐과 프로게스테론 수치가 낮고 성욕이 심하게 감소하는 경향을 보인다. 이들은 살이 빠지는 경향이 있고 운동에 필요한 에너지를 공급하는 데 충분한 열량을 섭취하지 않는 경향이 있다. 이것을 생각한다면 여자 선수들이 성에(혹은 임신 능력에) 무관심하다는 말이 맞을지도 모른다. 우리 몸은 호르몬 수치의 변화와 계획된 식단, 훈련 과정을 주요한 스트레스 요인으로 받아들인다. 임신 중에는 매일 약 5,000kcal를 소비하므로(모유 수유 시에는 매일 1,000kcal를 추가로 필요로 하므로) 우리 몸이 스트레스를 받을 때 성욕을 차단하는 것은 아주 논리적이다.

그렇다면 어떻게 해야 할까? 일을 그만두고 섬으로 가서 윈드서핑 가게를 열어라! 그러면 당신의 성욕은 증가할 것이다(휴가 때는 왜 기운이 팔팔한지 놀랄 수도 있을 것이다. 스트레스를 줄여라!). 가족과 타히티 섬에 가는 것이 불가능하다고? 좋다. 그러면 당신의 코티솔 수치를 줄일 그 어떤 일을 해보자. 다음 장에서 그 해결책을 제시할 것이다.

코티솔이 면역력을 떨어뜨리고 암을 유발한다

스트레스가 증가하는 시기에는 천식, 알레르기와 류머티즘관절염, 소화기 계통의 만성질환(과민성대장증후군과 크론병)의 발병률도 증가한다. 이는 아주 흥미로운 일인데, 이러한 상태들이 자가면역의 요소를 가진 것으로 생각되기 때문이다. 즉 자신의 면역체계가 고장 나서 자신의 조직을 공격하기 시작하는 것으로 여겨지기 때문이다. 이런 경우 의사들은 종종 과잉 반응을 하는 면역체계를 제어하기 위해 합성 코티솔을 처방하는데, 비록 그 효과가 일시적이긴 하지만 아주 잘 듣는다. 그러나 그 약을 너무 많이 혹은 너무 오랫동안 사용하면 만성 스트레스를 받을 때 일어나는 것과 아주 유사한 조직 파괴와 대사이상이 발생한다.

의학자들은 지난 60여 년에 걸친 연구를 통해 만성 혹은 반복된 스트레스가 흉선을 위축시키고 면역력을 전반적으로 떨어뜨린다는 사실을 알아냈다. 우리는 이제 코티솔이 흉선을 위축시키고 백혈구 생산과 활동을 억제하는 직접적인 효과가 있다는 것을 안다. 코티솔은 화학적 메신저(인터류킨과 인터페론)를 분비하는 백혈구의 활동을 억제하여 감염에 대항하여 싸우는 서로 다른 다양한 면역체계의 세포들이 소통을 할 수 없게 만든다. 결론적으로 코티솔은 많은 면역세포들이 작동을 하지 못하고 멈추어버리게 하는 신호로 작용할 수 있다.

스트레스와 코티솔이 면역체계에 어떤 위험한 결과를 가져오는지 알아보자. 어쩌면 당신은 '스트레스를 받는 동안 우리 몸이 침입한 병원체(세균, 바이러스)에 대한 저항력을 떨어뜨리기보다는 끌어올리려 하지 않겠느냐?'는 의문을 품을 수도 있다. 그러나 무슨 일이 발생하는지는 확실하지 않다. 이 의문에 답하기 위해서 스트레스 반응의 시간별 변화를 다시 생각해볼 필요가 있다. 스트레스와 식욕의 관계를 보면, 스트레스는 몇 초 혹은 몇 분간 식욕을 억제한다. 그러나 이어지는 몇 시간 동안 식욕을 자극한다. 또한 코티솔과 면역체계 기능의 관련성은 시간의 흐름에 따라 조절된다. 스트레스가 면역 기능에 미치는 영향에 초점을 맞추어보면, 면역 기능이 잠시(몇 분) 동안 스트레스로 인해 자극된다는 것을 알 수 있다. 이 면역체계를 자극하는 짧은 증폭(폭발)은 몸속에 존재하는 면역세포를 깨우고 정상 세포의 노화로 인해 적절하게 작동하지 못하는 세포를 제거한다.

단기 스트레스는 면역체계를 깨우고 침입한 병균에 대항할 준비를 하게 한다. 문제는 스트레스 반응이 지속되면 이런 정밀한 조절 체계가 완전히 혼란에 빠진다는 것이다. 만성 스트레스를 받는 동안 코티솔 수치는 증가된 채로 유지되고 면역체계는 망가지기 시작한다. 즉 면역세포가 파괴되기 시작되고 침입한 병원균에 맞설 능력을 잃어버리고 다양한 종류의 알레르기뿐만 아니라 다발성 경화증, 루푸스, 섬유근육통, 류머티즘관절염 등과 같은 자가면역질환을 유발한다(그림 6-3 참고).

많은 면역학자들과 스트레스 생리학자들은 스트레스가 한편으로는 면역 기능을 증진하면서 한편으로는 우리 몸의 가장 중요한 보호 체계 가운데 하나를 파괴하기도 한다는 사실에 당혹해한다. 코티솔의 이런 '지킬과 하이드' 효과를 설명하는 추론 가운데 하나는, 일시적으로 면역체계를 자극하는 것은 좋지만 오랜 기간 자극받으면 면역체계가 (면역체계가 신체 조직을 파괴하는) 자가면역질환을 유발한다는 것이다.

스트레스를 받는 동안 코티솔이 면역체계를 자극하고 스트레스가 사라지면 코티솔 수치가 정상으로 회복되어 전체적인 면역체계 활동이 정상화된다면 아주 이상적이다. 하지만 현대인들의 생활방식은 코티솔 수치가 정상화되는 것을 허용하지 않는다. 따라서 스트레스가 신체의 '안전밸브'의 하나로 작용하여 면역세포를 파괴함

그림 6-3 ▪▪ 스트레스, 코티솔, 면역체계의 관계

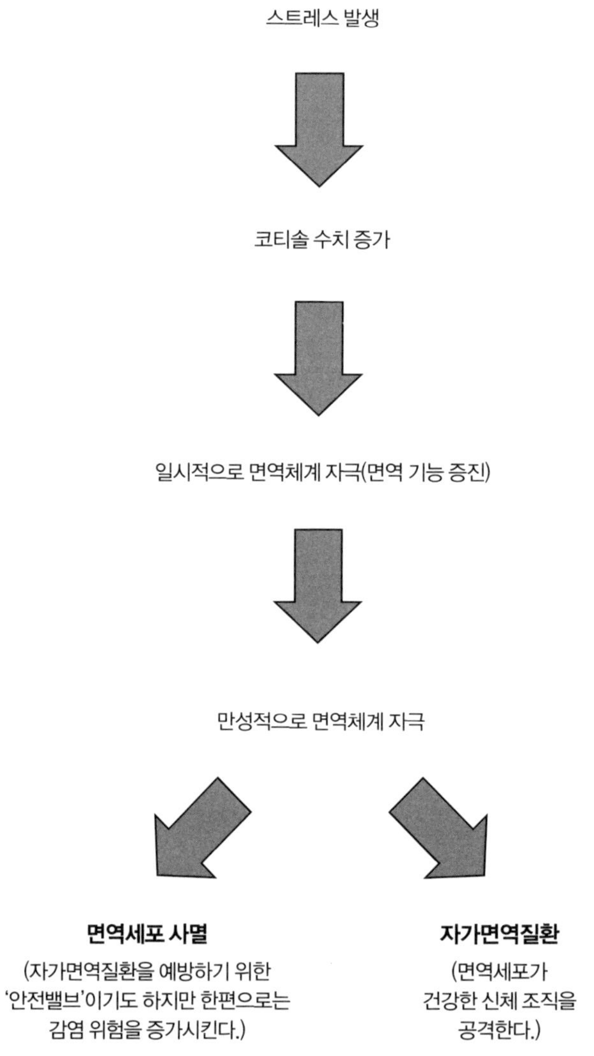

스트레스 발생

코티솔 수치 증가

일시적으로 면역체계 자극(면역 기능 증진)

만성적으로 면역체계 자극

면역세포 사멸
(자가면역질환을 예방하기 위한
'안전밸브'이기도 하지만 한편으로는
감염 위험을 증가시킨다.)

자가면역질환
(면역세포가
건강한 신체 조직을
공격한다.)

으로써 자가면역질환을 예방하기도 하지만 감염에 대한 저항력을 떨어뜨리고 많은 질병에 노출될 위험을 증가시킨다.

자가면역질환에 대해 이야기해보자. 이 질환을 치료하는 데 일반적으로 사용하는 글루코코티코이드가 있다. 이 약물은 정상 범위 이상으로 항진된 면역체계가 관절이나 신경세포 혹은 결합조직을 공격하여 자가면역질환이 발생할 때 너무 활성화된 면역체계를 억제하는 데는 이상적이지만, 기억 장애와 근육 소실 등 다른 부작용을 유발한다. 불행히도 스트레스를 받는 동안 자가면역질환이 악화되는 경향이 있다. 혼란스러운 면이 있지만, 단기 스트레스는 면역 활동을 일시적으로 자극하기도 하고 자가면역질환의 증상들을 증가시키기도 하는 것으로 보인다.

사람과 동물을 대상으로 한 연구에서 다양한 형태의 스트레스에 노출되면 NK세포라 불리는 면역세포가 50% 이상 감소하는 것으로 나타났다. NK세포는 바이러스와 암세포를 탐지하는 기능을 한다. 유방암 환자를 대상으로 한 연구에서는 초기 암 진단으로 인해 유발된 감정적 스트레스가 NK세포 활성화와 밀접한 관련이 있는 것으로 나타났다. 스트레스 수준이 높은 유방암 환자들은 암세포를 파괴하는 NK세포의 능력이 떨어져 있었고 NK세포의 활성을 끌어올리기 위한 어떤 시도에도 반응을 하지 않았다. 동물실험을 통해 우리는 코티솔이 NK세포의 수와 활성을 억제하고, 종양 속에서 새로운 혈관의 생성을 촉진하고(혈관 형성이라고 불리는 과정), 몇몇 종류의 종양의 성장을 촉진한다는 사실을 알게 되었다. 만성 스트레스는 신체에서 암세포의 성장을 촉진하고 질병에 대한 저항력을 억제한다고 할 수 있다.

높은 스트레스 수치는 음식과 스트레스 정도의 변화에 반응을 하는 장내 세균총의 균형에도 부정적인 영향을 끼친다. 장내에 있는 유익한 세균들은 적절한 장 기능을 유지하는 데 관여하고 면역 기능을 유지하는 데 중요한 역할을 한다. 전투 비행사를 대상으로 한 연구에서 이들이 전투 시뮬레이션을 할 때는 유익한 세균들이 감소하고 나쁜 세균들은 증가하는 것으로 나타났다. 이로 인해 조종사들은 인후통, 두통, 감기, 설사, 배탈 등의 발병률이 급격하게 증가했다.

인간과 동물을 대상으로 한 많은 연구 결과들은 급성과 만성 스트레스 모두 전염성 질환에 대한 감수성을 증가시킨다는 것을 보여준다. 특히 상기도 감염의 위험성이 급격히 증가하고 스트레스가 심할수록 이러한 유형의 질병에 더 자주 걸리는 것으로 나타났다. 학생들은 시험 기간에 감기에 잘 걸리고 회계사들은 마지막 회계 처리 시점인 4월에 인후통에 잘 걸린다.

스트레스 관리 클리닉에서는 질병에 걸릴지 여부를 알아보기 위해 다음과 같은 사항을 먼저 확인한다.

- 과거 삶에 중대한 영향을 미치는 사건(이혼, 가족의 죽음, 전직, 이사 등)을 경험한 횟수
- 매일 요구되는 정신적 지지와 대처 기술에 대한 심리적 인식
- 현재의 감정 상태

연구자들은 이러한 3가지 '질병 결정 인자'의 첫 번째로 심리적 스트레스의 전반적인 강도를 꼽는데, 이것이 상기도 감염이나 면역체계의 붕괴와 밀접한 연관이 있다고 한다. 이는 곧 스트레스가 심할수록 질병에 걸리기 쉽다는 뜻이다.

스웨덴 연구자들은 만성 스트레스가 면역체계의 활성을 전반적으로 억제하여 진균 감염의 발병률을 증가시킨다는 사실을 발견했고, 브라질 연구자들은 증가한 스트레스가 면역 기능 감소와 억제에 관여하여 특정한 유형의 암이 발생하는 데도 기여한다고 했다. 이러한 일련의 연구들은 만성 스트레스로 고통받는 환자들이 면역체계에 문제가 있다는 것을 보여준다(코티솔과 염증성 사이토카인 증가, T세포와 NK세포 감소).

어떤 종류의 암은 심리적 스트레스의 증가와 관련이 있다. 위스콘신 의대의 연구 팀은 (하루 24시간 내내 높은 코티솔에 노출되어) 코티솔 리듬이 평평한 유방암 환자들이 정상 코티솔 리듬을 보이는 환자에 비해 예후가 나빴다고 밝혔다.

인구통계학적으로 봤을 때 스트레스와 관련된 질병의 발병률이 가장 높은 사람들은 어떤 사람들일까?

- 잘사는 투자 은행가? 아니다.
- 스트레스에 지친 대학생? 아니다.
- 오래된 자동차를 운전하고 2가지 일을 하며 혼자 아이를 키우는 엄마? 정답이다.

만성적으로 증가한 스트레스 반응을 보이는 사람들의 가장 적합한 예는 쉽게 찾아볼 수 있다. 바로 오늘날 미국인의 대부분이 그러하다. 그들은 2가지 일을 하며 고물 자동차를 운전하는 사람들이다. 그들은 두 번째 직업의 월급날 돈을 받아서 세금을 내는 생활이 지속되기를 원하는 사람들이다. 그들은 시트콤 〈프렌즈(Friends)〉에 나오는 인물들처럼 자신이 고되고 힘든 직업을 가진 것을 동정받기를 원하는 사람들도 아니다. 그들은 겨우 끼니를 이어가고 직업이 불안정하며, 수면이 부족하고, 나쁜 음식을 섭취하고, 스트레스를 해소할 분출구도 없다. 그리하여 전반적으로 생활을 잘 조절하지 못하고 계속된 스트레스로 질병의 위험성에 노출될 확률이 5~10배 정도 증가한 상태다.

불행히도 이 책에는 '일하는 빈곤층' 혹은 '일하는 중산층'들이 직면하는 스트레스를 완화하는 데 도움을 줄 정보와 권장 사항은 없다. 그러나 스트레스로 인한 폐해를 줄일 방법들은 많이 있다.

코티솔과 심혈관계 질환

스트레스 반응에서 아주 중요한 부분은 심혈관계에 미치는 빠르고 직접적인 효과다. 앞서 언급했듯이, 스트레스 반응은 신체를 격렬한 육체 활동에 맞게끔 준비시키기 위한 것이다. 그러나 당신이 싸우든 도망을 가든지 상관없이 심혈관계는 당신이 결정하는 바를 따르기 위해 과격한 행동을 할 준비를 한다. 이는 심박동, 혈압, 심장박출량(심장이 뿜어내는 혈액의 총량)을 증가시키는 것을 의미한다. 이는 또한 소화기관 같은 곳에서 혈액을 사용하지 못하도록 억제하고 더 중요한 부분(싸우는 데 필요한 팔, 도망가는 데 필요한 다리)에 더 많은 혈류를 보내는 것을 의미한다. 어떤 혈관은 확장하고 다른 혈관은 수축하면서 스트레스를 받는 동안 혈압을 올리는 결과를 초래한다.

만약 당신이 경주용 차라면, 계속되는 스트레스가 유발하는 일련의 결과들은 자동차 엔진의 출력을 높여주는 과급기와 유사한 역할을 할 것이다('붕' 하고 쏜살같이 달려나갈 것이다). 핵심 문제들은 이미 당신 눈으로 또렷이 확인할 수 있을 것이다. 과급기를 전속력으로 너무 오래, 너무 자주 작동시키면 개스킷이 날아가고, 피스톤이 떨어져나가고, 엔진이 완전히 부서질 것이다. 계속되는 스트레스가 유발하는 일련의 결과들이 심장과 심혈관계에 어떤 영향을 미치는지는 명확하다. 스트레스 반응 체계가 만성적으로 활성화되면 심장병이 발생할 위험성이 증가한다.

고혈압은 혈관 내피세포 손상을 촉진한다. 이런 혈관 속의 작은 상처들은 핏속을 돌아다니는 조각들(염분, 지방, 콜레스테롤)이 들러붙기 좋아 피가 끈적해진다. 스트레스가 이미 증가한 상태라면 혈액은 더 끈적해질 것이다. 탁한 혈액은 당신이 싸울 때는 좋은 방향으로 작용하지만(지혈이 잘되므로), 당신이 심박동수와 혈압 상승, 혈관 수축 등을 유발하는 교통 정체에 시달릴 때라면 좋지 않다.

다양한 동물실험 결과들이 스트레스가 심장병을 유발한다는 견해를 뒷받침한다. 사회적 스트레스에 영향을 받는 동물들은 혈관이 막히는 상황이 발생했다. 고지방 식사는 문제를 더 복잡하게 만든다. 흥미롭게도 육체적 스트레스는 심장에 아주 나쁜 영향을 끼치는 것으로 보이지는 않는다. 달리기, 레슬링, 싸움 등은 오히려 스트레스 호르몬을 없애는 데 도움을 준다.

지난 수십 년간 건강 전문가들은 혈압, 콜레스테롤 수치, 심장 발작과 뇌졸중 등이 전반적인 스트레스 수준과 밀접한 관련이 있다는 것을 밝혀왔다. 많은 사람들에게서 심장 발작을 유발한다고 알려진 슬픔, 분노, 지배(자신이 자신의 삶과 운명을 지배하고 있다는 느낌)와 같은 감정 상태는 심장 질환과 인과관계가 있다. 전체적으로 볼 때 관상동맥 질환의 위험성은 분노, 걱정, 근심이 많은 사람들이 적은 사람들에 비해 3~5배 정도 높다.

메이요 클리닉의 연구는 심리적 스트레스가 심장병의 가장 강력한 위험인자 가운데 하나임을 보여준다. 게다가 경제학자들이 높은 스트레스를 받는 생활방식으로 인한 경제적 비용을 계산해본 결과, 높은 스트레스를 받는 심장병 환자들은 병원을 1회 방문할 때마다 병원비로 9,500달러를 썼으나 스트레스가 낮은 사람들은 2,100달러를 쓴 것으로 나타났다.

미국과 대부분의 서구 사회에서 심장 질환은 손꼽히는 사망 원인이다. 심장 발작과 뇌졸중은 대부분 고혈압, 고콜레스테롤증, 당뇨, 흡연, 운동 부족 등에 의해 생기는 동맥경화증이 원인이 되어 발생한다. 그러나 대부분의 사람들은 증가한 코티솔 수치로 인해 장기간 건강 후유증이 나타나기 전에는 높은 스트레스가 심혈관계에 미치는 영향을 인식하지 못한다.

좋은 소식은, 스트레스와 개인이 맺는 사회적 관계의 강도는 강력한 역상관관계를 보인다는 것이다. 즉 강한 사회적 지지(친구, 가족, 동료)는 스트레스와 심장병 사이의 연관성을 감소시키는 핵심 요소가 될 수 있다. 앞에서도 언급했듯이, 강한 사회적 관계는 질병으로 쓰러지기 전에 스트레스를 이겨낼 수 있게 한다. 더 좋은 소식은, 스트레스와 혈압의 연관성을 밝힌 보고서에서 찾아볼 수 있다. 그것은 바로 명상이나 운동을 통한 스트레스 해소가 혈압을 정상화하는 데 도움을 준다는 것이다.

코티솔이 뇌에 미치는 영향

레이철은 어린 두 자녀를 혼자 키우는 엄마다. 게다가 그녀는 딸이 다니는 보육 시설에서 일하고 아들이 속한 보이스카우트단에서 여성 보호자로 자원봉사를 하고 있다. 여러분들이 짐작할 수 있듯이 레이철은 생활 속에서 경제적 제약과 아이들 보육 문제 등으로 많은 스트레스를 받는다. 그 결과로 종종 그녀는 인내심이 약해지고, 특히 보육 시설에서 많은 스트레스를 받은 날에 여러 명의 보이스카우트들과 마주치면 더욱 심해진다. 레이철은 불안과 초조함을 다스리기 위해 특별한 영양보충제를 사용하고 있는데, 우리는 8장에서 레이철이 어떤 식으로 스트레스가 유발하는 부정적 감정을 다스리고 있는지 살펴볼 것이다.

스트레스와 불안에 영향을 받지 않는 사람이 있겠는가? 실제로 현대의 생활방식은 상당한 정도의 긴장, 초조, 근심, 좌절 등을 만들어내고 이것은 만성 불안과 두통을 유발할 수 있다. 미국인의 5~20% 정도는 약물을 복용하거나 혹은 다른 치료를 받아야 할 만큼 심각한 우울증을 겪고 있을 것이다.

게다가 만성 스트레스에 따른 감정적 효과는 뇌에 직접적인 영향을 미친다. 스트레스는 단순 기억상실과 완전한 기억상실, 알츠하이머병의 진행을 가속화할 수 있다. 이러한 상태에 이르면 뇌 신경세포는 소멸되고 손상을 받아 정신적 퇴보를 초래하는데, 산업화된 국가에서 성인들의 30~50% 이상이 이러한 증상으로 고통받는 것으로 추정된다.

높은 스트레스를 받는 시기엔 기분 변화도 동반되는데, 기분 변화는 활력 저하, 피곤함, 초조, 집중력 부족, 우울증 등을 초래한다. 그리고 이 모든 증상은 신경전달물질과도 관련이 있다. 가장 주목할 점은 만성 스트레스가 뇌세포의 신경단위 배열에 물리적인 변화를 초래할 수 있다는 것이다. 즉 스트레스가 뇌의 기능과 모양에 변화를 일으킬 수 있다는 것이다.

불안증은 우울증과 관련이 있지만 여러모로 다르다. 불안증은 대부분의 사람들이 일상적으로 어느 정도는 경험하는 성가시게 괴롭히고 때로는 억압하는, 불안하거나 걱정스러운 느낌을 말한다. 불안증이 만성적으로 심한 스트레스 반응과 맞물려 공황발작이나 강박신경증의 형태를 갖추면 더는 손쓸 방법이 없어진다.

전체 인구의 1~2%가 공황장애를 겪는다. 일반적으로 젊은 시절부터 겪기 시작하고 여성이 남성보다 2배 정도 많다. 극도의 공포와 불안감이 증상으로 나타난다. 이러한 공황발작은 몇 초에서 몇 시간 동안 지속되고 졸도, 현기증, 불규칙한 심박동, 발한, 숨 가쁨 같은 신체 증상들이 나타난다. 이런 증상들은 너무 심해서 심장발작이 온 것 같은 공포를 느껴 응급실을 방문해야 끝난다. 이런 발작을 경험한 사람들은 예기불안* 등과 같은 복잡한 상황으로 빠져 앞으로 공황발작을 겪을 것이라는 근심이 생기고 더 많은 불안감을 일으키는 악순환에 빠지게 된다. 증가한 코

---

* 자기가 실패할 것이라는 예감 때문에 생기는 신경증. 수면, 성교, 수험 따위의 평범한 일상의 행위를 할 때 한 번 실패했던 일이 연상되어 또다시 실패를 예감하고 불안을 느끼는 상태다.

티솔 수치가 공황발작을 일으키는 일차적인 요인인지 초기 공황발작으로 인해 코티솔 수치가 증가한 것인지는 확실하지 않지만 코티솔이 증가한 상태가 유지되면서 여러 조건들을 악화시키고 다른 발작을 일으킨다.

다른 종류의 불안증으로는 강박신경증이 있는데 강박적이고 거의 헤어나올 수 없는 생각을 하고 강박관념에 사로잡힌 행동을 한다. 전체 인구의 약 2%가 강박신경증을 앓고 있다. 여성이 남성보다 더 영향을 받기 쉽고 일반적으로 젊은 연령층에서 나타난다. 강박신경증이 있는 사람들이 공황장애가 있는 사람들보다 분노에 더 잘 적응하는데, 그들은 강박적인 행동(스트레스를 없애는 행동으로 작용)을 통해서 공황발작을 피할 수 있기 때문이다. 불행히도 이런 사람들은 강박관념과 강박충동을 만족시키기 위해 종종 정상적인 행동과 관계를 방해한다. 대부분의 강박증은 4가지 범주(점검, 청결, 계산, 기피) 가운데 하나에 속한다. 많은 경우 이러한 강박증은 단순 방어기제로 작용하는 것으로 생각되고, 행동과 사고 형태는 분노를 감소시키는 데 도움을 준다. 그러나 이런 행동과 사고들이 고정되고 피할 수 없게 되면 높은 수준의 스트레스와 분노를 유발하고 일상생활을 파괴하기 시작한다. 치료는 일반적으로 행동치료와 약물치료를 하는데 스트레스의 근본 원인을 완전히 해결하지 않으면 완치되지 않는다.

분명히 말하건대, 분노로 고통받는 사람들을 위한 치료법은 다양하게 존재한다. 행동치료 외에도 분노의 유형이나 분노가 다른 문제와 맞물려 있는지의 여부에 따라서 여러 의학적 치료법을 시도할 수 있다. 바륨과 같은 전통적인 진정제가 우선 첫 번째로 떠오른다. 그러나 분노가 우울증과 같이 나타나면 프로작, 졸로프트와 웰부트린 같은 항우울제로 복합적인 문제를 치료하기 위해 사용한다. 자연적인 치료법을 선호하는 사람들에게는 식이보충제, 허브와 복합제제 등 다양한 대체요법이 분노를 완화하고, 스트레스를 감소시키고, 코티솔 수치를 조절하는 데 도움이 될 것이다.

우울증의 궁극적인 원인은 엄청 복잡하고 이 책의 범위에서 벗어난다. 그러나 스트레스와 우울증의 관계에서 보면, 우울증을 앓는 사람들은 코티솔 수치가 높은 경향이 있고 반면 도파민, 노르에피네프린, 세로토닌 같은 신경전달물질의 수치는 낮다고 알려져 있다. 이것이 코티솔이 신경전달물질을 감소시키거나 우울증을 유발한다는 것을 의미할까? 반드시 그런 것은 아니지만, 우리는 높은 스트레스를 받는 사람들이 중증 우울증에 더 걸리기 쉽다는 것을 아주 확실하게 알고 있다. 높은 스트레스를 받는 동안에 뇌가 높은 코티솔 수치에 익숙해져서 스트레스 요인이 제거 혹은 감소된 뒤에도 뇌가 효과적으로 기능할 수 없는 것이 그 부분적인 원인일지도 모른다. 동물실험을 예로 들면, 스트레스에 반복적으로 노출된 쥐의 뇌는 결국 특정한 만족 경로에 반응을 하지 않는다. 그러므로 반응을 이끌어내기 위해서는 아주 고농도의 뇌 '만족' 화학물질(도파민, 세로토닌, 엔도르핀)이 필요하다. 자가 면역질환을 치료하기 위해 코티코스테로이드 같은 코티솔 유사 약물을 고용량으로 투여받은 환자들에게서 기억 장애와 우울증의 징후가 나타나는 경향이 있다는 사실은 잘 알려져 있다.

"코티솔이 우울증을 유발하는가?"라는 질문에 답해야 한다면 그 대답은 아마도 "그럴 것이다"가 될 것이다. 높은 코티솔 수치가 우울증의 발생 위험을 증가시키는 것은 확실해 보인다. 또한 코티솔이 합성, 운반, 분해를 비롯한 신경전달물질의 전반적인 활동을 방해하는 것 또한 분명해 보인다. 결론적으로 코티솔의 생산을 차단하는 특수한 약물을 사용하면 우울증을 완화할 수 있다. 그러나 이런 약물들(부신 스테로이드 합성 억제제)은 아주 오랜 기간 영향을 미치는 끔찍한 부작용들이 있다.

스트레스와 뇌 기능의 관계를 다시 한번 살펴보면 두 단계의 효과를 알 수 있다. 그것은 바로 단기 스트레스는 인지 기능을 끌어올리는 반면, 만성 스트레스는 뇌의 신경화학적 기능을 여러모로 방해한다는 것이다. 연구자들은 "급성 스트레스는 혈류와 산소 그리고 근육과 뇌에 당분 공급을 증가시킨다"는 가설을 세웠다. 저혈당은 집중력과 사고력을 떨어뜨리기 때문에, 당분 공급의 증가는 지적 능력을 잠시나마 끌어올린다. 단기 스트레스 요인에 노출된 사람들이 기억 용량이 증가하고 문제 해결의 능력이 향상되었음을 보여주는 연구 결과들도 있다. 그러나 불행하게도 뇌 기능의 증진 효과는 30분도 가지 못하는데, 신체가 코티솔로 넘쳐날 때는 뇌에 공급되는 혈류나 당분의 양이 떨어지기 시작하기 때문이다. 뇌세포가 코티솔에 장기간 노출되면 당분을 흡수하는 능력이 감소하고 크기가 줄어든다. 반복된 스트레스와 코티솔에 지속적으로 노출되면(C형 조건) 뇌세포가 점차 파괴된다. 좋지 않은 일이다.

영국 의사들이 오랜 기간 슬픔 속에서 지낸 사람들은 당뇨가 더 흔히 발생한다는 사실을 발표한 1600년대 말 이후로 성인기에 시작되는 2형 당뇨와 우울증의 관련성이 널리 알려졌다. 스트레스/우울증과 당뇨/비만 사이의 관련성 또한 잘 알려져왔지만 이런 조건들 사이의 연결 고리로 코티솔이 등장한 것은 지난 10년 동안의 일이다. 우울증을 앓는 동안 증가한 코티솔은 당뇨/비만을 직접적으로 유발하는 경향이 있다. 실제로 미시간 대학의 연구자들은 플라보노이드를 사용해 지방세포에서 비활성 코티솔이 활성 코티솔로 전환되는 양을 감소시키면 12주 안에 코티솔 수치가 45~73%까지 떨어지고 복부 지방이 10~13% 감소한다는 연구 결과를 발표했다. 독일에서 이루어진 다른 연구에서는 우울증이 있는 사람은 당뇨가 발생할 위험이 37% 정도 증가한다고 했는데, 이는 담배 혹은 운동 부족으로 인해 상승하는 당뇨 발생 위험도와 거의 맞먹는 결과다.

덴마크 연구자들은 일을 하면서 느끼는 고충이 스트레스를 증가시키고 부정적인 건강 문제와 관련이 있다고 했다. 일이 힘든 노동자들은 더 많은 우울증, 분노와 스트레스를 호소했는데, 이것들은 높은 코티솔 수치와 동반해서 나타났다. 이 연구에서는 일이 괴로운 노동자들이 낮 동안에는 코티솔 수치가 증가한 반면(작업 시 높은 스트레스를 수준을 나타냄) 잠에서 깨어날 때는 코티솔 수치가 억제돼 있는 것으로 나타났다(만성피로와 섬유근막통 같은 스트레스 질환의 발생 위험도가 높다는 것을 나타냄). 독일에서 이루어진 유사한 연구에서도 작업 시 높은 수치의 코티솔은 작업자들이 더 긴장하고 화나고 불행한 느낌이 드는 것과 관련이 있는 것으로 나타났다.

미시간 대학의 정신건강 연구들에서는 우울증의 약 90% 정도가 스트레스를 많이 받는 생활 조건과 직접적인 연관이 있고 낮은 성호르몬 수치는 우울하게 만드는 코티솔의 효과를 더욱 증대시키는 것으로 나타났다. 스웨덴에서 이루어진 연구에서도 스트레스와 관련된 우울증이 있는 여성들에게서 코티솔과 인터류킨-6의 수치가 증가하는 걸로 나타났는데, 이는 우울증이 면역 기능에도 영향을 끼친다는 것을 보여주는 연구 결과다.

외상 후 스트레스 장애를 앓는 환자들은 코티솔 수치가 낮다는 연구 결과도 있고 높다는 연구 결과도 있어서 혼란스럽고, 정상인과 비교해서 뚜렷한 차이를 보여주는 연구는 없다. 코티솔 수치가 높든지 낮든지 간에 외상 후 스트레스 장애가 있는 사람들은 매일 스트레스로 고통받는 사람들에게서 나타나는 일상의 많은 증상들(기억장애, 수면 방해, 낮 동안의 피로, 복부 체중 증가)을 대부분 가지고 있다. 이 환자군을 탈진한 사람들과 비교 연구한 네덜란드 연구자들은 이 두 집단이 피로도, 냉소, 낮은 경쟁심, 낮은 코티솔 수치 등 많은 면에서 유사성이 있고 심리치료(스트레스 조절 치료)를 받으면 불편함이 줄어들고 코티솔 수치가 정상으로 회복된다는 것을 발견했다. 캘리포니아의 신경생물학자들은 코티솔이 전반적인 뇌 기능과 기억에 좋을 수도 있고 나쁠 수도 있다고 알려주었다. 이들은 낮은 수치의 코티솔은 실제로 기억 형성과 저장된 기억을 검색하는 데 도움을 주지만, (외상 후 스트레스 장애가 있는 몇몇 환자들처럼) 아주 낮거나 (고도 혹은 만성 스트레스에 시달리는 사람들처럼) 높으면 새로운 기억을 저장하고 이전 기억을 불러내는 뇌 기능을 방해한다는 것을 보여주었다.

기분, 분노, 우울에서 뇌 이상에 이르기까지 코티솔이 뇌에 미치는 영향을 광범위하게 고려하면 스트레스가 알츠하이머병에 미치는 영향을 짐작할 수 있다. 그러나 높은 스트레스 수준과 알츠하이머병 사이의 표면적인 연관성은 있고 만성 스트레스와 높은 코티솔 수치가 상황을 더 악화시킬 수는 있지만, 코티솔이 알츠하이머병을 유발한다는 직접적인 증거는 없다는 점에 주목해야 한다. 대부분의 사람들이 40대를 지나면서 나이와 관련된 정상적인 기억 상실을 어느 정도 경험하기 시작하지만, 이는 알츠하이머병 환자들에게서 흔히 볼 수 있는 심한 정신적 퇴보(노인성 치매)와는 큰 차이가 있다. 알츠하이머병이 85세 이상의 인구 중 50%가 넘는 사람들에게 영향을 줄 수 있지만 알츠하이머병은 단순한 건망증보다 훨씬 심각한 증상을 많이 포함한다. 알츠하이머병 환자들의 뇌세포를 조사한 연구에서는 뇌에서 기억과 고도의 사고력을 담당하는 부분의 뇌세포가 사멸되고 파괴된 명확한 유형을 확인할 수 있었다.

우울과 분노에 관한 우리의 논의를 고려하면 알츠하이머병이 때때로 아세틸콜린이라는 신경전달물질을 생산하는 뇌세포에 손상을 입힘으로써 시작된다는 점에 주목해야 한다. 아세틸콜린의 소실은 미세한 증상(이름이나 날짜를 기억하기 어려움)에서 더 뚜렷한 행동 문제들, 우울과 분노, 극심한 혼미, 자기 보호 능력 감소 등에 이르기까지 다양한 증상을 일으킨다. 코그넥스나 아리셉트 등의 약물로 아세틸콜린의 작용을 증진해서 가벼운 알츠하이머병 환자의 증세를 호전시킬 수는 있지만 손상된 뇌 부위의 정상 기능을 회복시킬 수 있는 약물은 없다.

이렇게 스트레스와 코티솔은 기억을 지우고, 감정을 공격하고, 분노를 유발하고, 뇌세포를 죽인다. 그러나 당신은 무엇인가를 할 수 있다. 분노와 우울한 느낌과 코티솔 수치와 스트레스 반응에 긍정적인 영향을 미칠 수 있는 여러 단계들은 이어지는 몇몇 장에서 언급할 것이다.

코티솔과 장(소화기관)

스트레스로 유발된 궤양의 이미지는 지난 10여 년 동안 널리 알려져서 우리에게 퍽 익숙하다. 당신도 아마 스트레스에 지친 회사 관리자의 전형적인 모습을 TV 드라마 등에서 보았을 것이다. 다가오는 마감 시간, 쌓이는 스트레스 그리고 급한 식사 등은 위궤양을 초래하고, 우리는 고통을 다스리기 위해 제산제를 사용하게 된다. 스트레스가 궤양과 소화 장애를 유발한다는 사실은 발표된 지 15년도 더 된 의학 논문으로 충분히 입증되었다. 생리학적인 관점에서 보면 스트레스 상황이 소화를 힘들게 한다는 것을 확실히 알 수 있다. 스트레스를 받을 때 혈류는 소화기관에서 심장과 근육으로 방향을 틀고 타액과 소화효소의 분비는 느려진다. 우리 몸이 소화 과정을 이렇게 빨리 중지하는 것은 전혀 이상할 것이 없다. 왜냐하면 장기 생존의 관점에서 보면 음식을 완전히 소화하는 것보다 위험한 스트레스에서 벗어나는 것이 더 중요하기 때문이다. 소화에 필요한 시간은 나중에 충분히 주어질 것이다. 지금 당장은 위험을 피해야 한다. 그러나 흥미롭게도, 우리 몸에 소화를 중단하라는 신호를 보낸 이 호르몬이 몇 분 이상 증가된 상태로 유지되면 이제는 더 많이 먹으라고 이야기한다.

의학적 증거들은 위궤양이나 십이지장궤양이 만성 혹은 반복되는 스트레스를 받는 사람 혹은 불안하거나 우울한 사람들에게 훨씬 더 흔하다는 것을 아주 분명하게 보여준다. 그러한 상태에서는 소화 기능이 떨어지고, 인체는 다른 방어 수단을 생산하지 못하게 한다. 이론적으로 올바른가? 그렇다. 스트레스 상황에서 왜 인체는 위산에 대항하는 많은 방어 수단을 분비하지 않는 걸까? 사람들이 현대사회에서 사소한 문제들로 생기는 반복적인 스트레스를 경험하면서 문제가 생기기 시작한다. 반복되는 스트레스는 소화기관을 완전히 혼란에 빠뜨린다. 이때 신체는 음식을 적절히 소화하기 위한 충분한 소화효소를 분비할 수 없게 된다(오심, 변비, 가스, 트림 등의 증상이 나타난다). 신체가 음식을 적절하게 분해하는 데 필요한 소화효소를 충분히 분비할 때도 보호 기전이 자동적으로 작동하지 않아서 위와 장관에 손상을 끼칠 위험성이 증가한다(소화효소가 음식을 소화하면서 장 표면을 삭이기 때문이다). 이러한 상황들은 높은 스트레스가 짧은 기간에도 얼마나 많은 궤양을 유발할 수 있는지 보여준다.

다른 요소들, 즉 면역 기능과 인체의 염증 조절 기능, 상처 치유 기능까지 더 고려해보면 문제는 더 복잡해진다. 반복되는 급성 스트레스와 만성 스트레스는 면역체계의 활성 저하와도 관련이 있다. 면역체계의 활성이 떨어지면 헬리코박터균의 증식과 활성이 증가해서 궤양 발생에 직접적인 영향을 미친다. 헬리코박터균의 성장 촉진으로 유발된 조직 손상이 더해지면 프로스타글란딘 합성을 억제하고 조직 손상을 치유하는 신체의 능력이 억제된다. 조직 손상에 반응하여 생산된 프로스타글란딘은 염증을 감소시키고 치유를 촉진한다. 그러나 스트레스를 받는 동안에 이 물질의 합성이 줄어들면 궤양 발생 속도는 빨라지고 치유 속도는 느려진다.

궤양을 제외하고 스트레스와 관련된 가장 흔한 장 질환은 과민성대장증후군일 것이다. 우리들 대부분이 살아가면서 어느 정도의 과민성대장증후군을 경험한다. 과민성대장증후군이라는 용어는 실제로 다양한 종류의 장관 질환을 뭉뚱그려 표현하는 말로 대장염, 설사, 변비가 동반된 복통, 헛배 부름, 방귀 그리고 점액질이나 피가 변에 섞여 나오는 경우까지 포함된다. 소화기계 질환은 대부분 과민성대장증후군이거나 높은 스트레스를 받는 동안 과민성대장증후군이 악화돼서 생긴다. 아일랜드 연구자들은 과민성대장증후군을 나타내는 151명을 대상으로 한 일련의 실험에서 이 증후군이 심리적으로 스트레스를 받는 상황에서 분명하게 악화되고 모든 형태의 과민성대장증후군(설사와 변비 혹은 둘 다 동반)에서 염증성 사이토카인(IL-6와 IL-8)과 코티솔이 증가하는 것으로 나타나 스트레스와 염증 그리고 소화기계 질환 사이에 관련성이 있다고 확신했다.

요컨대, 스트레스는 소화불량, 위궤양, (확실치는 않지만) 장 염증을 유발한다. 그 결과 나쁜 음식을 섭취하게 하여 영양 상태, 활력, 전반적인 행복감을 떨어뜨린다. 따라서 스트레스와 코티솔 수치를 조절할 수 있다면 이러한 문제들을 해결하는 데 도움이 될 것이다.

코티솔, 결합조직, 골다공증, 그리고 관절염

노화는 우리 신체의 구조적인 측면들, 즉 뼈, 근육 강도, 피부 탄력, 관절 기능 등의 극적인 변화와 관련이 있다. 나이가 들면서 신체 구성에 큰 변화가 일어나는데, 지방은 점점 늘어나고 근육과 뼈 그리고 관절 연골이 소실된다. 이것은 우리가 점점 약해지고 피곤함을 느끼고 효과적으로 활동할 능력을 잃어버린다는 것을 의미한다. 대다수 사람들은 이러한 변화를 정상 노화 과정의 불가피한 결과로 받아들이는데, 그렇지는 않다.

노화와 관련된 결합조직의 소실이 일어나는 정확한 원인이 점점 더 많이 밝혀지고 있다. 결합조직의 소실을 일으키는 원인을 아직 정확하게 밝혀내지는 못했지만, 과학자들이 잠재적 유발 요인의 목록을 점점 좁혀가고 있는 중이다. 그리고 과학자들은 한번 높아진 코티솔 수치가 (낮은 동화호르몬 수치, 여성에게서는 낮은 에스트로겐 수치, 남성에게서는 낮은 테스토스테론과 DHEA 수치와 함께) 조직 소실 속도가 빨라졌음을 나타내는 표지자 가운데 하나라고 추정하고 있다.

다행인 점은, 노화와 관련된 결합조직의 소실을 100세에 가까운 나이에도 되돌릴 수 있다는 것이다. 유산소운동과 근육 강화 훈련 등 규칙적인 운동을 하면 노인들도 근육, 뼈, 연골의 양을 끌어올리거나 유지할 수 있으며 독립적인 생활 능력을 개선할 수 있다. 거기에다가 체중 1파운드(약 450g)당 1g 이상의 단백질과 하루 150mg 이상의 칼슘을 꾸준히 섭취하면 나이가 들어서도 근육량과 골밀도를 유지하는 유익한 결과를 얻을 수 있다.

높은 코티솔 수치와 연골, 뼈, 근육 소실의 가속화 사이의 관련성은 쿠싱증후군 (코티솔 상승이 골다공증과 관절염을 초래)과 거식증(증가한 코티솔이 뼈와 근육 소실을 유발) 환자들의 사례를 비롯해 다양한 상황에서 입증되었다. 이런 연구들은 또한 이러한 질병을 치유하는 과정에서 코티솔을 과다 생산하게 하는 요인을 제거하면 연골, 뼈 그리고 근육조직을 복구할 수 있음을 보여준다. 실험실 연구에서는 코티솔이 결합조직 성장 요소의 수치를 떨어뜨리고 골아세포(뼈결합세포), 위성세포(근육결합세포) 그리고 연골세포(연골결합세포)의 활성을 억제하는 것으로 나타났다. 이로써 우리는 과다한 코티솔 수치가 결합조직의 파괴를 촉진할 뿐만 아니라 결합조직이 복구, 재생되는 생화학적 과정을 방해한다는 사실을 알 수 있다.

이러한 소실의 가속화와 복구의 억제가 피부, 모발, 손발톱 같은 결합조직에서도 유사한 과정으로 일어난다. 코티솔이 많은 형태의 결합조직의 파괴를 촉진하는 작용을 한다는 사실은 잘 알려져 있다. 비록 이러한 문제들이 골다공증처럼 건강에 아주 중요한 문제는 아니지만, 자신의 피부가 건조해지고 모발이 가늘어지고 손톱이 갈라지길 바라는 사람은 아무도 없다.

40대가 지나면서 상당한 양의 근육, 뼈, 연골이 소실될 것이고 피부는 태어날 때 지닌 부드럽고 매끄러운 상태와는 거리가 멀어질 것이다. 이러한 변화는 30대 중반에서 40대 초반에 일어나고, 피부 상태는 70대에 이르러서는 20대 때에 비해 약 20% 이상 변화한다. 이러한 소실은 우리가 얼마나 강한지, 얼마나 많은 열량을 소비하는지, 에너지를 얼마나 많이 가지고 있는지, 어떻게 보고 느끼는지를 함축적으로 보여준다. 나이가 들수록 올라가는 코티솔 수치는 결합조직 파괴를 촉진하고 에스트로겐, 테스토스테론, 성장호르몬, 인슐린 유사 성장인자의 감소는 손상된 조직의 재건을 방해하는 것으로 알려져 있다.

손상된 조직을 재건하는 능력은 만성 통증을 완화하는 데도 큰 역할을 한다. 미시간 대학의 연구자들은 섬유근막통 환자가 겪는 다양한 통증의 원인 가운데 38% 정도를 코티솔 수치로 설명할 수 있다는 것을 밝혀냈다. 그리고 홍콩의 과학자들은 낙관론자들이 비관론자들에 비해 코티솔 수치와 통증을 느끼는 정도를 훨씬 더 많이 감소시킬 수 있고, 부정적인 생각들은 코티솔 수치와 주관적인 통증을 증가시킨다는 것을 보여주었다.

아테네 의대의 연구자들은 높은 스트레스와 코티솔 수치가 온몸의 염증을 증가시키고 갑상샘호르몬의 대사를 억제한다고 발표했다. 갑상샘의 기능이 억제되면 갑상샘호르몬이 활성화된 형태인 T3(신진대사율 유지에 필요)가 감소하고 비활성형인 rT3(신체가 소비하는 열량을 감소시킴)가 증가한다. 앨버타 대학의 연구에서는 사이토카인이 코티솔 활성을 자극하고, 이러한 자극이 염증이 유발하는 복부 비만의 일차 신호로 작용하는 것으로 나타났다.

늙어서까지 결합조직을 유지하고픈 사람들에게 반가운 소식이 있다. 터프츠 대학과 펜스테이트 대학에서 시행한 일련의 연구는 근육과 연골, 뼈가 심하게 소실된 노인들이 약한 조직을 효과적으로 복구할 수 있다는 것을 보여준다. 약한 노인들이 일주일에 2~3번 정도 저항력 훈련을 받자 근력이 2배 정도 강화되고 근육과 골밀도도 증가했다. 또 훈련 전보다 관절 통증이 줄어들고 더 쉽게 걸어 다닐 수 있었다. 이로 인해 매일 평균 15% 정도 열량 소비가 증가했다.

높아진 코티솔 수치가 인간의 다른 결합조직, 즉 피부, 모발, 손발톱 등에 미치는 영향은 평가하기가 다소 어렵다. 그러나 실험실 연구에서는 과다한 코티솔이 피부조직에 많은 생화학적인 부작용을 야기하는 것으로 나타났는데, 이는 매우 흥미로운 사실이다. 한 예로, 핀란드에서 이루어진 연구에서는 낮은 코티솔 수치가 히알루론과 프로테오글리칸 같은 피부 구성 요소들의 합성을 자극하고 분해는 25% 이상 느리게 한 반면 높은 코티솔 수치는 정반대로 작용해 합성을 저해하고 분해를 40% 이상 촉진한 것으로 나타났다. 히알루론과 프로테오글리칸은 적당한 수분을 유지하고 끌어당김으로써 피부를 촉촉하게 해준다. 그래서 이러한 요소들이 감소하면 피부가 거칠어진다. 피부 단백질인 엘라스틴(피부 탄력 유지)과 콜라겐(피부 강도 유지)에서도 유사한 효과가 나타난다(코티솔이 엘라스틴과 콜라겐에서도 유사한 효과를 나타낸다). 이러한 결과를 볼 때 증가한 코티솔 수치가 피부 노화를 촉진하고 피부 위축(주름)을 유발하는 중요한 원인이라고 생각할 수 있다.

코티솔과 노화

나이를 먹는 것은 어찌할 도리가 없지만 젊은 사람과 고령층에서 나타나는 스트레스 반응의 차이를 논의하는 일은 중요할 것이다. 아주 일반적으로 이야기하자면, 나이가 들면 스트레스를 효과적으로 다룰 수 없게 된다. 이는 운동이나 질병, 감정 같은 동일한 강도의 스트레스를 받았을 때 젊은이들이 노인들보다 스트레스에 잘 대처할 수 있다는 것을 의미한다. 스트레스에 대한 초기 반응의 차이는 크지 않다. 단지 나이 든 사람들은 젊은이들보다 더 많은 스트레스 호르몬을 분비할 뿐이다(정상 혹은 스트레스를 받지 않는 상황에서도 높은 코티솔 수치를 보이는 경향이 있다). 대신 젊은이들은 스트레스에서 더 빨리 회복하는 경향이 있고 짧은 시간 안에 코티솔 수치를 정상 범위 내로 되돌릴 수 있다. 이러한 반응 덕분에 젊은이들은 암세포의 성장을 느리게 하고 암을 방어할 때 유리한 위치에 설 수 있다(실험실 쥐 연구).

코티솔과 노화의 연관성을 더 잘 이해하기 위해서 연어를 예로 들어보자. 연어는 수천 km를 거슬러 올라와서 산란하고 곧 죽어버린다. 산란한 연어를 곧바로 잡아서 관찰해보면 나쁜 면역체계, 많은 감염증, 치유되지 않는 상처, 위궤양 등을 확인할 수 있다. 그렇다. 바로 과도한 스트레스 반응이 유발한 결과들이다. 해양생물학자들은 산란한 연어의 코티솔 수치가 굉장히 증가한 것을 발견했다. 더 나아가서 이러한 연어의 몸에서 부신을 제거해보았다. 어떤 일이 생겼을까?

부신을 제거해 코티솔이 분비되지 않는데도 연어는 빨리 죽지 않고 그다음 해까지 아주 건강하게 잘 살았다(물고기로서는 상당히 장수한 셈이다). 연어의 코티솔 수치가 급격히 상승한 일차적인 원인은 코티솔 분비를 조절하는 능력을 급격히 상실했기 때문이다. 어떤 이유에서든 그들의 몸에 코티솔이 충분히 있다는 사실을 인식하지 못하고 부신이 더욱더 많은 코티솔을 생산한 탓에 모든 장기가 빠르게 나빠진 것이다. 사람과 다른 동물들(생쥐, 쥐, 개, 원숭이)에서도 노화와 관련된 분해 반응이 코티솔 분비 조절 체계에서 유사하게 일어났다.

스트레스에 관한 지난 몇 년 동안의 연구 가운데 가장 흥미로운 연구는 캘리포니아 대학의 과학자들이 진행한 것이다. 이들은 심리적인 스트레스와 노화의 가속화 사이에 뚜렷한 연결 고리가 있다는 것을 보여주었다. 수년 동안의 연구를 통해 우리는 스트레스가 설치류, 벌레, 원숭이 등을 빨리 늙게 한다는 것을 알게 되었고, 이것이 스트레스를 받은 사람들은 빨리 늙는다는 것을 보여주는 첫 번째 증거다. 그리고 예상한 대로 스트레스를 받은 사람들은 고콜레스테롤증, 고혈압, 고혈당, 복부 비만 등이 발생할 확률이 증가한다.

핀란드에서 교사를 대상으로 시행한 연구에서 평균 54세 이상의 고연령층 교사들이 젊은 교사(평균 31세)들보다 혈압이 높고 훨씬 더 많은 코티솔에 노출된 것으로 나타났다. 이러한 코티솔 수치의 차이는 고령의 교사들이 높은 수준의 직업 스트레스에서 회복하는 능력이 떨어진다는 것을 보여준다. 일을 할 때는 젊은 층과 고령층 모두 높은 코티솔 수치를 나타냈지만 젊은 교사들은 일이 끝난 후에 코티솔 수치가 빨리 감소했다. 스탠퍼드 대학 심리학자들은 만성질환자를 돌보는 사람들이 상당히 높은 코티솔 수치를 나타냈으며, 이것은 나중에 나이가 들면서 진행되는 정신 기능장애와 관련이 있다고 발표했다.

이탈리아 연구자들은 나이를 먹을수록 코티솔이 더 많아지고 기억은 더 나빠지는데, 이런 코티솔/나이/기억의 관련성은 코티솔의 영향으로 해마(hippocampus, 코티솔 수용체가 고농도로 존재하고 기억을 담당한다)라고 불리는 뇌 부위가 위축해 발생한다고 했다. 나이가 들면서 코티솔 수치뿐만 아니라 테스토스테론 수치까지 떨어져서 뇌 기능이 이중으로 해로운 영향을 받는다. 버밍엄 의대의 연구자들은 나이가 들면서 코티솔이 증가하고 테스토스테론이 감소하면 면역 기능 역시 떨어져 감염 위험이 증가한다는 것을 보여주었다.

그렇다면 이러한 연구 결과가 우리가 나이가 들면 코티솔로 인해 장기가 기능을 상실한다는 것을 의미할까? 분명히 아니다. 운동, 식이요법, 충분한 수면과 현명한 식이보충제 섭취 등 올바른 선택을 한다면 나이가 들면서 나타나는 변화들을 늦출 수 있다.

🎤 SUMMARY

휴! 만약 앞에서 제시한 정보들이 어느 정도 스트레스를 주지 않았다면 당신은 그리 열심히 읽지는 않았을 것이다. 얼추 보기에도 스트레스와 코티솔 그리고 다양한 만성질환 사이에는 밀접한 관련이 있어 보인다. 그러나 너무 걱정할 필요는 없다. 정확한 정보와 적절한 동기를 갖춘다면 만성적으로 상승한 코티솔이 일으키는 치명적인 문제들을 잘 다룰 수 있기 때문이다. 이러한 접근법의 기본 개념은 오랫동안 건강과 행복을 누릴 수 있도록 코티솔 수치를 적절한 범위 내에서 유지함으로써 스트레스 반응을 조절하는 것이다. 책의 나머지 부분에서 어떻게 해야 하는지를 알려줄 것이다.

PART 7

만성 스트레스의 영향을 누그러뜨리기

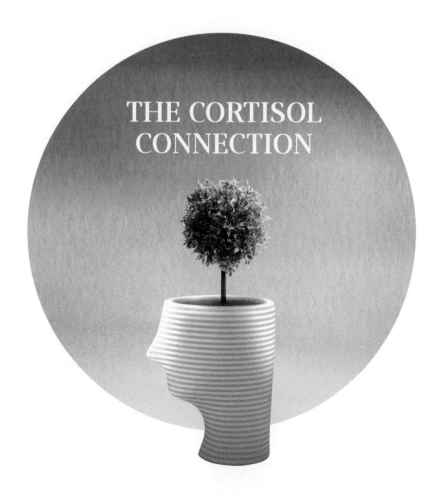

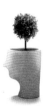

사람들에게 스트레스를 얼마나 받는지 물으면 대부분 "스트레스 많이 받죠"라고 답할 것이다. 오늘날에는 강도 높은 스트레스를 받는 것을 명예로운 일로 받아들인다. 만약 당신이 극단적인 스트레스를 받는 것을 원하지 않는다면, 다른 사람이 당신을 다소 게으른 사람으로 여길 수도 있다.

좋다. 우리는 많은 스트레스를 다루어야 한다는 사실을 받아들여보자. 이는 반드시 나쁜 일일까? 아니다. 어떤 사람들은 건강에 해로운 영향을 미치지 않고도 많은 스트레스를 잘 다루고 있다(적어도 일정 기간은 그러하다). 어떤 사람들은 스트레스를 즐기기도 하는데, 우리는 그들이 진정으로 즐기는 것은 스트레스 상황에서 몸에서 생성되는 아드레날린과 엔도르핀이 유발하는 강한 자극이라는 것을 안다. 불행히도, 때때로 아드레날린과 엔도르핀은 확실히 우리로 하여금 활력 넘치게 하고 기분 좋은 느낌이 들도록 몰아붙인다(적어도 몇 분간은 말이다). 그러나 그 결과로 분비되는 코티솔은 오랫동안 우리에게 건강상의 문제를 발생시킨다.

그러면 이 모든 것이 당신에게도 해당하는지 어떻게 알 수 있을까? 당신이 얼마나 스트레스를 받고 있는지 어떻게 알 수 있을까? 앞 장에서 서술한 건강과 관련된 모든 문제들에 당신이 어느 정도 노출되어 있는지 어떻게 알 수 있을까? 간단하다. 이 책 서문에서 소개한 C형 성격 자가 진단 결과를 참고하라.

코티솔 수치 진단 장비

당신은 소변이나 타액을 채취해 코티솔 수치를 측정하는 가정용 장비를 구입해 사용해본 적이 있는가? 아마 없을 것이다. 상당히 많은 업체들이 우후죽순으로 생겨나서 호르몬 진단 장비를 팔았지만, 이러한 진단 장비들은 그다지 유용하지도 실용적이지도 않다. 전문의들이 시행하는 좀 더 정교한 호르몬 분석도 마찬가지다. 왜 그런 걸까? 주된 이유는 코티솔과 DHEA, 테스토스테론, 그리고 관련된 호르몬들의 수치가 하루 동안에도 수시로 오르내리며(이는 정상적인 변동이다), 측정 순간에도 변할 수 있기 때문이다. 그래서 대부분의 사람들에게 이런 검사는 불필요하다. 호르몬 검사는 측정 과정에 따라 결과가 쉽게 변하고, 올바른 방법으로 검사하지 않으면 사실상 유효성이 없으며, 잘 통제된 실험실에서조차도 시행하기가 매우 어려운 검사다.

우리 영양의학클리닉에서는 SENSE 생활방식 프로그램의 일부로 코티솔과 테스토스테론 수치를 측정한다. 그러나 검사를 통해 호르몬 조절 정도를 수치화하는 과정까지만 시행할 뿐 특정 호르몬이 '높다'거나 '낮다'고 분류하지는 않는다. 대부분의 사람들은 자신이 얼마나 많은 스트레스를 겪는지 이미 알고 있다. C형 성격 자가 진단 결과로 당신이 얼마나 많은 스트레스에 노출되어 있는지 알 수 있으며, 어떻게 스트레스를 다루어야 할지, 스트레스가 당신의 건강에 얼마나 심각한 위험을 미칠지 알 수 있다.

스트레스 반응을 조절하는 SENSE 생활방식 프로그램

이 책에 실린 가장 좋은 정보는, 스트레스를 조절하는 많은 방법들 가운데 거의 대부분이 스트레스를 유발한다는 것이다. 우리 모두는 스트레스에 대응하는 기본적인 방법을 안다. 하지만 우리는 그러한 간단한 방법들이 실제로 상당히 효과적이라는 사실을 종종 잊어버린다. 스트레스를 다루는 가장 효과적인 방법들은 실행하기도 가장 쉽다. 균형을 갖춘 식사, 적절한 휴식, 규칙적인 운동은 우리 몸이 스트레스 상황에 적응하고 대응하는 데 엄청난 도움을 줄 수 있다. 그러나 불행히도, 스트레스는 종종 우리로 하여금 이와는 반대로 행동하게 한다. 이를테면 우리는 정크푸드(인스턴트식품)를 먹고, 긴장을 풀지 않으려 하며, 운동을 하지 않으려 한다. 이러한 각각의 행동들은 문제를 더 심각하게 만들고 스트레스가 우리 몸에 끼치는 유해한 효과를 더욱 악화시킨다. 다양한 이완요법*으로 스트레스 반응을 조절하는 것이 코티솔 분비를 조절하고 신진대사를 정상화하는 데 도움을 줄 수 있지만, 하루하루 바쁘게 살아가는 많은 사람들은 이러한 요법을 실천에 옮기기 힘들다. 그렇다면 당신은 어떻게 해야 할까?

우리는 이미 앞 장에서 코티솔 수치를 조절하면 엄청난 건강상의 이득을 얻을 수 있다는 것을 배웠다. 코티솔 수치를 적정 범위로 조절하면 열량 소모도 정상으로 돌아오고, 체지방이 감소하고, 근력을 유지할 수 있고, 식욕이 감소하고, 활력이

---

* 근육긴장을 일정한 훈련을 통해 이완함으로써 정신적 긴장을 풀고자 하는 정신요법의 일종.

늘어난다(이러한 효과들은 당신이 체감할 수 있는 효과 중 일부분에 불과하다). 코티솔을 조절함으로써 얻을 수 있는 다른 효과들(콜레스테롤과 혈당의 감소, 뇌 기능 유지, 골 소실 감소, 면역 기능 강화)은 좀 더 '조용히' 발생한다. 이는 뿌린 대로 거두는 이점이지만, 허리둘레가 줄어든다든지 활력이 충만해지는 것과 같이 확실하게 인식할 수 있는 것은 아니다.

어떤 질병이 발생할 확률을 감소시키기 위해 스트레스를 줄이는 행동수정요법으로 하는 금연, 체중 감량, 콜레스테롤 감소, 올바른 식사와 운동은 장기적으로 건강에 유익하다. 다시 말해서, 만약 스트레스 상황을 피할 수 있다면 이런 노력들은 분명히 첫 번째로 해야 할 일들이다. 그러나 불행히도 스트레스를 피하는 것은 언제나 가능한 일이 아니며 모든 사람들이 실천할 수 있는 일도 아니다. 따라서 당신은 스트레스를 효과적으로 다루는 방법(종종 스트레스 관리라고 언급됨)을 배울 필요가 있으며, 스트레스를 줄이는 효과적인 방법을 찾을 필요가 있다.

물론 당신에게 맞는 최선의 코티솔 조절법을 결정하는 것은 어려운 일이다. 어떤 사람에게는 이완요법이, 어떤 사람에게는 운동이, 그리고 어떤 사람에게는 여전히 식이요법이 스트레스를 관리하고 코티솔 수치를 낮추는 가장 간편한 방법이 될 수 있다.

이 장에서는 일반적으로 권장하는 코티솔 수치 조절 프로그램을 소개할 것이다. 그것은 SENSE 생활방식 프로그램이라고 부르는 것으로, SENSE는 스트레스 조절 (Stress management), 운동(Exercise), 영양(Nutrition), 식이보충제(Supplement), 그리고 평가(Evaluation)를 뜻하는 약어다. 이 5가지는 코티솔 수치를 조절하기 위한 것으로 누구나 쉽게 따라 할 수 있다(이 장에서는 SENSE 생활방식 프로그램의 앞의 4가지를 다루고, '평가'는 9장에서 다룰 것이다).

이 장과 나머지 장의 내용을 통해 SENSE 생활방식 프로그램을 잘 숙지한다면,

당신의 몸이 스트레스 반응을 적절히 조절할 수 있는 수준에 도달할 수 있을 것이고 체중이 줄 뿐만 아니라 기분도 더욱 좋아질 것이다. SENSE 생활방식 프로그램은 5년이 넘는 연구를 거쳐 나온 결과물로서, 미국영양학회, 미국실험생물학회, 미국스포츠의학회, 국제스포츠영양학회, 북미비만학회를 비롯한 가장 명망 있는 과학 연구 회의에서 발표되었다. 이 프로그램에 참여한 일반 참가자들은 체지방 감소와 호르몬 유지, 콜레스테롤 관리, 기분과 활력의 극적인 개선과 같은 효과를 보았다.

다이어트, 운동, 이완요법과 기타 스트레스 관리 기술에 대해 더 자세히 알고 싶다면 많은 책들이 도움을 줄 수 있을 것이다. 이 책 뒷부분에 실린 참고문헌에서 추천하는 책들을 봐라. 또한 9장을 보고 SENSE 생활방식 프로그램을 실천하라.

스트레스 관리와 회피

가족·직장연구소(Families and Work Institute)에서 최근에 실시한 연구 결과는 아주 좋지 않은 소식을 전해주었다. 미국 노동자들 3명 중에 1명은 만성적으로 혹사당하고 있다고 느낀다는 것이다. 당신도 그런가? 휴대폰, 이메일과 같은 기술 발달의 산물들은 우리를 때와 장소를 가리지 않고 일하게 한다. 바쁜 것이 사회적 지위를 나타내는 상징이라는 생각은 실제로 아주 안 좋은 편견이다. 왜냐하면 너무 바쁜 생활은 장기적으로 정신적·육체적 건강에 해롭다는 것이 과학적으로 명확하기 때문이다. 물론 열심히 일하는 것은 중요하고 가치가 있다. 그러나 극심한 피로에 이를 때까지 너무 열심히 일하는 것은 창의력을 떨어뜨리고 비효율적이다.

스트레스 반응을 조절하고 스트레스를 관리하는 것과 관련해서는 정말 많은 이론들이 있다. 이러한 이론들은 주로 스트레스 반응을 충분히 '조절'하는 방법들을 다루는데, 특히 스트레스 수준을 조절하거나 스트레스를 일으킬 만한 요인을 예측함으로써 스트레스 반응을 조절하려고 한다. 왜 이렇게 별로 차이점이 없는 것들을 다루는 것일까? 어쨌든 스트레스 요인은 스트레스 요인일 뿐인데, 그럴까? 아마 아닐 것이다. 예를 들어, 갑자기 어떤 사자가 숲에서 뛰어나와 흥분한 상태로 당신에게 다가온다면 당신은 분명 스트레스를 받을 것이다. 그러나 어디서 그리고 언제 사자가 뛰어나올지 안다면 그 스트레스는 좀 더 잘 다룰 수 있다.

우리는 동물과 인간을 대상으로 한 연구를 통해, 적어도 3가지 요소가 우리 몸이 스트레스 요인에 반응하는 방식에 엄청난 영향을 미친다는 사실을 알게 되었다. 그 3가지 요소란 '스트레스를 해소할 방법이 있는가?', '스트레스 요인을 예측할 수 있는가?', '스트레스 요인을 자신이 통제할 수 있다고 생각하는가?'이다.

이 3가지 요소가 스트레스 연구에서 조절 인자로 새롭게 떠오르고 있다. 예를 들면 생쥐 실험에서 낮은 전류의 자극을 가하면 생쥐는 코티솔 수치가 올라가고 위궤양이 생긴다. 다른 쥐에게 같은 실험을 하되 무엇을 씹게 한다든지, 먹을 것을 주든지, 달리게 하면 코티솔 수치는 그만큼 올라가지 않으며 위궤양도 생기지 않는다. 인간도 마찬가지다. 달리기를 한다든지, 소리를 지른다든지, 그 밖에 스트레스를 해소할 수 있는 어떤 일을 하면 코티솔 수치는 감소하고 스트레스가 우리 몸에 미치는 해로운 효과를 제거하거나 완화할 수 있다.

이제 두 번째 스트레스 조절 인자인 예측 가능성에 대해 알아보자. 새벽에 갑자기 누가 당신을 깨워 비행기에 태운 다음 수천 피트 상공으로 올라가서는 당신에게 비행기 밖으로 뛰어내려야 한다고 말한다면, 당신은 그야말로 엄청난 스트레스를 받을 것이다. 이러한 상황에서는 확실히 심박동수가 올라가고 혈압이 상승하며 혈당 수치에 변화가 생기고, 물론 코티솔 수치도 상당히 증가한다. 만약에 하루건

너 한 번씩 몇 달 동안 이 짓을 해야 한다면 당신은 무슨 생각이 들까? 스트레스를 받기는커녕 당신은 이 일에 익숙해질 것이다(그리고 당신의 스트레스 반응은 감소할 것이다). 이러한 시나리오에 따라 공수부대원 훈련소에서 실제로 연구가 시행된 바 있다. 부대원들이 훈련을 시작할 무렵에는 공중 낙하를 할 때마다 코티솔 수치가 올라갔지만 훈련 과정이 끝날 무렵에는 스트레스 반응이 거의 나타나지 않았다. 스트레스 요인이 예측 가능할수록 부대원들의 스트레스 반응은 훨씬 더 잘 조절되었다(비록 공중 낙하가 아무런 스트레스도 유발하지 않는 활동이 될 수는 없겠지만 말이다).

마지막으로, 왜 어떤 사람들은 스트레스를 받으면 아주 심한 코티솔 반응을 보이고 어떤 사람들은 같은 스트레스를 받아도 낮은 코티솔 반응을 보이는지를 이해하려면 '통제'라는 개념을 이해해야 한다. 이러한 개념은 전기 자극을 피하기 위해 생쥐가 버저를 누르는 실험에서도 증명되었다. 이 실험에서는 생쥐에게 계속 전기 자극을 가하고, 생쥐가 버저를 누르면 몇 분 동안은 다음 자극이 지연되도록 했다. 만약 버저가 작동하지 않도록 만들어서 생쥐가 버저를 눌러도 다음 전기 자극이 지연되지 않는다 해도 생쥐들에게서 스트레스와 관련된 질환(염증이나 궤양 같은)이 나타날 확률은 여전히 낮을 것이다. 왜냐하면 쥐들은 아직도 자신들이 전기 자극을 통제하고 있다고 생각할 것이기 때문이다. 비교하자면, 정리 해고 기간과 같은 높은 스트레스를 유발하는 조건하에서 일하는 많은 직장인들이 높은 불안정성과 자신이 상황을 통제할 수 없다는 무력감을 느낄 것이다. 반면에 정리 해고에 영향을 받지 않는 부서의 직원들은 스트레스를 덜 느낄 것이다.

세 번째 조절 인자, 즉 '스트레스 요인을 자신이 통제할 수 있다고 생각하는 것'이 당신이 '삶의 모든 부분을 통제하도록 노력해야 한다'는 것을 의미하지는 않는다. 왜냐하면 이러한 노력조차 코티솔 수치를 올릴 수 있기 때문이다. 사실 이것은 최선을 다해서 자신이 통제할 수 있는 것은 통제하고 자신이 바꿀 수 없는(또는 통제할 수 없는) 것은 받아들이라는 것을 뜻한다.

스위스 취리히 대학 신경정신과의 연구자들은 스트레스 관리 기술이 실제로 스트레스를 받는 상황에서 스트레스와 걱정, 코티솔 노출을 감소시킨다고 보고했다. 연구자들에 따르면, 일상적인 스트레스 관리의 중요성은 아무리 강조해도 지나치지 않다고 한다. 왜냐하면 지속적이고 만성적인 스트레스 노출(높은 코티솔 수치)은 결국에는 정상적인 스트레스 반응에 대응할 수 없는 상황으로 이끌기 때문이다. 캐나다 앨버타 암센터의 연구는 '마음 챙김(mindfulness)'을 바탕으로 한 스트레스 해소 행위(요가, 명상, 이완요법)가 전립샘암 환자와 유방암 환자의 삶의 질과 수면의 질, 스트레스 증상을 빠르고 극적으로 개선했음을 보여준다. 독일 연구자들은 만성 스트레스 상태에 있는 사람들이 주 1회 요가 강습 같은 간단한 스트레스 관리 방법만으로도 우울과 피로, 정력, 건강, 정신적인 스트레스와 코티솔 수치를 개선했다고 보고했다.

스트레스 반응을 관리하는 것이 좋은 일이라는 것은 두말할 필요도 없다. 그러나 많은 이들이 이런 충고를 따를 생각조차 하지 않는 것도 사실이다. 그러나 스트레스를 관리하라는 것이 어두운 방 안에 틀어박혀 당신 내면의 자아와 접촉하라는 것을 의미하지는 않는다. 그보다는 당신이 살아가면서 스트레스를 받는다는 것을, 그리고 당신이 쉽게 생각하는 그 스트레스에 대해 아무것도 하지 않는다면 스트레스가 당신 몸과 건강에 해를 끼친다는 것을 이해하고 받아들여야 한다는 것을 의미한다. 다행히 스트레스 반응을 조절하는 데 도움을 줄 많은 기술이 있으며, 그러한 기술 중에 몇 가지는 연구 결과에 근거한 것이다. 그리고 그러한 기술 중에 많은 것들은 당신이 생활방식을 완전히 뜯어고치지 않고도 실천할 수 있는 것들이다. 예를 들면 다음과 같은 것이다.

■ 이메일 프로그램을 바꾸고 한 시간에 한 번씩만 새로운 메시지를 체크하라

이메일 프로그램은 대부분 5분 단위로 새로운 메시지를 체크하도록 되어 있다. 이는 당신이 업무를 보는 8시간 동안에 96번이나 새로 도착한 메시지 때문에 방해받을 수 있다는 것을 뜻한다. 이런 상황이면 어떻게 '진짜' 업무를 볼 수 있을까? 그러므로 당신이 맑은 정신으로 '중요한' 일을 끝낼 때까지 반나절 동안 이메일 프로그램을 꺼놓는 것도 고려해보라.

■ 되도록 휴대폰을 멀리하라

도저히 전화를 받을 수 없는 상황에서조차 당신은 전화기에 신경을 쓴다. 당신은 뇌에게 휴식 시간을 줄 필요가 있고 적어도 가끔씩은 전화기에 신경을 끊어야 한다.

■ 잡지를 읽어라

사회적으로 가치 있는 정보가 없는 책이나 잡지를 읽어라. 그리고 즐겨라. 만약 잡지가 너무 수준이 낮다면, 당신에게 좋은 정보를 제공하는 '좋은' 책과 푹 빠져서 읽을 수 있는 일반 잡지를 번갈아 읽어라. 왜 그래야 하느냐고? 이는 당신 마음이 '탈출'하고 재충전할 수 있게 해주기 때문이다. 그 결과 당신은 스트레스에 좀 더 강해지고, 더 창조적인 사람이 되고, 스트레스 상태에서 더 빨리 벗어날 수 있게 된다.

최근 비행기에서 유전학 잡지를 보고 있는 여성의 옆자리에 앉은 적이 있다(나는 자전거 잡지를 읽고 있었다). 내가 그녀가 읽고 있는 잡지에 대해 언급하자 그녀는 웃었다. 알고 보니, 그녀는 길거리 가판대에서 파는 유명 인사들에 관한 기사가 가득한 잡지를 유전학 잡지 위에 놓고 보고 있었다. 그녀는 이러한 즐거움을 과학 잡지를 보면서 놓치고 싶지 않았다고 했다. 보스턴에서 열린 비만학회 회의에서 우리는 우연히 다시 만났다. 우리는 과학 잡지에서 벗어나 짧은 시간이나마 다른 곳에 관심을 기울일 필요가 있다는 데 공감했다.

■ 매일매일 짧은 휴가를 떠나라

나는 컴퓨터 앞에 앉아서 많은 일을 한다. 그러나 한두 시간에 한 번씩은 자리에서 일어나 스트레칭을 하거나 사무실 주위를 걷는다. 이러한 운동을 하면 근육이 유연해지고 혈액순환이 좋아지며 정신을 맑게 하는 데 도움을 줄 수 있다. 일하는 동안 스트레스를 낮추는 좋은 방법 가운데 하나는 점심시간을 즐겁게 보내는 것이다. 즐겁게 식사하라! 많은 사람들이 점심을 건너뛰거나 급하게 자기 책상에서 먹어치운다. 그러지 말고, 건강식을 즐기고 마음의 여유를 찾아라. 더 좋은 것은 직장 동료나 친구와 만나서 시간을 보내는 것이다. 즐거운 점심시간을 보내면 좀 더 생산적·능률적·효율적으로 나머지 반나절을 일할 수 있다.

■ 일주일에 하루는 쉬어라

일하지 마라. 일 걱정이나 일 생각을 하지 마라. 쉬고 재충전하라.

책을 읽어라. 산책하라. 아무것도 안 하는 상태를 즐겨라. 당신이 일요일마다 일을 하지 않고 쉰다면 당신이 생각하는 것보다 더 정신적·신체적으로 활기차질 것이다. 휴식은 당신에게 더 많은 것을 줄 것이다.

■ 재충전을 위한 시간을 가져라

긴장을 풀어라. 게을러지라는 말이 아니라, 당신을 녹초가 되게 만드는 일중독 상태에 빠지지 말라는 뜻이다. 세계적으로 유명한 운동선수들의 영양 상담자로서 말하건대, 성공하는 사람과 실패하는 사람의 차이는 언제 일하고 언제 쉴지를 확실히 구별하는 데 있다. 설령 당신이 대부분의 시간을 너무 바쁘게 보낸다고 할지라도 이완요법과 완화요법은 당신을 재충전시켜 더욱 창조적인 사람이 되도록 해줄 것이다.

■ 마사지를 받아라

스트레스가 심한 간호사들을 대상으로 연구를 시행한 호주 연구자들은 주 1회 15분 마사지와 같은 단순한 요법이 코티솔 수치와 혈압을 낮추고 불안감을 줄여준다고 보고했다. 마이애미 의과대학에서 시행한 연구에서는 마사지를 받은 후 코티솔이 31% 감소하고 기분이 좋아지게 하는 신경전달물질인 세로토닌이 28% 증가한 것으로 나타났다.

■ 목욕하라

일본 오사카의 과학자들은 스트레스가 높은 남성들이 온탕에서 목욕을 한 후 코티솔 수치가 눈에 띄게 감소했다고 보고했다. 가장 높은 수준의 스트레스에 시달리던 남성들이 코티솔 수치가 가장 큰 폭으로 감소했다.

■ 창의적인 해결책을 상상하라

교토의 일본인 연구자들에 따르면 스트레스를 풀 방법을 상상함으로써 마음을 이완하는 이미지 유도 훈련을 하면 바로 코티솔 수치를 낮출 수 있다고 한다. 일련의 연구에서 스트레스를 유발하는 불편한 심상을 편안한 생각으로 대치하자 감정이 안정되고 코티솔 수치가 현저히 감소했다. UCLA 신경정신과 연구자들 또한 자신의 가치를 마음속으로 되뇌는 '가치 긍정 훈련'을 받은 사람들은 스트레스에 대한 코티솔 반응이 감소했다고 밝혔다. 동화책 『칙칙폭폭 꼬마기관차의 모험(The

Little Engine That Could)』을 떠올려보라. 아이들 역시 마찬가지다. 학교에서 스트레스 요인에 맞닥뜨릴 때 '나는 할 수 있어'라고 생각하는 아이들이 스트레스 상태에서 벗어나 원래 상태를 회복하는 능력이 더 뛰어나다. 스웨덴 연구자들의 연구에서도 '나는 이 문제를 풀 수 있어'라고 생각하는 아이들이 코티솔 수치가 더 낮은 것으로 나타났다.

■ 주말여행을 떠나라

짧은 여행도 코티솔 수치를 현저히 떨어뜨릴 수 있다. 한 연구에서는 2박 3일간의 여행이 면역 기능을 끌어올리고 스트레스 수준과 코티솔 수치를 감소시키는 것으로 나타났다.

■ 요가 교실에 등록하라

스웨덴 신경정신과 의사들은 요가가 남녀 모두에게 생리적·정신적으로 뚜렷한 효과가 있다는 것을 보여주었다. 4주 동안 요가 강습을 10회 받은 참가자들은 혈압과 코티솔 수치, 피로, 화병, 스트레스 정도가 개선되었다.

■ 기도하라

애리조나 주립대학의 종교에 관한 연구에서는 종교가 있고 기도를 자주 하는 사람들이 코티솔 수치와 혈압이 낮은 것으로 나타났다.

■ 애완동물을 길러라

버지니아 주립대학 과학자들은 개를 키우라고 권유한다. 그들의 연구에 따르면, 높은 스트레스를 받는 전문직 종사자들은 5분 동안 '애완견과 접촉하는 것'만으로도 코티솔 수치를 낮출 수 있다고 한다. 비록 애완견들의 코티솔 수치를 측정하지는 않았지만, 그들과 함께 노는 것이 애완견들에게도 이로웠을 것이다.

■ 음악을 들어라

프랑스 과학자들에 따르면 편안한 음악이 코티솔 수치를 현저히 낮춘다고 한다.

■ 잠을 자라

충분한 수면은 우리가 이용할 수 있는 스트레스 조절 기법 중에서 가장 효과적이다. 적절한 수면은 스트레스 반응 조절, 체중 감량, 활력 증진, 기분 전환에 아주 긍정적인 영향을 미친다.

당신이 태어난 지 몇 개월 안 되었을 때 당신의 뇌는 하루 18시간을 자도록 프로그램 되어 있다. 어른이 되면서(20세) 당신의 수면 시간은 7시간 이하로 줄어든다. 이는 수면 전문가들이 최적의 육체적·정신적 건강을 유지하기 위해 필요하다고 제시한 수면 시간(8~9시간)보다 거의 2시간 가까이 적다. 뇌 생체시계의 점진적인 변화는 호르몬 분비 패턴의 변화와 함께 일어나며, 10년씩 지날 때마다 당신을 더 늦게 자고 더 일찍 일어나게 만든다. 그래서 결과적으로 10년마다 30분씩 수면 시간이 줄어든다. 30~40대가 되면 수면 주기에서 가장 깊은 잠인 '서파(slow-wave)' 수면이 80% 이하로 감소하며, 50~60대가 되면 깊은 잠이 짧아지고 끊어진다(깊은 잠은 잘지라도 몸과 마음이 회복하기에는 짧은 잠이다).

이렇게 부족한 수면은 당신의 코티솔 수치에 어떤 영향을 미칠까? 50대가 되면 밤 동안의 코티솔 수치가 30대 때보다 12배나 높아진다는 사실을 고려하면 부족한 수면이 코티솔 수치에 어떤 영향을 미칠지는 명확하다. 질적으로나 양적으로 불충분한 수면은 코티솔 수치를 상승시키고, 상승한 코티솔 수치는 잠들기 어렵게 만들고 깊은 잠을 자는 시간이 줄어들게 한다. 이런 과정이 당신에게 수면의 질을 떨어뜨리는 악순환을 일으키고, 코티솔 수치를 높이며, 대사 과정에 변화를 일으켜 당신을 만성질환으로 이끈다.

예일 대학에서 1,709명을 대상으로 실시한 연구 결과에 따르면, 6시간 이하로 잠을 자는 사람들은 과도한 코티솔에 노출되고 그것이 인슐린 대사와 혈당 조절을 방해해 비만과 당뇨 위험이 2배로 높아진다고 한다. 콜롬비아 대학에서 실시한 비슷한 연구에서도 5시간 이하로 자는 사람들은 고혈압 발병률이 2배나 높은 것으로 나타났다.

버지니아 대학의 연구자들은 시차 변화(깊은 잠을 못자서 스트레스와 코티솔이 올라가고 생체시계가 교란되는 상황)가 건강에 좋지 않을 뿐만 아니라 사망률도 증가시킨다고 보고했다. 코티솔 수치 상승으로 인한 면역력 저하가 이러한 사망률 증가의 원인으로 보인다.

브라운 의과대학 연구자들은 수면의 양이 아닌 수면의 질이 코티솔 노출과 밀접한 관련이 있다고 보고했다. 알고 있겠지만, 스트레스와 코티솔에 과도하게 노출되면 수면의 질이 떨어진다. 스웨덴 국립정신의학연구소에서 시행한 관련 연구에 따르면, 주당 근무시간이 가장 긴 주일에 총 수면 시간이 현저히 감소했다고 한다(졸음과 코티솔 수치는 증가). 직장에서 받는 스트레스는 낮 동안에는 졸음이 쏟아지게 하고(그런데도 여전히 피곤하다), 밤에는 잠드는 것을 방해한다.

스탠퍼드 대학의 수면장애클리닉 연구자들은 코티솔이 서파 수면에 영향을 미칠 수 있으며, 깊은 수면을 방해하고, 만년에 당뇨와 고혈압, 우울증, 불면증, 비만이 발생할 위험성을 증가시킨다고 한다. UCLA의 수면에 관한 연구에 따르면 코티솔에 과다 노출되면 깊은 수면을 유도하는 델타파가 감소하고, 그러는 동안 코티솔 수치는 더욱 올라가고 민감한 사람은 외상 후 스트레스 장애가 발생할 위험성이 증가한다고 한다.

스웨덴의 수면 연구자들은 수면 각성(micro-arousals, 당신이 알아차리기도 전에 잠에서 깨버리는 것)이 코티솔 수치와 밀접한 관련이 있다는 사실을 밝혔다(코티솔에 많이 노출될수록 자주 깬다). 이들은 수면 각성이 일과 관련된 스트레스 강도와 관련이 있음을 발견했다(일과 관련된 스트레스가 많을수록 수면 각성의 횟수가 늘어났다). 수면 각성이나 불면증은 비만이나 당뇨와 같은 위험도가 높은 대사장애를 일으키는 요인으로 여겨진다. 독일 과학자들이 시행한 관련 연구를 보면 헬리콥터 조종사들이 잠을 줄이자(평균 7.8시간에서 6시간으로) 코티솔 노출이 80%까지 증가했다(충분히 잠을 자도 이틀 동안은 코티솔이 상승한 상태로 지속되었다).

시카고 대학 수면 연구자들은 수면 부족이 스트레스를 유발하는 중요한 원인이라는 것을 보여주는 가장 충격적인 증거들을 제시했다. 이들은 미국당뇨학회 연례회의에서 부적절한 수면이 코티솔 수치를 올리며 인슐린 저항성, 높은 혈당, 식욕증가와 체중 증가를 유발한다고 보고했다. 이 보고에서 가장 충격적인 점은 보통사람들의 평균 수면 시간이 7.5~8.5시간인데 '선천적으로 적게 자는 사람들(short-sleeper)'의 평균 수면 시간은 6.5시간으로 겨우 1~2시간 짧았다는 것이다. 단지 약간의 수면 부족이 코티솔을 50% 증가시키고 인슐린 기능을 40% 떨어뜨리는 결과를 이끌어낸 것이다.

7시간의 수면이 우리를 행복하게 만들 수 있을까? 나는 7시간 수면이 코티솔 수치를 내가 원하는 만큼의 수준으로 유지하기에는 충분한 잠이 아니라는 것을 안다. 또한 오후에 카페인이 들어간 음식을 먹지 않는 것, 일은 사무실에서만 하는것, 밤늦게까지 텔레비전을 보지 않는 것이 밤에 충분한 잠을 잘 수 있도록 하는 좋은 방법임을 안다. 어떻게 하면 밤에 숙면을 취할 수 있을까? (9장을 참고하라)

SENSE 생활방식 프로그램은 '전부 다 그대로 따라 하지 않으면 아무것도 아닌' 계획이 아니라는 것을 당신은 명심해야 한다. 때로는 당신이 많은 스트레스를 받을 수도 있고 그렇지 않을 수도 있다. 때로는 충분히 잠을 잘 수도 있고 그러지 못할 수도 있다. 요점은, 당신이 스트레스로 가득한 삶에서 벗어나고자 SENSE 생활방식 프로그램을 완벽하게 이행하려고 분투할 필요는 없다는 것이다. 당신의 삶에서 이 프로그램이 또 다른 스트레스 요인이 되지 않도록, 언제든 당신이 할 수 있는 만큼만 하라는 것이다. 이제부터 다룰 주제인 운동, 영양, 식이보충요법은 SENSE 생활방식 프로그램의 핵심이다. 당신의 체중, 기분, 활력을 가장 극적으로 변화시킬 이 요소들을 이제부터 집중적으로 살펴보자.

운동

활동적인 행동은 만성적인 코티솔 노출로 인한 악영향을 감소시키는 데 도움이 된다. 운동은 도파민과 세로토닌의 생성을 유발하는데, 이 2가지는 불안함과 우울함에 대항해서 기분을 좋게 만드는 신경전달물질이며, 스트레스 반응을 조절하는 데 도움을 주는 '러너스 하이' 효과를 일으키는 것으로 알려져 있다. 듀크 대학의 연구자들은 운동(하루 30분, 주 3~4회, 4개월 동안)이 우울증과 불안증을 완화하는 데 항우울제만큼이나 효과적일 수 있다고 보고했다.

콜로라도 대학의 연구자들은 운동이 어떻게 만성 스트레스로 인한 악영향을 감소시키는지 연구했다. 적당한 운동을 한 참가자들은 체지방 감소, 근력 및 뼈 강화, 정신·감정 기능의 강화, 면역반응 강화와 식욕 감소를 보였다. 또한 콜로라도 대학의 연구자들은 과도한 운동이 코티솔 수치를 상승시키고 체지방 증가, 정신·

감정 기능의 약화, 면역력 저하, 운동 시 사고 위험을 증가시킨다고 보고했다. 미국 국립보건원 과학자들은 규칙적인 운동이 아주 많이 올라간 코티솔 수치를 낮추고, 대사장애로 인한 많은 문제와 질병 발생 과정에서 일어나는 조직 파괴를 막을 수 있다고 보고했다. 애리조나의 스트레스 연구자들은 운동이 나이가 들어가면서 증가하는 코티솔 수치와 스트레스에 맞서 우리 몸을 보호한다고 보고했다. 이 보고서에 따르면 나이가 많고 건강이 안 좋은 여성일수록 젊고 건강한 여성이나 나이는 들었지만 건강한 여성에 비해 더 많은 코티솔에 노출된다고 한다. 이런 연구 결과는, 신체 건강한 젊은 여성과 나이 든 여성 모두에게 규칙적인 운동이 스트레스와 관련된 질환을 예방하는 데 도움을 준다는 것을 보여주는 한 가지 근거가 된다.

SENSE 생활방식 프로그램에서는 열량을 태우는 효과보다는(물론 이것도 좋은 효과이지만) 신진대사 속도를 떨어뜨리는 코티솔의 작용에 대한 '생리적인 대비책'으로서 운동의 효과에 초점을 맞춘다. 앞 장에서 근육량과 신진대사율을 유지하는 데 코티솔과 테스토스테론이 하는 역할에 대해 이야기했지만, 중년에 접어들어서도 당신의 뱃살이 체지방으로 덮이지 않도록 신진대사를 유지할 수 있는 간단한 방법이 있다. 규칙적인 운동은 이를 위한 한 가지 방법이다. 20세 이후로는 신진대사가 저하된다는 것을 기억하라. 그래서 40세가 되면 대사 속도는 10%가 떨어진다. 이러한 신진대사의 저하를 막기 위해서는 다음에 언급하는 3가지가 중요하다.

■ 아침밥 먹기

아침밥을 거르면 신진대사가 5% 떨어진다(열량을 태우는 능력도 물론 떨어진다).

■ 주 1~2회 아령 운동 하기

당신이 1파운드(약 450g)의 근력을 키우면 매일 50kcal의 열량을 추가로 태울 수 있으며, 이는 매년 5파운드(2.27kg)씩 체지방을 감량하는 것과 같은 효과가 있다. 근력을 5파운드 늘리면 내년 이맘때쯤이면 자동적으로 25파운드(11.24kg)의 지방이 감소할 것이라고 예상할 수 있다.

■ 물 마시기

매일 물을 2잔만 더 마셔도 신진대사가 30% 증가한다. 대부분의 사람들은 가벼운 탈수 상태이며, 이로 인해 신진대사가 저하된다. 따라서 물을 더 마시는 것은 최적의 신진대사 상태를 만드는 일이고 체지방 감량에도 도움이 된다.

부동산 중개인이자 네 아이의 엄마인 조시는 늘 스트레스를 받았고 그로 인해 코티솔 수치가 올라가고 건강이 나빠졌다. 조시는 운동이 스트레스를 푸는 훌륭한 배출구 역할을 할 수 있다는 사실을 알지만 불규칙한 업무 일정 때문에 규칙적인 운동을 할 시간이 없다고 느꼈다. 부동산 중개인이라는 직업적 특성상, 장시간 근무와 야간 근무 및 주말 근무를 밥 먹듯이 했다. 하지만 그에게 매일 운동하는 일을 '고객'을 다루듯이 하라고 조언을 해주자 조시는 바로 운동 시간을 내는 것을 그가 처리해야 할 주요 업무로 여기고 실천에 옮겼다. 그는 마침내 일주일에 3회 조깅과 웨이트 트레이닝을 규칙적으로 하기 시작했다. 조시는 운동을 하면서 스트레스를 줄일 수 있었고 코티솔 수치의 균형을 맞추었다. 그 결과, 무엇보다도 그는 기운을 차렸고 창의력도 향상되었다. 그리고 이러한 결과는 그의 일과 가정생활에도 좋은 영향을 끼쳤다.

조시가 규칙적인 운동을 그의 주간 일정에 끼워 넣은 것이 긍정적인 변화의 시작이다. 하지만 대부분의 사람들은 어떠한가? 아마도 헬스장 이용권을 끊거나 조킹을 시도하거나 대개 이제는 옷걸이로 쓰이는 비싼 러닝머신과 사이클 머신에 큰 돈을 썼지만 규칙적으로 운동하기는 정말 어렵다. 일상생활에서 신체 활동을 늘릴 수 대안을 위한 조언(9장 참고)과 참고문헌에 있는 운동을 주제로 한 책들을 참고하길 바란다.

영양

코티솔이 우리 몸에 미치는 악영향을 되돌리려면 올바른 식이가 중요하다. 적절한 식사는 당신의 염증 반응을 조절하고 신체 조직을 재생하는 데 도움이 된다. 어떻게 먹어야 '적절한' 식사인지는 약간 복잡하다. 불행히도 많은 사람들이 다이어트 때문에 스트레스를 받는다. 왜냐하면 그럴 필요가 없는데도 다이어트를 하고 있기 때문이다. 예를 들면, 캐나다 영양학회의 많은 연구 보고에 따르면 '인지적인 식사 제한(CDR, 혹은 체중 감량을 위한 식사 제한)'은 젊은 여성이나 나이 든 여성에게서 뼈를 약화시키고 코티솔 수치를 올리는 강력한 요인이라고 한다.

젊은 여성들(폐경 전)을 대상으로 시행한 연구에 따르면 뼈를 약화시키는 코티솔과 스트레스의 영향은 부분적으로 코티솔이 여성의 생리 주기를 교란하는 데서 기인한다고 한다. 하지만 텍사스 대학의 최근 연구에서는 생리 주기와는 상관없이 과다한 코티솔 노출이 직접적이고 빠르게 뼈에 영향을 미치는 것으로 나타났다. 나이 든 여성(폐경) 그룹에서는 인지적인 식사 제한을 자주 하지 않는 여성들에 비해 인지적인 식사 제한을 자주 하는 여성들이 거의 20% 정도 높은 코티솔 수치를 보였다. 최적 다이어트를 다룬 훌륭한 책들이 이미 많이 출판되었다. 그래서 여기서는 이러한 영양과 관련한 권고들을 재탕하는 대신, 코티솔을 조절함으로써 체중을 감량하는 방법에 도움이 될 일반적인 제안을 제시할 것이다. 아울러 매우 단순하고 따라 하기 쉬운 '도움말'을 9장에서 가이드라인으로 제시할 것이다.

■ 무엇을 먹지 말아야 하나?

스트레스 예방을 위한 식이요법에서 가장 우선적으로 해야 할 일은 알코올, 카페인, 그리고 에페드린*이 들어 있는 다이어트 보충제 섭취를 줄이는 것이다. 이 말은 콜라, 커피, 차, 와인, 초콜릿, 혹은 맥주를 즐기는 즐거움을 완전히 끊으라고 맹세하라는 뜻일까? 절대 아니다. 너무 많은 카페인이나 관련된 자극제가 이미 예민한 신경을 자극하여 불안이나 신경과민으로 몰아가지 않도록 주의해야 한다는 것쯤으로 이해하면 된다. 알코올도 카페인과 비슷한 효과를 일으킨다. 비록 많은 사람들이 취할 정도로 마시지는 않지만, 알코올은 우리 몸에서 이뇨 작용을 일으킨다. 이뇨 작용은 우리 몸을 탈수 상태로 만들어 우리 몸이 스트레스를 받게 하고 결국에는 코티솔을 증가시킨다. 더욱이 알코올은 밤잠을 자주 깨우며 잠자는 동안 우리 몸이 회복되는 과정을 방해하는 것으로 보인다.

체중 감량과 유지를 목적으로 기업에서 만들어 제공하는 다이어트 보충제가 있다. 그러나 시중에서 파는 대부분의 다이어트 보충제는 우리 몸의 코티솔 수치를 올리고 장기적으로 봤을 때 오히려 살을 빼기 어렵게 한다. 그 주된 이유는 다이어트 보충제에는 과도한 양의 자극제가 들어 있기 때문이다. 비록 대부분의 보충제가 몇 주 동안은 열량 소비를 증가시키고 식욕을 억제하지만, 많은 양을 복용하면 신체 조직과 세포에 스트레스를 유발한다. 신체는 보충제가 매개하는 자극을 다른

---

* 마황에 들어 있는 알칼로이드. 흰색이나 무색의 결정으로, 교감신경을 흥분시키는 작용을 해서 기관지염, 백일해, 천식 따위의 치료에 쓰이며 각성제의 원료다.

형태의 스트레스를 받아들일 때와 매우 흡사한 방식으로 받아들이고, 그에 따라 코티솔 분비량을 늘린다. 이런 반응은 이어지는 몇 주 동안 체중 감량을 방해하는 요인이 된다. 이러한 종류의 보충제를 복용하는 것은 물론 체중 감량에 도움이 되긴 한다. 그러나 과도하게 복용하면 코티솔 수치가 상승하고, 그로 인해 장기적으로 체중을 감량하고 유지하는 데는 악영향을 미친다.

고용량으로 복용하지 말아야 할 중요한 보충제로는 마황(에페드라), 갈퀴꼭두서니(에페드라), 과라나(카페인), 시네프린(유자), 콜레우스(Coleus forskolin), 그리고 요힘비(yohimbe) 등이 있다. 이것들은 모두 부신에서 생산되는 아드레날린과 코티솔의 양을 올린다(다음 장에서 더 상세히 설명할 것이다).

■ 무엇을 먹어야 하나?

무엇을 먹지 말아야 할지를 보았다. 자! 이제 무엇을 먹어야 할지 흥미롭게 살펴보자. 스트레스를 낮추는 식이요법에서 가장 중요하게 고려해야 할 점은 다량영양소(탄수화물, 지방, 단백질)와 미량영양소(비타민, 미네랄, 식물영양소 : 비타민과 미네랄이 스트레스와 코티솔에 미치는 영향은 8장에서 자세하게 설명할 것이다)를 균형 있게 섭취하는 것이다.

'올바른' 먹을거리로 다량영양소가 들어간 음식을 섞어서 선택하라. 다채로운 채소와 과일을 골라 기름기가 적은 고기와 닭고기 그리고 생선과 함께 먹자. 그러면 거의 대부분의 미량영양소를 자연스럽게 섭취할 수 있다. 예를 들면 애그 스크램블과 통밀로 만든 빵과 오렌지 주스 한 잔으로 이루어진 아침 식사는 단백질(달걀)과 탄수화물(토스트와 주스), 비타민B(토스트), 항산화제(주스), 식물영양소(달걀에 든 카로티노이드, 주스에 든 플라보노이드, 토스트에 함유된 리간 성분)가 골고루 들어 있는 훌륭한 항스트레스 식사다.

과일과 채소를 먹자. 펜실베이니아 주립대학 연구 팀의 최근 연구 결과에 따르면, 과일과 채소를 먹는 것이(최소한 매일 4컵 반 이상, 컵의 용량은 200㎖ 기준) 체중 증가를 막는 데 도움이 된다고 한다. 미국인 90%가 과일과 채소를 충분히 먹지 않고 있다. 그 결과 9000만의 인구가 만성질환으로 고통을 받고 있다. 이해할 수 없는 일이다. 미국에서 가장 대중적인 '채소'는 프랑스식 감자튀김이고, 우리가 먹는 식품 중 40%가 감자, 옥수수, 콩으로 만든 것들이다(질병관리센터 보고에 따르면 그렇다). 의약협회, 농무부, 미국국립보건원에서는 모두 과일과 채소를 더 많이 먹으라고 권유한다. 왜냐하면 비만, 당뇨, 골다공증, 뇌졸중, 심장 질환, 다양한 암에 걸릴 위험도가 감소하기 때문이다. 예를 들면, 40대 여성은 2컵 반 이상의 채소와 반 컵 이상의 과일을 먹어야 하며, 65세 남성은 같은 양의 채소와 과일에 과일을 반 컵 더 먹어야 한다.

채소와 과일을 고를 때 어느 것이 더 낫다고 이야기하기는 힘들지만, 색깔이 짙은 것(짙은 녹색, 짙은 푸른색/자주색, 밝은 오렌지색, 밝은 빨간색, 밝은 노란색 등등)이 비타민과 미네랄, 식물영양소가 좀 더 들어 있는 것으로 보인다. 워싱턴 대학의 연구에 따르면 영양 면에서나 질병을 예방하는 측면에서 '최고의 과일'은 칸탈루프, 탄제린, 블루베리, 살구, 산딸기이며 '최고의 채소'는 시금치, 로메인 상추, 브로콜리, 토마토, 피망이라고 한다.

식물에 들어 있는 비타민과 식물영양소는 건강에 많은 이점이 있다. 일반적으로 과일과 채소의 색깔은 함유된 식물영양소의 종류에 따라 다르다. 붉은색을 띠는 토마토에는 리코펜과 레드 카로티노이드가 많으며, 반면에 다른 카로티노이드와 베타카로틴은 고구마와 당근의 오렌지색 부분에 많다. 식물영양소와 다른 미량영양소를 충분히 섭취하는 가장 쉬운 방법은 다양한 색깔의 채소와 과일을 먹는 것이다. 매일 색깔이 다른 5가지 과일과 채소를 먹도록 하라. 예를 들면, 토마토(빨간색),

산딸기(푸른색 혹은 자주색), 멜론(노란색), 당근(오렌지색), 브로콜리(녹색)를 골고루 먹도록 한다(잠깐! 감자튀김은 노란 채소로 취급하지 마라).

다량영양소의 관점에서 보면, 많은 영양 상담사들이 영양의 균형이라는 개념을 망각하고 고객들에게 고탄수화물 식사를 권유하고 있다. 대부분의 사람들은 복합 탄수화물 식사를 철저히 시행하는 동안에도 적절한 양의 단백질과 지방, 섬유질을 섭취해야 한다는 것을 잊어서는 안 된다. 불안하거나 스트레스가 심할 때 우리는 빵이나 단것을 찾게 된다. 상승한 코티솔은 인슐린 기능을 억제하여 혈당을 높이고 식욕을 자극하기 때문이다. 게다가 당신의 뇌는 당신을 안정시키는 신경전달물질인 세로토닌 수치를 끌어올리기 위해서 더 많은 탄수화물을 섭취하라고 당신을 재촉할 것이다. 당신이 탄수화물 식품을 먹는 몇 분 동안에는 행복감을 느끼겠지만, 나중에는 기운이 빠지고 기분 변화가 심해지며 더욱 탄수화물을 갈망하게 되고 체중이 증가하게 된다.

이와 반대되는 문제도 있다. 어떤 사람들은 단백질은 '훌륭한' 식품이고 탄수화물은 '나쁘다'고 생각한다. 이러한 잘못된 생각 때문에 단백질을 너무 많이 먹고 탄수화물은 충분히 먹지 않는다. 균형 잡힌 식사는 아주 중요하다. 왜냐하면 각각의 다량영양소는 우리 몸에서 서로 다른 역할을 하기 때문이다. 단백질은 우리 몸의 조직을 형성(그리고 재건)하는 데 반드시 필요하고, 근육을 유지하는 데도 필요하다. 하지만 보디빌더를 위한 고단백 음료수를 섭취하는 것처럼 몸이 필요 이상으로 단백질을 섭취하면 몸에 탈수와 부종을 유발할 수 있다. 탄수화물 섭취는 필수적이다. 왜냐하면 당은 우리 뇌에서 일차 연료로 사용되고(다른 영양소는 효과적으로 사용할 수 없다), 우리 몸이 지방을 연료로 사용하도록 신진대사를 올리기 때문이다. 생리학자들은 일반인들에게 "탄수화물이 연소되는 중에 지방이 탄다"라고 표현하는데, 이는 체지방을 효율적으로 분해하고 지방을 에너지로 전환하기 위해서는 탄수화물대사 과정이 필요하다는 의미다. 마지막으로, 지방과 섬유질은 균형 있는 다량영양소 섭취를 충족하는 데 필요하다. 왜냐하면 이 2가지는 음식물이 서서히 소화되도록 하고 탄수화물 흡수와 혈당 수치 유지를 돕고 포만감을 느끼게 하기 때문이다. 음식으로 섭취하는 지방은 필수지방산과 리놀레산, 리놀렌산의 유일한 공급처다. 이들 지방산은 콜레스테롤과 혈압을 낮추고 심혈관 질환과 암과 뇌졸중에 걸릴 위험을 줄이고 피부가 건조해지지 않도록 하고 탈모를 방지한다.

■ 단백질 필요량

우리는 매끼마다 어느 정도의 탄수화물과 단백질을 섭취해야 한다. 그러면 얼마나 먹어야 할까? 우선 요구량부터 살펴보자. 지난 10여 년 동안 진행된 매우 탁월한 연구 결과에 따르면, 적당한 운동을 규칙적으로 하는 사람들은 매일 몸무게 1kg당 1.2~1.8g의 단백질이 필요하다고 한다. 그러나 이 수치에 너무 연연할 필요는 없다. 몸집이 작은 사람은 단백질이 덜 필요하고 큰 사람은 더 필요하다고 이해하면 된다. 왜냐하면 덩치가 큰 사람들은 유지해야 할 무게가 그만큼 많기 때문이다. 예를 들어 몸무게가 140파운드(63.5kg)인 사람은 하루에 77~115g(평균 100g 정도)의 단백질을 소비한다. 몸무게가 200파운드(90.7kg)인 사람은 110~165g(평균 140g 정도) 정도가 필요하다. 자! 이제 어림잡아보면, 당신이 하루에 식사와 간식을 통틀어 5~6차례 음식을 섭취한다면 몸무게가 140파운드인 사람은 매끼마다 20g의 단백질을 소비하고 200파운드인 사람은 30g 이하로 소비한다. 그러므로 매끼마다 그 이상으로 단백질을 섭취하는 것은 근력을 강화하는 것 이외에는 전혀 도움이 되지 않는다는 점을 기억하라. 다시 말하면, 그 이상으로 단백질을 섭취하는 것은 단지 열량을 높일 뿐이고 탈수 상태가 되거나 배에 가스가 차는 것을 도울 뿐이다.

■ 탄수화물 필요량

당신에게 필요한 탄수화물의 양은 당신이 체중을 줄일 필요가 있는지, 그리고 당신이 운동을 어느 정도나 하는지에 따라 달라진다. 만약 당신이 체중을 줄일 필요가 있다면, 권장량보다 적은 양을 섭취해야 한다(그러나 너무 적게 먹으면 지방 대사에 지장을 초래한다). 만약 매일 하루 30분 이상 운동한다면 권장량보다 많은 양을 섭취해야 한다(그러나 너무 많이 먹으면 인슐린과 혈당 조절에 문제가 생기고 체중이 늘어난다). 그렇다면 얼마나 먹어야 할까? 먼저 고려해야 할 것은 당신의 뇌는 탄수화물을 필요로 한다는 것이다. 일반적으로 이에 필요한 양은 하루 100g이다. 이는 당신의 뇌 기능과 집중력을 유지하는 데 필요한 양이다. 따라서 당신은 적어도 단백질과 더불어 최소한 하루에 100g 정도의 탄수화물을 필요로 한다. 더 필요할까? 만약 당신이 운동을 한다면, 근육이 필요로 하는 양을 공급해야 하므로 하루에 200~250g을 더 섭취해야 한다. "탄수화물이 연소되는 동안 지방이 탄다"는 말을 기억하라. 매일 당신이 식사와 간식을 통틀어 5~6차례 음식을 먹는다면, 매끼마다 50~60g의 탄수화물을 섭취하면 된다.

상기 내용을 기준으로 당신이 식사와 간식을 합쳐 하루 5~6차례 음식을 먹고 매끼마다 20~30g의 단백질과 50~60g의 탄수화물을 섭취한다면, 매끼마다 섭취하는 열량은 280~360kcal가 된다. 만약 매끼에 3~5g의 섬유질(칼로리가 없는)과 3~5g의 지방(30~45kcal 추가)을 곁들인다면, 적절한 혈당과 식욕 조절, 지방 대사 증가, 활력 증가, 좀 더 나은 기분 그리고 그 밖에도 더 많은 이점을 얻을 수 있다. 9장 '영양' 부분에 이러한 요구량에 맞는 적절한 음식량을 측정할 수 있는 방법들을 소개해두었으니 참고하라.

수많은 사람들과 마찬가지로 베키는 자신의 체중과 식욕에 맞서 이길 수 없는 전쟁을 치르고 있다. 특히 늦은 오후나 초저녁이 되면 단것이 몹시 당긴다. 스트레스가 늘어나면, 그녀의 식욕과 몸무게도 늘어난다. 불행히도 베키는 아침 식사를 거르고 극단적인 저지방 음식을 먹는 것이 체중을 감량하는 '올바른' 길이라고 생각해 열정적으로 그렇게 해왔다. 그러나 그러한 방법은 그녀의 뱃살을 빼는 데는 아무런 도움이 되지 않았다.

내가 베키에게 제시한 해결책은 식이요법을 완전히 뜯어고치는 것이었다. 나는 베키에게 3~4시간마다 밥을 먹든 간식을 먹든 무언가를 먹으라고 권고했다. '무언가'란 적당한 양의 탄수화물과 단백질이 든 음식으로, 이러한 음식들은 그녀가 혈당과 식욕을 조절하는 데 도움을 준다. 이렇게 하자마자 베키는 늦은 오후와 초저녁 식욕이 감소했고, 다이어트가 쉬워졌으며, 두 달 동안 10파운드(4.53kg)의 체지방이 감소했다.

식이보충제(건강기능식품)

식이보충제를 먹는 것이 앞에서 강조한 충분히 자고, 운동을 하고, 올바른 식사를 하는 일과 어울릴까? 앞서 언급한 코티솔 수치를 올릴 수 있는 식물성 자극제를 제외하면, 다양한 식이보충제가 코티솔의 과다한 분비를 조절하고 스트레스 상황에서도 적절한 코티솔 수치를 유지하는 데 도움을 줄 수 있다.

스트레스에 노출되는 것이 신체적 요인으로 인한 결과이든 정신적 요인으로 인한 결과이든 상관없이, 그러한 반응이 신체 호르몬 시스템에 의해서 시작된다는 점은 똑같다. 이는 부적절한 영양이나 과도한 운동 혹은 불충분한 수면과 같은 신체적인 스트레스 요인이 걱정, 분노와 같은 정신적인 스트레스 요인과 똑같은 방식으로 몸에 영향을 미친다는 것을 의미한다. 즉 신체적 스트레스나 정신적 스트레스 가운데 어느 것에 노출되었든 간에 몸은 코티솔 수치를 올리는 방향으로 반응하고, 이러한 반응은 건강과 관련된 많은 문제를 일으킨다. 그러나 영양학이 발전함에 따라 우리는 다양한 식이보충제와 허브 추출물을 통해 몸이 스트레스에 적절히 반응하도록 돕고 스트레스가 미치는 효과를 최소화하고 조절할 수 있다는 사실을 알게 되었다. 이러한 천연물은 간편하고 편리하게 이용할 수 있다. 스트레스를 피하는 것이 최선이지만, 그럴 수 없다면 식이보충제가 대안이 될 수 있다. 생각해보자. 우리는 모두 일을 한다(스트레스다!). 우리는 모두 월급에 얽매인다(스트레스다!). 우리들 중 많은 사람이 복잡한 출근길을 겪는다(스트레스다!). 우리는 모두 가족이 있고 개인적인 인간관계가 있으며, 이는 언제나 편안하지만은 않다(스트레스다!). 대부분은 우리가 좀 더 잘 먹고, 좀 더 운동해야 한다는 것을 안다. 그러나 우리의 바쁜 현실은 운동보다는 일이나 아이들, 배우자, 잡일 등에 시간을 빼앗기게 만든다.

많은 사람들에게 과도한 스트레스 반응을 조절할 수 있는 유일하고 합리적인 해결책은, 몸속의 과도한 코티솔을 조절하는 식이보충제를 복용하는 것일 수도 있다. 적절한 범위로 코티솔을 조절한다면, 많은 급성·만성 스트레스의 부정적인 영향을 최소화할 수 있다. 올바른 식이보충제를 복용하는 것이 안전하고 효과적이며 간편한 방법일 수 있다.

가장 믿음직한 코티솔 조절 식이보충제로는 다음과 같은 것들이 있다(각각의 식이보충제에 대해서는 8장에서 자세히 기술할 것이다).

■ 스트레스 적응을 위한 비타민과 미네랄

아래에 열거한 식이보충제는 모든 이들에게 매일매일 복용할 것을 추천한다. 스트레스를 많이 받는 제스와 긴장한 제인, 평온한 잭(서문 '코티솔 지수' 참고) 모두에게 추천하는 식이보충제다.

- 비타민B 복합제
- 비타민C
- 마그네슘
- 칼슘

■ 코티솔 조절을 위한 식이보충제

다음 식이보충제는 스트레스를 많이 받는 제스나 긴장한 제인에게 권장한다. 평온한 사람들은 유난히 스트레스를 많이 받는 기간에만 복용하면 된다.

- 목련나무 껍질(Magnolia bark)
- 테아닌(Theanine, 녹차에서 추출한 단백질)
- 식물스테롤
- 귤껍질(폴리메톡실레이티드 플라본스, 8장을 참고하라)
- 통캇알리(Eurycoma)

■ 심한 스트레스를 받을 때 쓰는 식이보충제

다음 식이보충제는 스트레스를 많이 받는 제스나 긴장한 제인이 수면이나 긴장 완화를 필요로 할 때 권하는 식이보충제다. 평온한 잭에게는 일반적으로 특정 코티솔 수치를 목표로 하지 않는 한 권하지 않는다.

- 아쉬와간다(Ashwagandha)

- 인삼(Ginseng)

- 오미자(Schisandra)

- 홍경천(Rhodiola)

- 카바카바(Kava kava)

- 발레리안(Valerian, 쥐오줌풀 뿌리에서 채취한 진정제)

- 세인트존스워트(St. John's wort, 성요한초)

- 5-히드록시트립토판(5-HTP, 5-hydrosytryptophan, 자세한 내용은 8장을 참고하라)

- 에스아데노실메티오닌(S-adenosylmethionine, 자세한 내용은 8장을 참고하라)

다음 장에서는 당신이 자신에게 맞는 식이보충요법을 짤 수 있도록 돕는 데 초점을 맞출 것이다. 그러나 먼저 다음과 같은 점들을 살펴봐야 한다. 식이보충제는 어디에서 구입하는 것이 좋을까? 어떻게 해야 최고의 제품을 선택할 수 있을까? 보충제를 약과 함께 먹어도 괜찮을까? 보충제가 부작용을 일으키지는 않을까?

모두 좋은 질문들이다. 다음 절에서는 이러한 질문들에 답변할 것이다.

식이보충제를 선택하고 사용하는 데 도움을 줄 가이드라인

식이보충제는 미국에서만 매년 220억 달러어치가 팔릴 정도로 널리 보급되어 있다. 미국인 가운데 대략 85%는 적어도 한두 번쯤은 식이보충제를 먹은 적이 있으며, 60% 이상이 규칙적으로 먹고 있다.

현재 많은 사람들이 식이보충제를 사서 소비하고 있음에도, 식이보충제를 복용하는 실제 행태와 이러한 소비 행태를 뒷받침하는 지식 사이에는 엄청난 간극이 있다. 예를 들면, 약을 처방받을 때는 모든 사람들이 그들의 담당 의사나 약사에게 조언을 구하지만, 식이보충제를 구입할 때는 반도 안 되는 사람들만 영양의학 전문가에게 조언을 구한다. 더군다나, 많은 소비자들이 식이보충제의 권장 용량에 주의를 기울이지 않는다. 일반적으로 생각하는 "하나가 좋다면, 많으면 많을수록 더 좋다"라는 가정은 어떤 사람들에게는 심각한 건강상의 문제를 야기할 수 있는데도 말이다.

당신이 식이보충제를 복용하는 문제를 의사와 상담하는 것은 매우 중요하다. 대부분의 의사들이 영양의학 전문가는 아니지만, 약물이 미치는 상호작용이나 부작용에 대한 이야기를 들을 수 있다.

또한 분별 있게 사용하는 것이 중요하다. 식이보충제는 처방전 없이도 구입할 수 있으므로 무분별하게 복용해도 된다고 생각하는 것은 위험한 생각이다. 코티솔 조절을 위해 식이보충제를 복용하는 데 도움을 줄 핸드북으로 이 책의 8장을 이용하길 바란다. 상황별로 가장 적절한 식이보충제를 결정하는 데 도움을 줄 연구 사례가 있다.

다음 절에서는 식이보충제와 관련한 간단한 질문과 답변을 통해 당신이 올바른 식이보충제를 고르고 적절히 사용하는 데 도움을 줄 정보를 제공할 것이다.

식이보충제 선택

아래에 나는, 유용한 많은 식이보충제 가운데 어떤 제품을 선택하는 것이 좋은지를 묻는 가장 일반적인 질문들에 대한 답변을 달았다.

Q : 천연 비타민이 합성 비타민보다 좋은가?

A : 천연 비타민, 미네랄이나 합성 비타민, 미네랄은 대부분 우리 몸에서 똑같은 과정을 거쳐 대사된다. 비타민B 복합제가 좋은 예로, 주로 맥주 효모나 그와 비슷한 물질에서 얻는 '천연' 비타민B와 화학적으로 정제해서 얻는 비타민B1(티아민), B2(리보프라민), B3(니아신) 등이 있다. 어느 것이나 우리 몸에서 똑같은 방식으로 흡수, 전달, 사용, 소모된다. 따라서 비타민B 복합제는 천연제제든 합성제제든 차이점이 없다고 자신 있게 말할 수 있다. 재미있는 2가지 예외는 엽산과 비타민E인데, 엽산은 천연제제보다 합성제제가 더 잘 흡수되고, 비타민E는 천연제제가 합성제제보다 훨씬 흡수가 잘된다. 비타민E는 천연제제가 합성제제보다 2~3배 더 흡수가 잘된다는 것을 보여주는 아주 훌륭한 과학적 자료도 있다. 천연 비타민E 제제는 합성제제보다 조금 더 비싸긴 하지만, 높은 활성도를 고려하면 천연제제를 구입하는 편이 더 낫다.

Q : 유명 회사 제품을 먹어야 할까?

A : 유명 회사 제품을 먹을지 일반 회사 제품을 먹을지 결정하기에 앞서 먼저 '기본' 용량을 복용할 것인지 아니면 '최적' 용량을 복용할 것인지를 결정해야 한다. 그래서 이 질문에 대한 답변은 2가지 요소에 따라 달라진다. 즉 당신이 '식이보충제 구입에 얼마나 많은 비용을 지불할지'와 '기본 용량을 복용할지 아니면 최적 용량을 복용할지'에 따라 달라진다.

유통시장에 있는 일반 회사 제품이나 유명 회사 제품은 비타민과 미네랄의 기본 권장량을 복용하는 데 도움을 줄 것이다. 다만 유통시장에서 판매하는 일반 회사 제품이나 유명 회사 제품은 대부분 비타민과 미네랄의 기본 권장량을 함유하고 있으며, 이는 최적의 건강 상태를 유지하는 데는 부족하고 코티솔 수치를 최적으로 조절하는 데도 확실히 부족한 양이다. 8장에는 코티솔 조절을 위해 비타민과 미네랄을 사용하는 방법을 상세히 설명해놓았는데, 가장 중요한 몇 가지를 아래에 정리했다.

비타민B를 매일 일일 권장량의 200~500%를 복용하면 코티솔 조절과 적절한 스트레스 반응에 아주 많은 도움이 된다는 과학적인 근거가 있다. 이는 대부분의 복합 비타민 제제에 함유된 용량의 2~5배 달하는 용량이다.

칼슘과 마그네슘은 우리 몸의 스트레스 반응을 조절하는 데 도움을 주는 미네랄로 알려져 있는데, 대부분의 일반 회사 제품과 '하루 한 알 복용'하는 유형의 유명 회사 제품들에는 단지 250~500mg의 칼슘과 125~250mg의 마그네슘이 들어 있다. 칼슘과 마그네슘 제품에 대해 아쉬움을 갖는 것은 비용이 비싸기 때문이 아니고(오히려 매우 저렴하다), 캡슐이나 알약의 크기가 작기 때문이다. 칼슘과 마그네슘 둘 다 부피가 큰 미네랄이다. 즉 많은 공간을 차지한다. 그래서 하나의 캡슐에는 최적의 하루 복용량을 담을 수 없다(미네랄 원료에 따라서는 때로는 캡슐 4개가 필요하다).

요약하면 모든 사람들이 복용해야 할 최소한의 기본 복합 비타민/미네랄 보충제가 있다. 사실 대형 유통시장에서 판매하는 제품이나 동네 시장에 진열된 일반 회사 제품이나 유명 제품에는 모두 기본 권장량이 들어 있다. 그러나 만약 당신이 코티솔을 조절하는 영양소를 최저 수준보다 더 많이 공급하는 식이보충제에 관심이 있다면, 그리고 식이보충요법에 좀 더 비용을 지불할 여유가 있다면, 비타민B 복합제와 칼슘과 마그네슘이 다량 함유된 복합 비타민제나 미네랄 구입을 고려하길 바란다.

Q : 약초 보충제를 구입할 때 주의할 점은 무엇일까?

A : 약초 보충제를 선택할 때가 되면 매우 혼란스러울 수 있다. 왜냐하면 약초는

실제로 천연 의약품이라서, 당신에게 좀 더 효과적이고 안전한 제품을 찾아야 하기 때문이다. 약초 제품은 유명 회사 제품과 일반 회사 제품이 완전히 다르다. 임상 연구를 거쳤거나 약초와 생화학적으로 동등한 효과가 있음이 입증된 제품을 선택하는 것이 아주 중요하다. 안전하고 효과적인 제품을 선택하는 가장 쉬운 방법은, 약초의 유효 성분을 1회 분량으로 균등하게 제공할 수 있는 '표준화된' 추출물이 함유된 제품을 선택하는 것이다. 가장 좋은 방법은 (유효 성분에 대한 연구가 진행되고 있는 제품보다는) 임상 연구가 끝난 제품을 선택하는 것이다. 그러나 객관적인 임상 테스트를 거친 상품은 천연 성분만큼 많지는 않다.

Q : 식이보충제는 어디에서 구입하는 것이 가장 좋을까?

A : 위의 3가지 질문에 대한 답변은 유통시장에서 당신이 바람직하지 않은 보충제를 가려내고, 당신 건강에 도움을 주는 제품을 선택하는 데 도움을 줄 것이다. 과거 몇십 년 동안에 식이보충제는 그야말로 폭발적으로 보급되어, 오늘날 소비자는 다양한 장소(건강기능식품점, 유기농식품점, 할인점, 식품잡화점, 신문 광고, 상품 안내서, 약국, 슈퍼마켓, 인터넷 등등)에서 비타민과 미네랄, 약초와 기타 식이보충제를 구매할 수 있다. 이 중 어떤 곳에서 구입하는 것이 더 좋을까? 설마 구입 장소에 따라 제품의 질에 차이가 있겠느냐고 생각할 수도 있겠지만, 판매점마다 특색이 있다는 점을 고려해야 한다.

예를 들면, 가장 싼 제품은 슈퍼마켓이나 대형 마트와 같은 할인점에서 찾을 수 있지만, 이러한 제품들에는 대개 영양소가 기본 용량만 들어 있다. 가장 싼 제품보다 한 단계 더 나은 제품은 일반적으로 약국이나 유기농식품점, 건강기능식품 전문 매장 등에서 찾을 수 있다. 이러한 중간 단계 제품들은 적당한 가격으로 높은 품질과 최적의 영양소를 제공한다.

가장 비싼 제품들은 품질이나 안정성과 효능이 뛰어난 제품으로 인터넷이나 상품 안내서, 독립된 전문 매장에서 찾을 수 있다. 어떤 제품은 생체 이용률이 높고 모든 영양소가 최적 용량으로 들어 있지만, 높은 비용은 분명한 단점이다. 또 다른 제품은 중요한 영양소가 최적 용량이 아닌데도 비싼 가격으로 팔리고 있다. 그러면 어떻게 가격이 비싼 '고급' 제품 중에서 제대로 된 제품을 구별할 수 있을까? 임상 연구 결과를 보여달라고 요구해보라. '고급' 제품들은 언제나 고객의 요구에 맞춰 확실한 과학적 근거를 제시함으로써 상품 가격을 정당화하려고 한다. 만약 회사가 '비싼' 가격에 걸맞은 과학적 근거를 제시하지 못한다면, 다른 제품을 찾아보길 바란다.

식이보충제 복용법

당신이 앞에서 언급한 정보를 통해 식이보충제를 선택한 후에는, 다음에 언급할 안내 지침이 적절한 방법으로(즉 안정성과 효과를 최대화하는 방법으로) 복용하는 것을 도와줄 것이다.

- 식이보충제는 단지 건강한 식사에 추가하는 것이라는 점을 명심하라. 식이보충제로 균형 잡힌 식사나 불충분한 식사를 대신할 수는 없다.
- 상품 포장 상자에 적힌 권장량을 따르라. 권장량은 안정성과 유용성 면에서 중요하다. 특히 약초나 많은 성분이 혼합된 식이보충제라면 더욱 그렇다. 하루에 한 알을 먹으라고 권장하고 있는데, 2알이나 3알을 먹으면 더 좋을 것이라고 착각하지 마라.

- 안전한 장소에 보관하라. 열과 햇빛은 유통기한을 단축시킬 수 있다. 그리고 아이들 손이 닿지 않는 곳에 두어야 한다.
- 당신이 어떤 식이보충제를 복용하고 있는지 주치의에게 이야기하라. 약을 복용 중이라면 식이보충제를 복용하기 전에 의사나 약사에게 먼저 상담하길 바란다.

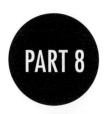

PART 8

스트레스 적응을 위한
식이보충요법

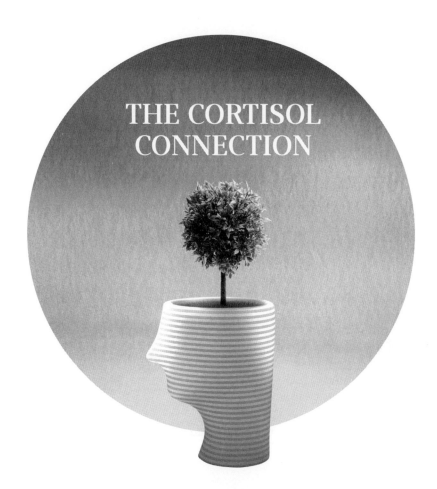

THE CORTISOL
CONNECTION

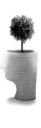

식이보충요법은 SENSE 생활방식 프로그램에서 스트레스 관리, 운동, 그리고 영양요법 다음으로 나오는 방법이다. 나는 스트레스 극복 프로그램으로 고안한 식이보충요법이 스트레스와 코티솔을 감소시키고 행복감을 증가시킨다고 굳게 믿으며, 연구 결과들이 그러한 믿음을 강하게 뒷받침하고 있다.

그러나 식이보충제는 '만병통치약'이나 시중에 나와 있는 기적과 같은 다이어트 제품과 비슷한 것이 아니며 또 그렇게 여겨서도 안 된다. 다시 한번 이야기하지만, 보충제는 건강식과 운동요법을 보충하는 역할을 할 뿐이다.

식이보충제 vs 처방약

식이보충제는 안전한가? 대부분은 안전하다. 내가 '대부분'이라고 이야기하는 까닭은, 사용을 권장하는 경우에만 식이보충제를 사용해야 한다는 것을 강조하기 위해서다. 식이보충제와 관련된 문제들은 대부분 부적절한 식이보충제를 사용하거나 빠르고 강력한 효과를 얻기 위해 너무 많이 사용해서 생긴다. 빨리 살을 빼고 싶은 마음에 특정한 식이보충제를 2~3배 용량으로 사용하는 사람들을 흔히 볼 수 있다. 그러나 식이보충제에 관한 한 "많을수록 더 좋다"라는 말을 믿지 말아야 하는데, 왜냐하면 자주 사용하는 것이 오히려 사용하지 않는 것보다 결국에는 안전과 효과 면에서 더 좋지 않은 결과를 낳기 때문이다. 무엇보다도 식이보충제는 안내서에 적힌 용량대로 섭취해야 하며 부작용이 있을 경우에는 즉시 끊어야 한다.

천연 식이보충제의 안정성을 합성 의약품들과 비교해보면 그 차이는 매우 크다. 미국식품의약국(FDA)의 의약품 감시 자료에 따르면, 합성 의약품이 일으키는 부작용은 300만 가지가 알려져 있으나, 천연 식이보충제가 일으키는 부작용은 아주 조금뿐이었다. 지난 10년간 미국에서 수십억 달러어치의 천연 식이보충제가 소비되었지만, 부작용은 겨우 수백 건만 보고되었다(대부분은 보충제를 권장량 이상 섭취하는 등 부적절하게 사용하여 생긴 것이었다). 천연 식이보충제의 안전성을 문제 삼기는 쉽지 않다. 약품에 비해 보충제의 안전성이 더 뛰어난 이유 가운데 하나는 천연 식이보충제의 효능이 약에 비해 약하다는 것이다(약한 효능은 일반적으로 부작용이 적다는 것을 의미한다). 비록 천연 식이보충제가 약보다 효능이 떨어지기는 하지만, 특정한 긍정적인 효능을 보이는 약과 똑같은 효과를 낼 수 있다. 천연 식이보충제에는 수십 내지 수백 가지 성분이 들어 있기 때문에, 동시에 여러 가지 대사에 작용을 할 수 있다. 예를 들면 프로작과 같은 항우울제는 뇌에서 하나의 신경전달물질(세로토닌)에 대해서만 강력한 효과를 내는 반면에, 세인트존스워트 약초는 동시에 여러 가지 신경전달물질을 조절하고 균형을 맞춰주는 효과가 있다. 한 가지 효과만 있는 합성 의약품과 달리 다양한 효과가 있는 천연 식이보충제는 효과를 증대시키고 부작용을 감소시킬 수 있다.

우리가 가지고 있는 약 중에 스트레스와 스트레스로 인한 대사를 치료할 수 있는 약은 얼마나 될까? 전혀 없다. 대신에 의사들은 스트레스와 관련된 우울감 같은 문제를 완화하기 위해 항우울제를 처방하고 스트레스로 인해 증가한 식욕을 억제하기 위해 식욕억제제를 처방한다. 그러나 그런 약들 중 어느 것도 근본적인 문제를 다루지는 못한다(단지 증상에만 효과가 있을 뿐이다). 가장 유명한 비만 치료제를 예로 들어보면, 리모나반트(상품명 아콤플리아)는 우울과 불안 등의 부작용이 있고, 실부트라민(상품명 메리디아)은 혈압을 올리고 불안하게 하는 부작용이 있으며, 올리스타트(상품명 제니칼)는 위장관에 부작용을 일으킨다. 이러한 약들은 (운동과 식이요법을 함께 할 경우) 1년에 추가로 5~10파운드(2.27~4.53kg)가량의 체중 감량을 유발할 뿐이며, 게다가 대략 절반 정도의 사람들에게만 효과가 있다. 만약 이러한 약들이 가격 대비 효과가 그다지 나쁘지 않다고 생각한다면, 그 약값이 한 달에 100~150달러(또는 약 500g의 살을 빼는 데 드는 비용이 200달러)라는 것을 한번 생각해 보라. 거기다가 여러 가지 부작용까지 무료로 함께 온다.

스트레스와 관련된 비만, 우울, 당뇨, 그리고 피로 등을 치료하는 약들이 안겨주는 어마어마한 이익 때문에 약품의 오프라벨 사용(약품을 본래 승인받은 용도가 아닌 다른 용도로 사용하는 것)이 증가하고 있다. 살을 빼려는 사람들이 당뇨, 우울 그리고 간질 치료제로 승인된 약들을 많이 사용하는데, 그러한 약들이 살이 빠지게 하는 부작용이 있기 때문이다. 그들 중 어떤 약도 체중 감량을 위해 사용했을 때의 안전성이 입증된 바 없지만, 그들의 주요 작용 외에 체중을 줄이는 부작용으로 인해, 어떤 환자들은 자신의 의사에게 체중 감량을 위해 그 약을 처방해주기를 간청하고 의사들은 동의해준다. 오프라벨 처방이 점점 증가하고 있는 약품으로는 본래 목적이 ADHD(애더럴과 리탈린), 간질(토파맥스와 존그랜), 우울(웰부트린), 당뇨(글루코파지와 바이에타), 수면 장애(프로비질)를 치료하기 위한 약과 금연(자이반)을 위한 약들이 있다.

이러한 약들은 단독으로 쓰이기도 하지만, 전혀 의도하지도 않았고 또 전혀 권장한 바도 없음에도 처방전 없이도 약을 살 수 있는 경우에는 가끔 그들이 함께 사용되기도 한다. 예를 들면 애더럴은 원래 1970년대에 ADHD 치료를 목적으로 한 각성제로 판매되던 약인데, 요즈음에는 할리우드 스타에서 사커 맘(soccer moms, 자녀를 스포츠나 음악 같은 취미 활동을 하는 곳에 데리고 다니느라 여념이 없는 전형적인 중산층 엄마들을 가리킴)에 이르기까지 일반 대중들이 체중 감량을 위한 약으로 선택해 사용하고 있다(대부분의 사람들이 본래 의도했던 ADHD 치료를 위한 처방전 없이도 이 약을 구할 수 있다).

이들 약들이 일으킬 수 있는 부작용으로는 복통, 불안, 불면과 기억력 장애 등이 있고, 어떤 약(웰부트린 등)은 그 약을 먹을 경우 자살 위험성이 증가할 수 있다고 미국식품의약국으로부터 엄중한 '블랙박스 경고*'를 받기도 했다. 애더럴 역시 돌연사, 심각한 심혈관계 장애, 그리고 중독을 일으킬 수 있다고 블랙박스 경고를 받은 약이다. 토파맥스는 혼돈과 정신장애를 일으킬 수 있고, 프로비질은 많은 사람들에게 어지럼증과 불면증을 야기한다.

단독으로 사용하든 함께 병용하든 이런 약을 쓰면 한 달에 약값으로 나가는 돈만 200달러에 달한다. 대표적인 약물 칵테일은 펜터민(각성제)에 항우울제인 프로작, 토파맥스와 같은 항간질제 또는 바이에타와 같은 당뇨 치료제를 섞은 것이다. 가끔 환자들은 비만이 만성질환이므로 이런 약들을 평생(또는 부작용을 더는 견딜수 없을 때까지) 복용해야 한다는 말을 듣기도 한다.

＊블랙박스 경고란 미국식품의약국의 승인을 받은 의약품들 중 가장 위험한 약품들에 붙이는 경고를 가리킨다.

애더럴 XR(각성제) 판매량이 2001년부터 2005년 사이에 3000% 증가하고 프로비질(역시 각성제의 하나) 판매량이 360% 증가한 것은 이러한 약들을 본래 승인된 용도가 아닌 체중 감량을 위해 사용하고 있음을 보여주는 명백한 증거다. 2006년에는 웰부트린 XL(하루 한 번 복용하는 우울증 약) 판매량이 1000% 이상 급성장했고, 판매액은 14억 달러에 달했다. 반면에 미국식품의약국으로부터 비만 치료제로 승인받은 2가지 약(올리스타트와 메리디아)은 체중 감량 효과가 적다는 이유로 판매량이 40% 넘게 감소했다.

이러한 약들을 사용하면 경제적으로도 그렇고 부작용을 생각해도 그렇고 상당한 비용을 치러야만 한다. 그러므로 이제는 스트레스를 관리하고 코티솔 수치를 조절하고, 생화학적인 스트레스 반응을 조절할 수 있는 자연적인 방법에 관심을 돌리는 것이 더 합리적이다. 스트레스에 적응하는 데 도움을 주는 가장 효과적인 천연 식이보충제들은 다음과 같다.

- 스트레스를 줄이는 종합비타민/미네랄 보충제
- 코티솔 조절 식이보충제
- HSD 활성 조절 식이보충제
- 테스토스테론 조절 식이보충제
- 천연 강장제
- 긴장 이완과 평온함을 위한 식이보충제

여기서는 먼저 어떤 식이보충제들을 피해야 하는지부터 살펴보기로 하자.

피해야 할 식이보충제

앞 장에서 이미 언급했듯이 높은 코티솔 수치는 과체중과 관계가 있으며 의식적으로 식사나 음식을 제한할 경우에도(다이어트에 대한 생각만으로도) 코티솔 수치가 상승한다. 만성적으로 또는 반복적으로 스트레스 상황에 놓이는 사람들이 자신의 체중과 식욕, 그리고 활력 때문에 어려움에 처하는 것은 당연한 일이다. 체중과 식욕, 활력은 모두 스트레스로 인하여 상승한 코티솔의 영향을 받기 때문이다.

특정한 식이보충제로 살이 빠지게 하고 식욕을 억제하며 활력을 증진할 수 있다는 주장이 제기되고 있는데, 이는 거의 기적과 같은 일처럼 보인다. 사실 이 제제는 스트레스 상황에 처한 사람들을 위해 맞춤 생산된 것처럼 보인다. 왜냐하면 이것은 체중을 증가시키는 경로를 차단하는 중요한 요소 3가지에 역점을 두고 만들었기 때문이다.

위에서 이야기한 이 기적의 보충제는 교감신경 효능제(sympathomimetics)와 같은 역할을 하는 약초 자극제에 속한다. 교감신경 효능제는 에피네프린과 노르에피네프린 같은 교감신경을 자극하는 호르몬과 비슷한 효과를 내는데, 그 호르몬들의 분비를 촉진하거나 파괴를 감소시킴으로써 그와 같은 작용을 한다.

이 계열에 속하는 약초 가운데 가장 유명한 것들로는 에페드라 시넨시스(마황), 파울리니아 쿠파나(과라나/카페인), 사이트러스 아우란티움(시네프린), 포시니스탈리아 요힘브(요힘빈) 그리고 콜레우스(포스콜린) 등이 있다(다른 많은 식물 종에도 자극제 성분이 들어 있다). 이상의 약초들은 일반적인 자극제로 몸의 많은 부위에서 동시에 작용한다. 폐(숨을 쉬기 쉽도록 세기관지를 열어준다), 심장과 혈관(심박동을 증가시키고 동맥을 수축시켜 혈압을 올린다), 그리고 부신에서도(에피네프린과 코티솔의 분비를 촉진한다) 작용한다. 이렇게 여러 조직 내에서 광범위한 작용을 하기 때문에 약초 자극제는 두통, 불면증, 혈압 상승, 과민, 그리고 심장 두근거림 등과 같은 여러 부작용들을 자주 일으킨다. 그리고 아마도 이런 부작용들은 이러한 제제들의 작용으로 인해 많이 상승한 코티솔 수치와 관계가 있는 것으로 보인다.

약초 자극제(특히 에페드라)가 대중적으로 보급될 수 있었던 것은 그것들이 어떤 특정 작용을 한다(적어도 단기간에는)는 이유 때문이었다. 에페드라와 그와 관련된 보충제는 식욕을 억제하고 활력을 높여주므로 운동을 조금 더 하거나 조금 더 많이 활동하면 조금 더 많은 열량을 소비할 수 있게 한다. 한두 달가량 약초 자극제를 복용하면 스스로 노력하는 것에 비하여 몇 kg의 체중을 더 줄일 수 있다. 그러나 이러한 제제는 식욕을 억제하고 열량 소비를 증가시키므로 단기적으로는 체중 감량에 효과적이지만, 장기적으로는 코티솔 수치를 상승시켜 체중을 줄이려는 노력을 오히려 방해할 수 있다. 왜 그럴까? 앞에서 간략하게 이야기했듯이 코티솔이 증가하면 공복감이 커지고, 지방 대사가 느려지고, 근육과 뼈가 약해지며, 활기가 떨어지고, 기분이 나빠지며, 일반적으로 건강한 체중을 유지하려는 시도에 역행하는 반응이 일어나기 때문이다.

체중 감량제는 처음 몇 주 동안에는 체중 감량에 도움을 주지만 수개월 이상 사용하면 오히려 체중 증가를 촉진하는 방향으로 우리 몸의 신진대사를 변화시킨다. 또한 에페드라와 그와 관련된 제제들을 장기간 복용하면 체중 증가의 원인이 되며 다른 스트레스 요인(다이어트도 스트레스 요인이 된다)과 동반될 경우에는 더 심하게 살이 찔 수 있다. 스위스 로잔 대학의 연구진은 아주 적은 양(40mg)의 에페드라를 이틀간 복용한 피실험자들에게서 당 흡수와 산화가 25%가량 감소한 것을 확인했다. 또 다른 스트레스 상황에 처해 있던 피실험자들은 당 흡수와 산화가 50% 이상 감소했다. 이는 에페드라 보충제가 신체가 당을 에너지원으로 이용하는 것을 방해하여 혈당치가 올라가고, 지방 대사는 떨어지며, 공복감은 매우 심해진다는 것을 이야기해준다. 포스콜린(콜레우스의 활성 성분), 요힘빈(포시니스탈리아의 활성 성분) 그리고 카페인(예르바 마테, 콜라나무 열매, 그리고 과라나로 알려진 파울리니아 쿠파나의 활성 성분) 등도 비슷한 작용을 한다는 것이 확인되었다. 예를 들면 약 200mg의 카페인(커피 2컵에 들어 있는 양, 많은 체중 감량제 1회분에 들어 있는 양)은 한 시간 내에 혈중 코티솔 수치를 30%가량 증가시킨다. 오클라호마 대학의 연구진에 따르면 카페인이 코티솔 수치를 올리고, 스트레스가 있는 경우에는 코티솔 수치가 더 많이 올라간다고 한다(우리는 주로 언제 커피를 마시는가? 그렇다, 스트레스 상황에 있을 때다). 오클라호마 대학의 과학자들은 남성과 여성 모두에게서 카페인과 스트레스가 겹치면 코티솔이 아주 많이 높아지는 것과, 카페인을 반복적으로 복용하면 하루 종일 코티솔이 높아지는 것을 확인했다.

약초 자극제와 관련한 좀 더 장기간의 연구를 통해 우리는 약초 자극제를 사용하면 뇌와 부신이 자극을 받아 스트레스를 받을 때와 같은 신경내분비 반응이 일어나고, 이로 인해 혈중 코티솔 수치가 지속적으로 상승한다는 것을 알게 되었다. 동물실험 결과는 이런 종류의 신경계 자극이 코티솔 수치를 높일 뿐만 아니라, 우리가 마른 체형을 유지할 수 있게 하는 성장호르몬과 갑상샘자극호르몬을 모두 감소시킨다는 것을 보여준다.

그러면 어떻게 해야 할까? 가장 현명한 방법은 모든 약초 자극제를 완전히 끊고 살을 뺄 수 있는 다른 균형 잡힌 방법(소량씩 자주 식사, 영양의 균형이 잡힌 식사, 그리고 근력 운동과 함께 규칙적인 유산소운동 등)을 시행하는 것이다. 그러나 아직도 많은 사람들이 약초 자극제가 들어 있는 제제를 계속 사용하고 싶어한다. 약초 자극제는 장기적으로 볼 때 건강에 해로우며, 이러한 보충제들이 체중을 유지하는 데 나쁜 영향을 줄 수 있음에도, 몇 주 안에 살을 빼게 해준다는 즉효약들이 무수히 많아서 사람들이 쉽게 돌아설 수 없게 만든다. 만약 당신이 그런 약초 자극제를 사용하려고 마음먹었다면, 그것을 사용할 때는 철저히 주의하고 한 달 뒤에는 끊기를 권한다. 적어도 코티솔 수치를 끌어올리는 약초 자극제의 효과를 이 장의 마지막 부분에서 이야기할 코티솔을 낮추어주는 약초로 상쇄시켜야 한다. 코티솔 조절 보충제가 약초 자극제의 식욕 조절 작용과 열량 소모 및 지방 연소 효과를 억제하기는 힘들겠지만 높아진 코티솔로 인한 부작용은 분명히 줄여줄 것이다.

이 절의 나머지 부분에서는 체중 감량제로 가장 흔히 사용하는 약초 자극제들을 간략히 설명하도록 하겠다.

■ 마황/에페드라

마황(학명은 *Ephedra sinesis*)은 '중국 에페드라', '허브 에페드린'으로 불리기도 하는 중국 약초의 하나다. 활성 성분은 에페드라 또는 에페드린 알칼로이드인데 모르몬 차나 시다 코디폴리아, 사막차, 바닷말, 멕시칸 차 그리고 다른 많은 약초들에서도 발견된다. 전체적으로 약 40종의 식물에 에페드라 성분이 들어 있다.

마황과 다양한 마황류의 허브 종은 교감신경 효능제로서 이 장의 앞부분에서 설명한 효과를 보인다. 에페드린은 비선택적인 교감신경 효능제로 여겨지는데, 이는 동시에 신체의 여러 부위(폐, 심장, 혈관, 부신, 기타 부위들)에 일반적인 자극제 역할을 한다는 것을 뜻한다. 따라서 에페드린을 복용한 사람은 활력이 증가하고 진한 커피 한두 잔을 마신 것과 유사한 효과를 볼 수 있다. 에피네프린과 유사한 효과로 인해 에페드라는 심장박출량을 증가시키고, 근육의 수축 능력도 항진시키고, 혈당도 높이며 숨 쉬기 쉽도록 세기관지 통로를 열어준다. 많은 경우에 에페드라는 일시적인 식욕 억제 효과가 있으며 이로 인해 식이요법과 체중 감량에 도움을 줄 수 있다.

마황과 다른 에페드라 함유 제제에 대한 연구 결과들은 모호하다. 어느 연구들에서는 어떤 유익한 효과도 나타나지 않았고, 어느 연구에서는 체중이 다소 감소했으며, 또 다른 연구들에서는 불쾌한 부작용으로 인해 많은 대상자들이 복용을 중단해 연구 결과의 정확성이 떨어지기도 한다. 에페드린은 자극제라서 한 번을 먹든 오랫동안 반복적으로 복용하든 어느 정도는 대사율을 높여준다(이 말은 에페드린을 복용한 사람은 휴식 중에도 그리고 운동 중에도 좀 더 많은 열량을 소모할 수 있음을 의미한다). 과체중인 남녀를 대상으로 한 여러 연구에서는 에페드린(20~40mg)과 카페인(200~400mg)을 병용한 제제를 투여하자 기초대사량이 약간 증가했다.

미국식품의약국은 에페드린 알칼로이드가 함유된 식이보충제를 사용한 소비자들로부터 부작용에 대한 보고를 수천 건 이상 받았다. 그들은 혈압 상승, 심장 두근거림, 불면, 예민해짐, 두통 그리고 경련, 뇌졸중, 심장마비, 심지어는 사망까지(약 15~20건) 이른 심각한 부작용 등 신경계에서 심혈관계에 이르는 다양한 부작용을 보고했다. 이 제제들을 사용한 이들 중 대부분은 젊은이들과 중년층으로, 체중 조절과 활력 증진을 위해 사용한 것이었다.

에페드라가 함유된 식이보충제에 대한 건강 경고

실제로 에페드라 알칼로이드가 함유된 모든 식이보충제에는 강력한 경고문이 붙어 있다. 주로 다음과 같은 문구가 쓰여 있다.

임신 또는 수유 중인 여자들은 에페드라가 함유된 제제를 사용하지 말아야 한다. 어린이들의 손이 닿지 않는 곳에 두어야 한다. 고혈압, 심장 질환이나 갑상샘 질환, 당뇨가 있거나 전립샘 비대로 소변보기 어려운 사람, 또는 MAO 억제제(monoamine oxidase inhibitors)나 다른 처방약을 사용 중인 사람은 에페드린이 함유된 제제를 사용하지 말아야 한다. 불안, 경련, 과민, 심박동 증가, 불면증, 식욕 감퇴 또는 오심 등의 증세가 나타나면 용량을 줄이든지 끊어야 한다.

체중 감량을 위해 에페드라를 넣은 제제들에 대한 연구들을 전체적으로 살펴보면, 에페드린만 함유된 제품의 경우 하루에 복용하는 에페드린의 총량이 60~75mg(보통 20~25mg을 하루에 3회 복용)이며, 카페인 200~400mg이 함께 들어 있는 제품의 경우 하루에 복용하는 에페드린의 총량이 20~40mg이다. 그러나 이와 같은 용량이 최근 연구 결과들에 비추어 보면 매우 적은 양이라는 것을 기억해야 한다. 최근 연구들에서는 에페드라 알칼로이드의 함유량이 다른 제품의 10배에 달하는 제품도 있었다.

에페드라를 정제한 에페드린과 슈도에페드린은 의사의 처방 없이 팔리는 일반 감기약에서 흔히 볼 수 있으며 코티솔 수치에 미치는 영향은 같다(올려준다). 그러나 에페드라 계통의 체중 감량제들은 한번 사용하면 몇 주 동안 사용하곤 하여 코티솔 수치가 지속적으로 높아지는 반면에, 일반 감기약은 며칠 정도만 사용하기에 코티솔 수치가 일시적으로 높아질 뿐이다.

에페드라가 함유된 제제를 사용하기로 결정했다면, 단기 효과(식욕 억제와 어느 정도의 열량 소모 증가)로 인해 체중 감량을 촉진할 수 있지만, 장기 효과(지속적으로 코티솔 수치를 높임)는 감량한 체중을 유지하는 데 방해가 된다는 점을 잘 이해해야 한다. 그러므로 에페드라 보충제는 6~12주 이상 사용하지 않아야 하며 적절한 효과를 얻기 위해서는 코티솔 수치를 조절하는 보충제와 함께 균형 있게 사용해야 한다.

■ 과라나

과라나(학명은 *Paullinia cupana*)는 브라질에서만 자라는 식물의 씨에서 얻는다. 아마존 열대우림 지역 원주민들은 정신을 맑게 하고 피로를 줄일 목적으로 음식과 음료에 이 식물의 씨를 갈아 넣었다. 식이보충제로서 과라나는 의심할 여지없는 활력 증진제이며 커피콩보다 대략 곱절이나 많은 카페인이 들어 있다. 과라나씨의 약 3~4%가 카페인이며 커피콩은 1~2%가 카페인이다. 농축 과라나 추출물에는 40~50%의 카페인이 들어 있으며, 1~2컵 정도의 진한 커피에서나 얻을 수 있는 하루 50~200mg의 카페인을 공급하는 대중적인 보충제다. 카페인을 함유한 다른 제제들과 마찬가지로 과라나 추출물은 불면, 과민, 불안, 두통, 혈압 상승, 그리고 심장 두근거림 같은 증상을 일으킬 수 있다.

과라나의 작용 기전은 비교적 간단하다. 주요 작용 성분은 카페인(가끔 과라닌으로 불리기도 하여 사용자들에게 그 둘이 서로 다른 성분인 것 같은 생각이 들게 한다), 그리고 테오브로마이드와 테오필린과 같은 알칼로이드 유사 물질로 커피와 차에도 들어 있는 성분이다. 이 성분들은 신진대사를 증진하고, 식욕 억제 효과가 있으며, 신체적·정신적 능력을 높여준다.

일반적인 자극제로서 그리고 운동 활동을 돕는 보조제로서 카페인이 효과적이라는 것을 보여주는 많은 과학적인 증거가 있다. 그러나 카페인의 체중 감량 효과를 언급하자면, 다량의 카페인을 복용하면 식욕 억제의 효과는 약간 생기지만 열량 소모(열 생성)를 증가시키는 데는 그다지 효과적이지 않다. 그러나 마황(에페드라)과 같은 다른 자극제 계통의 보충제를 함께 사용하면 카페인이 에페드라가 식욕을 억제하고 kcal를 소모시키는 기간을 늘려줄 수 있다(카페인이 에페드라의 부작용을 증가시키는지는 확실치 않다).

■ 시네프린

시네프린(Synephrine)은 유자(학명은 *Citrus aurantium*)의 주성분이다. 이 과일은 전통 중국 의학에서는 즈스(zhi shi)로 불리며, 세계 각국에서 초록 오렌지, 신 오렌지, 그리고 쓴 오렌지 등으로 불린다.

시네프린은 체중 감량을 위해 쓰이는 마황이나 몇몇 에너지 보충제에서 볼 수 있는 에페드린과 화학적으로 아주 유사하다. 그러나 시네프린은 비선택적인 교감신경 효능제(에페드라와 같이 여러 조직에 동시에 작용함으로 부작용의 원인이 됨)가 아니라 선택적 교감신경 효능제(지방조직과 같은 특정 부위에 작용하고 심장에는 작용하지 않는다)다. 예를 들면 다량의 에페드라가 함유된 보충제는 혈압 상승과 심장 두근거림 같은 심혈관계 부작용을 일으키는 반면에, 애틀랜타의 머서 대학 연구진에 따르면 유자 추출물은 심장이 아니라 지방조직에 작용하는 까닭에 심박동수나 혈압 등 심혈관계에는 아무런 영향을 미치지 않는다고 한다.

카페인이나 에페드린과 마찬가지로 시네프린도 약한 자극제로 활력을 증진하고 식욕을 억제하며 신진대사와 열량 소모를 증가시키는 등 비슷한 효과를 낸다. 전통 중국 의학에서는 유자를 기(신체의 살아 있는 에너지와 활력을 이야기함)를 자극하기 위해 사용한다. 그러나 이 추출물로 신진대사를 최고로 높이려면 하루에 시네프린을 약 2~10mg 정도 섭취해야만 한다.

개들을 대상으로 한 연구는 유자 추출물에 들어 있는 시네프린과 옥토파민이 갈색지방조직의 대사율을 높일 수 있다는 것을 시사해준다. 이러한 효과는 몇몇 사람들(갈색지방조직이 전혀 없는 성인들)을 제외하면 사람에게서도 지방을 감소시킬 수 있다는 것을 예측케 한다. 이러한 사실에도 불구하고 체중 감량 효과가 과장되었다는 논란은 계속되고 있다. 시네프린 보충제들은 10여 년 전 시장에 소개된 이래로, 대사율을 끌어올리고 체중 감량을 촉진할 수 있다는 흥미로운 이론 때문에 아직까지 시중에서 판매되고 있다. 그러나 시네프린 보충제가 체중 감량 효과가 있다는 신뢰할 만한 연구 결과는 없다. 사실 시네프린 제제를 사람에게 사용한 연구들은 이 보충제가 체중 감량에 그다지 효과적이지 않다는 것을 보여준다.

■ 요힘비

요힘비(학명은 *Pansinystalia yohimbe*)는 아프리카에서 자라는 나무의 껍질에서 얻는다. 주성분은 요힘빈이라 불리는 알칼로이드로 남아메리카 허브인 케브라초(quebracho)에 많이 들어 있다. 케브라초는 전통적으로 서아프리카와 남아메리카 지역에서 자극제와 최음제로 사용되었다. 미국에서는 요힘비와 케브라초를 발기부전을 치료하고 남성의 성 기능을 강화하고(시장에서 허브비아그라로 명명) 운동 능력을 증강하는(스테로이드의 대용으로) 식이보충제로 가장 많이 추천하고 있다. 그러나 최근에는 요힘비와 케브라초가 지방을 줄이면서 동시에 근육을 늘려주는 식이보충제로 주목받고 있다.

요힘비 껍질에서 추출한 물질을 정제해 카페인 및 에페드라와 화학구조가 유사한 요힘빈을 얻는다. 요힘빈은 남성의 발기 기능 장애를 치료하는 처방약으로 규정되어 있다. 요힘빈은 모노아민 산화효소 억제제로 신경전달물질인 노르에피네프린 수치를 높이는 작용을 하며, 또한 중추신경계를 자극하는 작용을 하고(그곳에서 특정한 수용체들과 상호작용을 하고) 지방의 산화를 촉진하고 활력을 높이는 작용도 한다.

요힘비는 근육을 만들고 근력을 키우고 지방을 줄이는 테스토스테론을 자연적인 방법으로 높여주는 데 주로 사용하지만, 요힘비가 대사 작용을 하고 열을 생성한다는 확실한 과학적인 증거가 있는 것은 아니다. 몇 차례의 연구 결과는 정제한 합성 요힘빈이 성기로 흘러들어가는 혈류를 증가시킬 수 있음을 보여주는데, 이러한 효과는 남성과 여성 모두에게서 나타났다. 요힘비 껍질에는 소량의 천연 요힘빈이 있는데, 이는 정신적·신체적 요인으로 인한 경미한 발기부전에 모두 효과가 있다. 그러나 요힘빈의 정제형을 사용한 몇몇 연구에서는 대상자의 단 30%에서만 발기 기능과 성 기능에 유익한 효과가 나타났다.

소매시장에서 요힘비 상품이 늘어감에 따라, 안전성에 대한 관심이 높아지고 있다. 왜냐하면 요힘빈의 독성이 보고되었기 때문이다. 보고된 부작용으로는 두통, 불안, 긴장 등의 경미한 것부터 혈압 상승, 심장 두근거림, 환상, 그리고 심박동수 증가 등 좀 심각한 것들도 있다. 고혈압이 있거나 신장 질환이 있는 사람들은 요힘비 제제를 사용하면 안 되며, 임신 가능성이 있거나 임신한 여성도 사용하면 안 된다. 왜냐하면 유산할 위험이 있기 때문이다. 또한 티라민이 들어 있는 음식(적포도주, 간과 치즈 등)이나, 코점막 충혈 제거제나 에페드린, 페닐프로판올아민이 들어 있는 식이보충제 등과 함께 요힘비를 사용하면 혈압이 위험하게 변동할 수 있으므로 주의를 요한다.

■ 콜레우스

콜레우스(학명은 *Coleus forskohlii*)는 박하과 식물로 인도, 태국, 그리고 서남아시아의 일부 지역에서 향신료 또는 아유르베다 요법에서 가벼운 심장병이나 위경련 치료제로 오랫동안 사용돼왔다. 이 식물의 뿌리는 포스콜린의 자연 원료로, 포스콜린은 세포 내 고리형 아데노신 1인산(cAMP, cyclic adenosine monophosphate)* 수치를 증가시켜 대사에 여러모로 영향을 미치는 것으로 밝혀졌다. 처음에 콜레우스 추출물을 현대식 식이보충제로 사용한 것은 체중 감량을 촉진하려는 목적에서였다.

콜레우스를 식이보충제로 사용하는 이론적 근거는, 이것의 주성분인 포스콜린이 지방세포에서 고리형 아데노신 1인산 수치를 높여줌으로써 다른 효소(호르몬 예

---

* 호르몬의 작용을 발현하는 데 중요한 구실을 하는 물질로 고리모양 AMP, 사이클릭 AMP라고도 한다. 글리코겐 분해를 촉진하며, 특정한 산소 활성을 증강 또는 억제한다.

민성 리파아제)들을 활성화시켜 저장된 지방을 분해시킬 것이라는 데 있다. 이 이론의 문제점은 고리형 아데노신 1인산이 개개의 세포 내에서 수백 가지 효소의 작용을 조절하는데 이들 효소가 세포마다 상당히 다를 수 있다는 것이다. 예를 들면 세포배양 시 지방세포에 포스콜린을 첨가하면 고리형 아데노신 1인산 수치가 높아지고 지방 분해가 자극된다는 것을 우리는 이미 알고 있다. 똑같은 포스콜린을 근육세포에 첨가하면 가장 먼저 나타나는 효과는 글리코겐 분해(glycogenolysis, 저장된 글리코겐을 유리당으로 분해)를 자극하는 것이다. 또 포스콜린을 간세포에 첨가하면 당 신생(gluconeogenesis, 아미노산 전구물질로부터 혈당을 합성)이 자극되는 것을 볼 수 있다.

포스콜린이 일으키는 대부분의 작용은 시험관 내에서만 일어났다. 또한 이것이 체중을 감소시킨다거나 근육량을 증가시킨다거나 건강에 어떤 이점을 제공한다는 연구 결과는 전혀 찾아볼 수 없다. 단지 건강기능식품 관련 회사의 출판물들에서 6명의 과체중 여성에게 하루에 500mg의 콜레우스 추출물을 8주간 투여했더니 체지방이 줄고 근육량이 증가했다는 것을 종종 화제로 삼을 뿐이다. 이 통계는 전혀 쓸모없는 것이며 거기에는 맹검 위약 대조군도 없었다. 따라서 체중 감소가 보충제로 인한 것인지(거의 그럴 것 같지 않지만) 아니면 식사나 운동 방법의 변화 등(훨씬 그럴듯하다) 다른 요인들로 인한 것인지 구분할 방법이 없었다.

콜레우스 추출물의 일반적인 권장량은 하루에 100~300mg(포스콜린은 이것의 10~20%)인데, 이 양은 혈중 코티솔 수치를 현저하게 상승시키고도 남을 만한 용량으로 보인다.

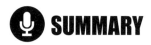

피해야 할 보충제들

앞서 제공한 정보들이 약초 자극제를 복용하면 기적적으로 체중을 감량할 수 있다는 주장들을 균형 잡힌 시각으로 바라보는 데 도움이 되길 바란다. 이들 보충제는 비록 식욕 조절, 활력 증진, 그리고 열량 소모 증가 등의 유익한 효과가 있지만 반드시 적절한 용량만 사용해야 한다(그리고 코티솔 조절제를 함께 사용하면 좀 더 낫다). 과량을 사용하면 부작용의 위험이 있는데, 장기적으로 코티솔 수치가 올라가고 그에 따라 대사에 변화가 와서 체중 감량 노력을 헛수고로 만들 수 있다.

그러나 좋은 소식도 있다. 이 장의 나머지 부분에서는 스트레스를 조절하고, 코티솔 수치의 균형을 이루어주고, 그와 관련된 대사 변화를 처리하는 효과적인 보충제를 다룰 것이다.

스트레스 해소에 도움이 되는 비타민과 미네랄

스트레스를 받거나 매우 바쁠 때, 또는 좀 더 많은 에너지가 필요할 때 종합비타민과 미네랄을 먹는 것이 도움이 된다는 것은 두말할 필요도 없다. 체내에서 일어나는 에너지와 관련된 반응, 특히 스트레스를 해결하기 위한 여러 작용들에는 비타민이나 미네랄이 필요하다. 예를 들면, 비타민B 복합제는 단백질과 탄수화물대사에 필요하고, 크롬은 탄수화물이 사용되는 과정에 관여하고, 마그네슘과 칼슘은 근육을 수축시키는 데 필요하다. 아연과 구리는 거의 300여 가지에 달하는 다른 과정의 조효소로써 필요하며, 철분은 혈액 내의 산소 운반을 돕는 데 필요하다. 우리 몸은 이것들 외에도 다양한 비타민과 미네랄을 필요로 한다.

필수영양소들이 부족하면, 특히 비타민B군과 마그네슘이 부족하면 스트레스와 관련된 정신적·신체적 증상을 유발할 수 있다는 사실은 이미 의료인뿐만 아니라 많은 일반인들도 인식하고 있다. 2000년도에 발표된 한 연구 결과는 종합비타민과 미네랄 보충제가 전반적인 스트레스 정도에 미치는 영향을 보여주었다. 이 연구에서 사용한 보충제는 수용성 제제로 비타민C(1000mg), 비타민B$_1$(15mg), 비타민B$_2$(15mg), 비타민B$_3$(60mg), 비타민B$_{12}$(10mcg), 비오틴(150mcg), 판토텐산(23mg), 칼슘(100mg), 그리고 마그네슘(100mg)으로 이루어진 것이었다. 30일 동안 높은 스트레스 지수를 보이는 150명의 자원자들에게 매일 아침 물과 함께 이 보충제를 먹게 했고, 다른 고스트레스군 150명에게는 위약을 주었다. 연구자들은 30일 동안 보충제 투여 전과 후에, 일련의 표준화된 스트레스 검사를 실시했다. 실험 결과, 종합비타민과 미네랄을 투여한 군에서는 스트레스 지수가 임상적으로 중요한 호전을 보였으나 위약군에서는 호전을 보이지 않았다. 또 다른 연구(역시 이중 맹검, 위약 대조군 시험)에서는 80명의 건강한 자원자들에게 28일간 칼슘, 마그네슘과 아연이 함유된 미네랄 보충제를 투여한 결과 자원자들의 불안과 스트레스가 현저히 감소했다. 이와 같은 수많은 연구 결과들은 일반적인 영양보충제가 코티솔 조절제로서 항스트레스 효과를 나타낼 수 있다는 이론을 뒷받침해준다.

■ **스트레스를 줄이는 종합비타민 제제**

스트레스를 줄이는 약품들의 거대한 시장을 공략하기 위해 대형 제약회사들과 식이보충제 회사들은 스트레스 해소용 종합비타민 제제를 소개하고 있다. 이러한 비타민 제제들은 부신의 기능을 지원하고 코티솔 조절을 돕는 데 필요한 영양소의 양이 일일 권장량(RAD)보다 높을 수 있다는 착상에 기초를 두고 있다. 예를 들면 하루 1000mg의 비타민C를 공급하여 폐암 환자의 코티솔과 ACTH를 정상화해서 수술로 인한 스트레스에 적응하도록 부신의 기능을 개선하는 것이다. 한 연구에서는 비타민C, 비타민B₁, 그리고 비타민B₆를 함께 사용했더니 수술 후 환자의 코티솔 분비가 정상 범위로 되돌아왔다고 보고했다. 판토텐산(비타민B₅)도 부신이 적절히 기능하도록 하는 데 꼭 필요한 영양소 가운데 하나다. 스트레스를 받는 동안에는 코티솔 분비가 증가하면서 판토텐산이 소모되는데, 이는 비타민B₅가 스트레스를 받는 동안 코티솔의 과잉 분비를 조절하는 유익한 작용을 할 수 있다는 가능성을 보여준다. 코티솔 조절 영양제로 일반적인 종합비타민/미네랄제를 선택할 것인지 아니면 좀 더 핵심을 찌르는 '스트레스정(stress-tap)'을 사용할 것인지는 중요하지 않다. 중요한 것은 우리가 그것을 먹어야 한다는 것이다.

너무 세밀하게 들어가지 않고서도, 만성 스트레스가 건강에 미치는 해로운 영향을 필수영양소(비타민과 미네랄)들이 누그러뜨리는 일반적인 방식들을 간단히 설명할 수 있다. 예를 들면, 마그네슘은 흔히 뼈와 심장의 기능에 중요한 역할을 한다고 생각하는 미네랄이지만, 이것은 또한 격렬한 운동 후 높아진 코티솔 수치를 감소시키는 역할을 하는 것으로 보인다. 아연도 흔히 뼈의 건강과 면역에 관여하는 것으로 알고 있는 미네랄이지만, 음식에 아연 함유량이 너무 높거나 너무 낮으면 부신 대사에 변화가 일어난다고 알려져 있다. 한 연구에서는 건강한 자원자들이 격렬한 운동 스트레스를 받아 코티솔이 높게 올라갔을 때 그들에게 아연 25~50mg(일일 권장량의 2~3배에 달하는 용량)을 투여했더니 혈장 코티솔이 현저히 감소했다. 크롬도 혈당 조절과 식욕 조절에 효과가 있는 것으로 알고 있지만, 이것 역시 장거리를 이동하는 스트레스를 경험한 소나 양 같은 가축의 혈중 코티솔을 감소시키는 데 도움이 된다. 2가지 동물군 가운데 크롬을 투여한 군이 더 강한 면역 기능을 보였는데, 이는 위약 투여군에 비해 감염된 숫자가 적은 것으로 확실히 알 수 있었다.

각각의 영양소들이 코티솔 수치에 미치는 효과를 살펴본 결과, 일반적인 식사에 변화를 주자 상승한 코티솔이 감소하는 긍정적인 효과가 많은 사례에서 나타났다. 예를 들면, 한 연구에서는 참가자들에게 나트륨 제한식을 일주일간 시킨 후에 소변의 코티솔 수치를 측정한 결과 이전보다 수치가 떨어졌다. 연구자들은 참가자들이 다시 고나트륨식으로 바꾼 지 며칠 만에 코티솔 생성량이 30%가량 증가하는 것을 관찰할 수 있었다. 단백질과 탄수화물 섭취의 변화도 신체가 코티솔을 조절하는 데 영향을 미치는 것으로 알려져 있다. 운동선수들을 대상으로 한 연구에서도 아미노산액(아르기닌 100mg, 오르니틴 80mg, 류신 70mg, 이소류신 35mg, 바린 35mg)을 마시면 60분 안에 코티솔 수치가 현저히 감소하는 것을 볼 수 있었다. 탄수화물 섭취에 대한 많은 연구에 따르면, 운동을 하면서 탄수화물을 섭취하면 코티솔 수치가 떨어진다고 한다. 주목할 만한 한 연구에서는 고탄수화물식을 한 지 10일 후에 측정한 코티솔 수치가 저탄수화물식을 한 지 10일 후에 측정한 코티솔 수치에 비해 현저히 낮았다. 또한 식사 시간에 탄수화물이 풍부한 스포츠음료를 마시게 했더니, 지구력 운동을 하는 동안 혈중 코티솔 수치가 감소했다(위약군과 비교 시). 반면에 쥐 실험 결과는 고지방식을 하면 스트레스 후 정상 코티솔을 저장하는 능력에 장애가 생긴다는 것을 보여준다.

이제 당신은 사람들이 섭취하는 비타민, 미네랄, 그리고 다른 영양소들이 코티솔 대사와 스트레스 반응의 전 과정에 많은 영향을 미친다는 사실을 알게 되었다. 지식이 실제가 되게 하려면 자신에게 맞는 음식을 섭취하고 적어도 기본적인 종합비타민제(또는 더 좋은 고용량의 다양한 영양소를 함유한 종합비타민/미네랄 제제)를 먹음으로써 자신의 스트레스 반응을 조절할 수 있어야 한다. 코티솔 조절 능력에 초점을 맞춘 영양제들은 이 밖에도 또 다른 이점이 있는 것으로 보이는데, 이것은 다음 장에서 자세히 설명할 것이다.

■ 비타민C

아스코르빈산으로 알려진 비타민C는 수용성비타민으로, 몸속에서 일어나는 생명 유지에 필요한 수백 가지 대사 과정에 필요한 물질이다. 비타민C는 다른 비타민, 미네랄, 또는 약초 등에 비해 많은 사람들이 식이보충제로 사용하고 있다. 비타민C는 감귤류 과일(오렌지, 자몽, 레몬 등)뿐 아니라 딸기, 토마토, 브로콜리, 양배추류, 후추, 멜론 등 다양과 과일과 채소에 들어 있다.

식이보충제로서 비타민C는 일반적으로 강력한 항산화제로 알려져 있으며, 특히 감기를 예방하고, 면역력을 증강하며, 상처를 빨리 치유하고, 스트레스의 악영향을 막기 위해 많이 사용하고 있다. 비타민C가 워낙 다양한 작용을 하는 까닭에 식이보충제로서 비타민C의 가치를 놓고 많은 논란이 벌어졌다. 비타민C가 하는 작용 중 가장 잘 알려진 것은 아마도 유해 산소로부터 몸을 보호하는 항산화작용일 것이다. 아스코르빈산은 수용성비타민이므로 혈액과 세포의 물 부분(체액)에서 항산화작용을 하고, 비타민E(지용성 항산화제)의 항산화작용을 보존하고 증대하는 역할을 한다.

비타민C는 또한 세포막을 강화시켜 바이러스가 세포 내로 들어오는 것을 막아 인플루엔자와 다른 바이러스의 감염을 예방하는 역할을 하는 것으로 생각된다. 비타민C의 또 다른 중요한 기능은 면역세포를 돕는 것으로서, 비타민C는 감염 초기에 병원균에 맞서 싸우는 것을 돕는다. 비타민C는 세포 강화, 콜라겐 합성, 그리고 항산화 작용 등의 다양한 경로를 통해 스트레스를 누그러뜨리고 건강을 유지하는 것을 돕는 것으로 생각된다.

비타민C 보충(하루 1,000~1,500mg씩 1주)과 관련한 서로 다른 두 연구에서, 비타민C를 투여한 장거리 경주 선수들이 위약 투여군에 비해 혈중 코티솔 수치가 30% 감소했다. 또 다른 연구에서는 합성 부신피질호르몬제로 치료 중인 어린이들에게 1g(1,000mg)의 비타민C를 하루 3회씩 5일간 투여한 결과 위약을 투여한 건강한 어린이들에 비해 현저하게 낮은 코티솔 수치를 보였다. 폐암 환자를 대상으로 한 연구에서는 수술 전 일주일간 하루 2g의 비타민C를 투여했더니 수술 후에 코티솔 수치가 위약 투여군에 비해 훨씬 빨리 정상치로 회복되었다.

몇 건의 동물실험과 인간을 대상으로 한 실험에서는 비타민C의 잠재적인 결핍 상태(아주 소량이 부족한 상태로 임상적으로는 아무런 증세가 없는 정도)에서도 혈중 코티솔 수치가 증가했다. 다양한 실험실 연구와 가축 연구에서도 경계선 정도의 비타민C 결핍 시에 혈중 코티솔 수치가 증가하고 면역 기능이 억제되는 것을 확인할 수 있었고, 이들은 모두 음식에 비타민C를 첨가해주자 정상 수치로 돌아왔다. 이와 같은 적정량에 조금 못 미치는 비타민C 섭취와 그로 인한 코티솔 수치의 증가는 면역계가 억제된 노인들에게서 나타나는 경미한 우울증의 원인이 될 수 있을 것이다. 30명의 노인 자원자들(여자 10명과 남자 20명)을 대상으로 한 연구에서 16주 동안 매일 1g의 비타민C를 투여했다. 그 결과 혈중 코티솔 수치가 현저히 감소했고, 동시에 면역 기능을 나타내는 다양한 지표가 현저하게 호전되었다.

비타민C 제제는 감기와 관련된 증상을 완화하거나 예방하는 데 가장 흔히 사용되며, 지금까지 이와 관련한 연구가 100건 이상 시행되었다. 가장 규모가 큰 몇 건의 연구에서는 비타민C가 감기 발병률에는 아무런 영향을 미치지 않는 것으로 나타났는데, 이는 일상적인 스트레스에 노출된 영양 상태가 정상인 사람에게는 비타민C가 감기 예방 효과가 없다는 것을 시사한다. 그러나 심한 스트레스 상태에 있는 사람들을 대상으로 한 좀 더 규모가 작은 연구에서는 비타민C가 감기 발병률을

50% 이상 떨어뜨리는 것으로 나타났다. 소량의 비타민C(하루에 60mg 이하)를 복용하는 건강한 사람들을 대상으로 한 또 다른 연구를 보면 비타민C 제제를 복용한 후부터 감기에 걸린 횟수가 3분의 1 정도로 줄어들었다.

비타민C 제제의 가장 중요하고 뚜렷한 예방 효과는 대부분 비타민C를 적게 섭취하는 사람들에게서 나타났지만, 음식을 통해 일일 권장량을 섭취하는 사람들에게도 보충제로서 유익한 효과를 나타냈다(특히 스트레스가 심한 기간에). 비타민C 섭취를 늘려야 한다고 주장하는 한 과학자는 비타민C의 일일 권장량을 하루에 60mg에서 100~200mg으로 늘릴 것을 권유했다. 또한 하루에 비타민C를 1,000mg 이상 섭취하면 부작용이 생길 수 있다며 주의를 주었고 되도록 비타민C를 과일과 채소로 섭취할 것을 권유했다(조금 더 섭취하려면 최소한 하루 5회 채소와 과일을 먹는 것이 좋다).

미국 식품영양위원회(Food and Nutrition Board)는 최근 비타민C의 일일 권장량을 하루에 60mg에서 75~90mg(전문가 집단에서 권고하는 하루 100~200mg 대신에)으로 변경했는데, 이는 조금 더 많이 섭취하더라도 거의 모든 사람들에게 이로울 정도의 양으로 정한 것이다. 예를 들면 흡연자를 위한 비타민C 권장량은 하루에 100~200mg으로 상당히 높은데, 이는 담배에 든 유해 성분이 체내에서 비타민C를 파괴하기 때문이다. 하루에 10mg의 비타민C를 섭취하고 있다면, 비타민C 결핍증인 괴혈병을 염려할 필요는 없다. 그러나 스트레스나 감염 위험(예를 들면 친구나 가족에게 병이 옮을 위험)에 노출될 경우에는 비타민C 섭취량을 반드시 늘려야만 한다.

안전성에 대해 이야기하자면, 비타민C는 아주 높은 용량을 섭취하더라도 매우 안전한데, 잉여량은 대부분 소변으로 배출되기 때문이다. 그러나 고용량(하루 1000mg 이상)을 복용하는 경우 어떤 사람들은 위경련, 오심, 그리고 설사 같은 부작용이 생기기도 한다. 어떤 사람들은 하루 1,000mg 이상 섭취 시 신장결석이 생길 가능성이 증가할 수도 있다.

비타민C가 잘 흡수되기는 하지만 용량이 클수록 흡수율은 감소한다. 그러므로 조금씩 여러 번 섭취해야 적절한 양을 흡수할 수 있다. 예를 들면 한번에 100~250mg씩 하루에 250~1,000mg을 먹는 것이다. 하루에 250~500mg을 섭취하면, 혈중과 조직 내에 충분한 양이 도달할 수 있다.

샤론은 성적이 우수한 대학생으로 시험 기간(특히 중간고사와 기말고사 기간)에 심한 불안과 스트레스를 느꼈다. 수백만의 다른 학생들과 마찬가지로 샤론도 평상시에 비해 시험 기간에 더 자주 아팠다(주로 감기나 독감). 시험 기간에는 인스턴트식품을 자주 먹는 등 식사도 부실하고 수면도 적당히 취하지 못하며 불안감이 증가하는 등 여러 가지 요인들로 인해 면역 기능이 코티솔에 의하여 억제되었다. 그리하여 시험 기간이 되면 샤론과 그녀의 동급생들이 병에 걸릴 확률이 매우 높아졌다.

중간고사 주간에 피할 수 없는 코티솔 수치의 증가와 면역 기능 억제에 대처하기 위해 샤론은 코티솔 조절용으로 비타민C(250mg, 하루 2회)와 식물스테롤(베타시토스테롤 60mg, 하루 2회)을 섞어 식사와 함께 먹었는데, 이때 직접 면역력을 향상시키기 위해 에키나세아(125mg, 하루 3번)도 함께 복용했다. 불행히도 그녀는 시험 기간에 꾸준히 탄산음료와 저지방 초콜릿을 먹었고 수면도 제대로 취하지 못했다. 코티솔을 정상으로 유지하는 데 필요한 적절한 식사와 수면을 취하지 못했는데도 앞서 처방한 보충제는 중간고사 기간 동안 샤론의 면역계를 당당히 유지시켜주었다. 그녀는 그해에 시험 기간뿐 아니라 시험 기간 후에도 감기에 걸리지 않았다.

■ 칼슘

칼슘은 인체에서 가장 풍부한 미네랄로, 체내에 있는 칼슘 가운데 99%는 뼈에 저장되어 있고 나머지 1%는 혈액과 세포 내에 존재하는데, 칼슘은 그곳에서 이루어지는 수십 가지 대사 과정에서 필수적인 역할을 한다. 대사 과정에서 칼슘이 하는 역할에 대한 연구는 칼슘이 대장암의 위험을 줄여주고 월경전증후군의 증상(통증, 가스 팽만, 정서장애, 폭식)을 절반으로 감소시켜주며 혈압을 조절해주는 등 중요한 역할을 한다는 것을 밝혀주었다. 만약 이러한 점들이 칼슘 보충제를 먹는 것이 좋다는 충분한 증거가 되지 못한다면, 칼슘이 정서와 행동에도 영향을 미칠 수 있다는 또 다른 증거가 있다. 이러한 가능성은 쥐 실험을 통해 밝혀진 것인데, 칼슘이 적은 음식을 주었을 때 동물들은 흥분했으며, 반면에 적절한 칼슘 수치에 도달하면 더 조용해지고 진정되었다.

당신은 최근 몇 년 동안 미국 낙농협회에서 제작한 '우유 드셨나요?(Got Milk?)'라는 광고를 보았을 것이다. 이 광고의 목적은 좀 더 많은 우유와 유제품을 섭취하도록 설득하는 것이었고, 이것은 대부분의 사람들에게 나쁜 일은 아니다. 이들 광고 중에는 칼슘의 하루 필요량을 충분히 섭취하면 체중 감량 효과를 얻을 수 있음을 묘사하는 것이 있었고, 이런 내용을 지지하는 연구 결과들은 다른 나라의 몇몇 대학에서 발표한 것들이었다. 테네시 대학의 과학자들은 칼슘을 적게 섭취하면 지방세포 내에서 생성되는 코티솔의 양이 증가한다는 사실을 발견했다. 4장에서 이미 설명했듯이, 체중을 감량할 생각이라면 결국에는 지방세포 내의 높은 코티솔 수치를 줄이는 것을 목표로 삼아야 할 것이다. 왜냐하면 바로 지방세포 속 코티솔이 강력한 지방(특히 복부 지방) 저장 신호로 작용하기 때문이다.

바로 지금 당신은 '튼튼한 뼈를 위해 칼슘이 필요해, 그러니까 음식에 조금 더 넣어 먹어야지, 그러면 체중 조절에도 도움이 될 거야'라고 생각할 수도 있다. 그러한 생각에 대해 나는 '좋은 생각이야!'라고 맞장구칠 것이다. 그리고 콜로라도 대학, 퍼듀 대학 그리고 크레이턴 대학의 연구진도 그렇게 할 것이다. 콜로라도 대학의 연구에서는 (유제품으로 섭취하든 칼슘 보충제로 섭취하든 상관없이) 칼슘을 가장 많이 섭취한 사람들이 에너지 소비량과 지방 대사량이 가장 높았다. 퍼듀 대학의 연구진은 칼슘을 하루에 1,000mg 섭취한 군과 500mg을 섭취한 군을 비교한 결과 2년 만에 20파운드의 체중 차이(더 많이 섭취한 군이 체지방량이 적었다)가 생겼다고 보고했다. 또한 세계적인 칼슘과 골 대사 전문가인 크레이턴 대학 로버트 힌니(Robert Heaney) 박사는 영양학 잡지에 실린 논문에서 칼슘을 하루에 1,000~1,500mg씩 먹기만 해도 인구의 60~80%가 비만을 개선할 수 있다고 공언했다.

식이보충제로서 칼슘은 매우 안전하고, 부작용이 있더라도 아주 드물고 경미하다(가끔 과하게 섭취한 경우 변비 증상). 실제로 일상적으로 먹는 음식으로 칼슘을 충분히 섭취할 수 있는 사람은 아무도 없으며 칼슘은 싸고 구하기도 쉽기 때문에, 칼슘은 가장 흔히 권장되는 영양보충제의 하나다.

■ 마그네슘

마그네슘은 신경과 근육, 체온 조절, 에너지 대사, DNA와 RNA 합성, 그리고 골 생성에 조효소(효소 작용계의 활성 부분)로서 작용하는 미네랄이다. 체내에 존재하는 마그네슘의 대부분(60%)은 뼈에 있다. 그래서 많은 사람들이 마그네슘이 뼈와 관련 있는 영양소라고 생각한다.

마그네슘은 아주 많은 조절효소들의 보조인자로서, 특히 에너지 대사와 신경계 기능에 관여하기 때문에 스트레스를 많이 받으면 마그네슘 요구량이 증가한다. 마그네슘은 또한 탄수화물, 단백질, 지방을 에너지로 변환하는 효소 작용에 꼭 필요하며, 적어도 몇몇 연구들은 지구력을 필요로 하는 운동선수에게서 운동 효과를 증가시킴으로써 마그네슘 보충제가 에너지 대사에 중요한 역할을 한다는 것을 보여주었다. 물론 마그네슘 보충제를 먹으면 근력이 세지거나 에너지가 늘어난다는 명백한 증거는 없지만, 임상 연구에서는 마그네슘 보충제가 불안감과 전반적인 스트레스를 줄이는 데 도움을 주는 것으로 나타났다.

마그네슘의 하루 필요량(일일 권장량을 뜻하는 또 다른 용어)은 400mg이지만, 운동을 할 때와 같은 스트레스 상황에서는 요구량이 증가한다. 부가적으로 마그네슘은 칼슘의 흡수를 증가시키기 때문에, 뼈 형성을 돕거나, 뼈 손실을 막기 위해 섭취하는 칼슘 보충제에는 마그네슘을 첨가한다. 마그네슘이 풍부한 식품으로는 아티초크(국화과 식물), 견과류, 콩류, 통곡물류, 그리고 조개류 등이 있다. 그러나 미국인의 4분의 3이 마그네슘을 충분히 섭취하지 못하고 있고, 따라서 보충제를 먹을 필요가 있으며, 특히 스트레스가 많은 시기에는 더욱 그렇다. 마그네슘을 과하게 섭취하면 설사를 일으킬 수 있고 위장관계에 긴장을 유발하며 칼슘 흡수와 골 대사에 지장이 올 수 있다(물론 적절한 양의 마그네슘은 칼슘의 흡수를 돕지만). 하루에 마그네슘을 600mg 이상 섭취했을 때 얻을 수 있는 유익한 점은 알려진 바가 없으므로 마그네슘을 너무 많이 섭취하지 않도록 해야 한다.

■ 티아민

티아민은 비타민B₁으로 알려진 수용성비타민으로 탄수화물대사에서 피루베이트를 아세틸 코엔자임A로 전환하는 데(크렙스 회로*로 들어가서 ATP를 생성하기 위해) 필요하다. 이것이 티아민이 활력을 증진한다고 말하는 이유다. 또한 티아민은 신경

---

* 크렙스 회로(Krebs cycle)는 고등동물의 생체 내에서 피루브산의 산화를 통해 에너지원인 ATP를 생산하는 과정인 트라이카복시산회로의 약칭이다. TCA 회로라고도 한다.

계와 심장근육의 건강을 유지하는 기능도 한다. 티아민이 들어 있는 식품으로는 견과류, 간, 맥주 효모와 돼지고기 등이 있다.

티아민이 탄수화물대사와 신경 기능에서 하는 역할 때문에 활력을 증진하고 기억력을 유지하는 데 도움을 주는 보충제로 장려되고 있다. 티아민은 또한 신경세포에서 신경전달물질인 아세틸콜린을 분비하는 데 관여하는 것으로 보이며, 따라서 티아민 결핍 시에는 전신의 근력이 약해지고 정신의 혼돈(mental confusion)이 올 수 있다.

티아민 필요량은 섭취 열량과 관계가 있는데, 운동선수와 같이 많은 에너지를 소비하는 사람은 더 많은 탄수화물을 에너지로 만들어야 하므로 보통 사람들보다 티아민 섭취량을 늘려야 한다. 급성 스트레스를 받는 시기에는 티아민 요구량이 일시적으로 늘어날 수 있지만, 특별히 제한식을 하는 사람을 제외하면 뚜렷한 티아민 결핍증이 있는 사람은 드물다.

일일 권장량(1.5mg) 수준에서 일일 권장량의 수배에 이르는 양의 티아민을 섭취하더라도 부작용이 발생하지 않는 것으로 알려져 있다. 실제로 모든 종합비타민에는 일일 권장량 또는 그 이상의 티아민이 들어 있으며, 스트레스 완화를 위한 제제에는 일일 권장량의 2~10배에 달하는 티아민이 들어 있기도 한데 이 정도의 양도 매우 안전하다.

■ 리보플래빈

리보플래빈은 비타민B2로 알려진 수용성비타민으로 적혈구 생성과 신경계 기능과 같은 체내의 많은 대사 과정에서 필수 조효소로 작용한다. 리보플래빈은 세포 에너지를 생성하는 전자전달계*의 한 부분으로 에너지 생성에 관여한다. 플라빈 아네닌 디뉴클레오티드(FAD)의 구성 성분으로서 리보플래빈은 음식을 에너지로 변환하는 결정적인 요소다. 플라빈 아네닌 디뉴클레오티드는 크렙스 회로에서 전자 전달과 ATP(Adenosine triphosphate) 생성에 필요하다. 리보플래빈은 간, 유제품, 진한 초록색 채소들과 해조류에 많이 들어 있다.

대부분의 비타민B와 마찬가지로 리보플래빈의 필요량도 섭취 열량과 관계가 있다. 음식을 많이 먹을수록 그 음식을 사용 가능한 에너지로 전환하는 대사 과정에 필요한 리보플래빈의 양이 증가하게 된다(그러나 당신이 유제품이나 채소와 같은 건강한 음식을 먹는다면 리보플래빈도 더 많이 얻을 수 있다). 임신 중이거나 수유 중에는 그리고 경구피임약을 복용하고 있을 때는 리보플래빈의 필요량이 증가한다는 사실을 여성들은 잘 알고 있어야 한다. 운동선수들은 우리 몸에 또 하나의 스트레스 요인이 되는 운동으로 인해 열량 섭취가 늘고, 에너지 소비량이 증가하기 때문에 리보플래빈의 필요량이 늘어난다.

리보플래빈 보충제가 영양 결핍 상태를 바로잡음으로써 건강을 증진한다는 것을 입증하는 강력한 증거는 없다. 리보플래빈이 다양한 에너지 생성 과정에서 하는 역할에도 불구하고 영양 상태가 좋은 사람이 리보플래빈 보충제를 복용한다고 해서 활력이 증진될 것 같지는 않다. 그러나 심한 정서적·육체적 스트레스 상황에 있는 사람들은 그 필요량이 증가할 수 있다.

일일 권장량(1.7mg)의 몇 배나 되는 리보플래빈 보충제의 심각한 부작용이 보고된 예는 없다. 과량의 리보플래빈은 소변으로 배설되며, 많은 양이 공급되면 소변 색깔이 형광 노란색으로 변한다.

---

* 전자전달계는 몸속에서 여러 가지 탈수소(脫水素) 반응으로 생긴 수소가 일련의 산화 환원 효소로 말미암아 연쇄적으로 주고받아지는 계통. 이 과정에서 산화적 인산화가 진행되어 ATP가 생긴다. 호흡 연쇄와 광합성 반응 따위에서 볼 수 있다.

■ 판토텐산

판토텐산(Panthotenic-Acid)은 비타민B5로 알려진 수용성비타민으로 대부분의 동물성 그리고 식물성 음식에 광범위하게 들어 있다. 생리적으로 2가지 조효소(아세틸 코엔자임A와 아실기운반단백질*)로서 활동한다. 판토텐산은 에너지 생성을 위한 지방산과 탄수화물의 산화에 작용하며 지방산, 케톤, 콜레스테롤, 인지질, 스테로이드호르몬과 아미노산의 합성에도 관여한다. 판토텐산이 들어 있는 식품으로는 간, 달걀노른자, 신선한 채소, 콩류, 이스트 그리고 통곡류 등이 있다. 많은 식품에 들어 있어서 다양한 음식을 먹는 보통 사람들에게서는 결핍증을 찾아보기 어렵다.

비타민B5는 흔히 항스트레스 비타민으로 불리기도 하는데, 이것은 부신피질과 세포 대사에서 하는 주도적인 역할 때문이다. 아쉽게도, 대조군 연구에서 판토텐산이 단독으로 스트레스나 불안감을 감소시키거나 스트레스를 받는 기간에 우리 몸을 보호하는 역할을 한다는 증거는 거의 찾아볼 수 없다. 따라서 비타민B5는 다른 비타민B군들과 함께 모든 필수영양소들과 균형을 이루는 혼합제의 일부분으로 사용하는 것이 타당한데, 비타민B5를 비롯한 비타민B군 혼합제는 좋은 코티솔 조절제이기 때문이다.

비타민B군은 수용성이므로 비타민B5도 안전한 제제라고 할 수 있지만, 고용량(10g 이상의 용량)을 복용하면 설사를 할 수 있다. 또한 종합비타민제에 포함된 양(하루 5~50mg)을 초과하여 복용할 필요는 없을 것이다.

---

* acyl carrier protein. 지방합성과 관계되는 대사 회로에서 지방산 합성 효소 복합체의 한 부분으로서 아실기를 옮겨주는 분자량이 작은 단백질.

■ 피리독신

피리독신(Pyridoxine)은 비타민B6로 알려진 수용성비타민으로 아미노산 대사와 단백질 대사에 관여하는 70여 종에 이르는 효소의 조효소로서 작용한다. 비타민 B6는 뇌에서 신경전달물질을 생성하는 데도 관여하기 때문에 뇌 기능(기분)을 돕고 신경 전달을 돕는 영양소로 흔히 권장되며, 특히 스트레스가 과중할 때 많은 도움을 줄 수 있다. 비타민B6는 근육조직에서 사용할 에너지를 얻기 위해 글리코겐을 글루코오스로 변환하는 과정에서 역할을 하기 때문에 운동 보조제에 첨가하기도 한다. 피리독신은 가금류, 생선류, 통곡류와 바나나 등에 많이 들어 있다.

다른 비타민B군들과 마찬가지로 비타민B6도 다양한 효소계의 조효소 역할을 하기 때문에, 어떤 건강 상태에서든 사용할 수 있다. 예를 들면 트립토판이 니아신으로 변환되는 과정에 비타민B6가 필요하기 때문에, 일반적인 비타민B6는 건강한 콜레스테롤 수치와 관계가 있다고 여겨지는데, 이는 어떤 사람들에게서는 니아신이 콜레스테롤을 낮추는 데 도움을 주기 때문이다. 또한 비타민B6는 프로스타글란딘 합성 과정에서도 역할을 하기 때문에 비타민B6가 혈압, 심장 기능, 통증(이것들은 모두 부분적으로 프로스타글란딘에 의해서 조절된다) 등을 조절하는 능력이 있다는 주장도 종종 제기된다. 단백질을 많이 섭취하는 사람들과 피임약을 복용하는 여성들은 비타민B6가 더 많이 필요하다.

비타민B6 보충제는 엽산과 함께 혈중 호모시스테인(아미노산 대사산물의 하나로 이것이 많아지면 동맥경화의 위험성이 높아진다)을 낮추는 데 상당한 효과가 있다. 많은 동물의 고혈압 모델에서 피리독신이 혈압을 낮추어주며, 인체에서도 항고혈압 작용을 한다는 기초적인 증거들이 있다. 또한 생리적인 농도의 피리독살 인산염(PLP, B6의 활성형)은 글루코코티코이드(코티솔) 수용체와 작용하여 호모시스테인의 활성을 떨어뜨리는 것으로 알려져 있는데, 이는 비타민B6 보충제가 상승한 코티솔 수치를 낮출 수 있음을 암시한다.

많은 동물실험에서 다양한 스트레스 요인에 노출된 동물들은 위궤양 발병률이 증가했다. 피리독신을 공급받은 동물들은 위약군에 비해 스트레스성 궤양이 적게 발생했다. (높은 고도와 산소량의 감소로 인해) 심한 저산소증에 빠졌던 한 토끼는 피리독신을 먹이자 혈중 코티솔 수치가 55%나 감소했다.

일반적으로 수용성비타민인 피리독신은 매우 안전한 식이보충제다. 과용량(갑자기 2~6g을 섭취하거나 꾸준히 500mg을 섭취)을 섭취하는 것은 감각신경염(팔다리의 감각 소실)과 관련이 있는데, 이러한 관계는 가역적일 수도 있고 비가역적일 수도 있다. 비타민B6의 일일 권장량은 2mg으로 대부분의 종합비타민제에 함유된 양이다. 임신, 수유기 여성들은 하루에 비타민B6를 100mg 이상 먹으면 안 된다.

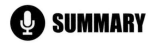

SUMMARY

비타민과 미네랄

스트레스 적응과 코티솔 조절을 위해 식이보충제를 사용하려면 처음에는 종합비타민/미네랄 제제를 선택하는 것이 좋다. 가장 효과적인 선택은 스트레스에 반응하기 위해 신체가 필요로 하는 주요 비타민과 미네랄들이 균형 있게 혼합된 제제일 것이다. 비타민 C, 마그네슘 그리고 비타민B군은 신체의 스트레스 반응에 직접 관여한다는 점에서 특히 중요하다. 그러나 필수/준필수 비타민들과 미량의 미네랄들도 마찬가지로 필요하다. 균형 잡힌 식사와 규칙적인 운동을 하면서 종합비타민/미네랄 제제를 복용하면 항스트레스의 기초를 확립할 수 있으며, 여기에 앞으로 이야기할 코티솔 조절제를 추가로 복용하면 된다.

코티솔 조절용 식이보충제

앞에서 균형 잡힌 종합비타민 제제를 복용함으로써 항스트레스의 기초를 놓는 것이 중요하다고 이야기했다. 어떤 사람들에게는 이러한 일반적인 영양의 기초를 다지는 것만으로도 정상적인 코티솔과 스트레스 반응을 유지하는 데 충분할 수 있다. 그러나 대부분의 사람들에게는 직접 스트레스 조절에 관여하고 코티솔을 건강 범위 내로 조절할 수 있도록 하는 코티솔 조절에 중점을 둔 보충제가 필요하다.

예를 들면 스트레스를 많이 받는 사람들(서문에서 언급한 '스트레스를 많이 받는 제스' 유형의 사람들)에게는 매일 코티솔 조절제가 필요할 것이다. 스트레스를 그다지 많이 받지는 않지만 곧잘 긴장하곤 하는 사람들(서문에서 언급한 '긴장한 제인' 유형의 사람들)은 코티솔 조절제를 사용하는 것이 유익할 수도 있다. 설령 즐거운 시간을 보내느라 코티솔 조절을 하지 않아도 되는 날이 있을지라도 그날이 세상의 종말은 아니라는 것을 명심하라. 마음 편한 사람들(서문에서 언급한 '편안한 잭' 유형의 사람들) 역시 흔히 있는 일은 아니지만 스트레스가 심해져 자신의 코티솔 조절에 대해 생각해보게 되는 날이 있다. 이 장에서는 직접 스트레스 반응을 조절하고 코티솔을 좀 더 건강한 범위로 조절하는 데 도움을 줄 가장 믿음직한 보충제에 대해 이야기하려 한다.

■ 목련나무 껍질

목련나무 껍질(학명은 *Magnolia officinalis*)은 정신적 스트레스나 혼란 등으로 인한 소화장애와 기(氣)가 정체되어 나타나는 증상을 치료하기 위해 기원전 100년경부터 중국에서 전통적으로 사용해온 약초다. 목련나무 껍질에는 2가지 바이페놀 화합물인 마그놀롤과 호노키올이 풍부한데, 이들이 우선적으로 항스트레스 작용과 코티솔을 낮추는 작용을 하는 데 기여하는 것으로 알려져 있다. 마그놀롤은 목련 껍질의 2~10%를 구성하는 반면, 호노키올은 말린 목련 껍질의 1~5%를 차지한다. 목련 껍질에는 1% 미만 소량의 필수지방산이 있는데, 이것은 트리테르펜 복합체로 분류되는 오데스몰이며 추가적으로 항산화제 역할을 한다.

일본에서 약초로 만든 약 가운데 가장 흔히 사용되는 사이보쿠토와 항게코부쿠토는 기관지 천식, 우울, 불안 등을 치료하는 데 사용되는데, 여기에도 목련 껍질이 들어 있다. 일본 연구자들은 목련 껍질의 마그놀롤과 호노키올 성분이 알파토코페롤(비타민E)보다 항산화작용이 1,000배 이상 강하며 따라서 심장 건강에 아주 좋은 효과가 있다고 밝혔다. 또 다른 연구자들은 마그놀롤과 호노키올이 뇌에서 신경전달물질과 또 그와 관련된 효소들의 작용을 조절함으로써(콜린아세틸트랜스페라제 증가, 아세틸콜린에스테라제 억제, 아세틸콜린 분비 증가) 뇌 건강에 큰 유익을 준다고 보고했다.

동물을 대상으로 한 여러 연구들은 호노키올을 다량 복용하면 중추신경을 억제하는 작용을 하지만, 소량을 복용하면 불안감과 스트레스를 누그러뜨리는 작용을 한다는 것을 보여준다. 이는 표준화된 소량의 호노키올이나 호노키올이 함유된 목련 껍질 추출물이 스트레스를 받는 사람에게 도움을 줄 수 있지만 많은 양을 사용하면 오히려 그 사람을 탈진시킬 수 있다는 것을 의미한다. 호노키올을 바리움(성분은 디아제팜)과 비교하면, 항불안 작용은 바리움과 유사하지만 진정 효과는 바리움보다는 약하다. 적어도 5~6건의 동물실험에서 이러한 결과들이 보고되었는데, 이는 호노키올 함량이 표준화된 목련 껍질 추출물을 매일 스트레스를 받는 사람들이 진정제의 부작용 없이 적합하게 사용할 수 있다는 것을 시사해준다.

전통 의학적 방법으로 말린 목련 껍질 3~9g에 물을 부어 뜨거운 차로 마셨을 때 심각한 독성이나 부작용이 나타난다고 보고된 바는 없다. 요즈음에는 목련 껍질 추출물이 상품화되어 시중에서 구매할 수 있다. 일일 용량이 250~750mg인 분말과 알약이 나와 있고 호노키올과 마그놀롤 함량이 1~2%로 표준화되어 있다.

스트레스를 받으면 폭식을 하는 사람들을 대상으로 연구를 한 캘리포니아와 플로리다의 연구진은 목련 껍질 추출물이 스트레스와 불안을 감소시키는 효과가 있지만 낮 동안의 코티솔 수치나 체중 감소에는 큰 효과가 없다고 보고했다. 그러나 목련은 저녁 시간의 코티솔 수치를 감소시키는 데 약간 효과가 있으며, 이것으로 수면의 질을 향상시키는 효과가 있음을 추측할 수 있었다.

6장에서 언급한, 스트레스에 예민하고 불안한 싱글 맘인 레이철은 걷기 운동을 열심히 하는 채식주의자다. 그녀는 이미 식이요법과 운동요법으로 코티솔을 잘 조절하고 있었다. 추가로 목련 껍질 추출물을 매일 하루 2회씩(아침에 150mg, 저녁에 300mg) 복용했더니 스트레스, 불안 그리고 예민함 등이 현저히 줄어들었다. 레이철은 생활이 좀 더 균형 잡히고 느긋해졌다고 이야기했다.

■ 테아닌

테아닌(Theanine)은 녹차 잎에 들어 있는 아미노산 성분이다. 테아닌은 녹차의 주추출물인 폴리페놀과 카테킨 항산화제와는 사뭇 다른 유익한 효과를 제공한다. 실제로 테아닌은 차나무에서 폴리페놀의 자연적인 생성을 통해 카테킨으로 전환된다. 이것은 1년 중 녹차 잎을 수확하는 계절에 따라 카테킨(좋은 항산화 작용)이 많이 함유될 수도 있고 테아닌(항스트레스와 코티솔 조절 효과)이 많이 들어 있을 수도 있다는 것을 뜻한다. 테아닌은 진정 작용을 하지 않으면서도 긴장을 풀어주고 뇌에서 알파파를 많이 생성하게 하는 독특한 성분이다. 이로 인해 테아닌은 (졸음을 동반하지 않으면서) 긴장, 스트레스, 불안을 누그러뜨리는 데 뛰어난 효과가 있다. 임상 연구 결과를 보면 테아닌은 하루에 50~200mg을 사용할 때 효과적이었다. 3~4잔의 녹차에는 100~200mg의 테아닌이 들어 있는 것으로 보인다.

테아닌은 이완제로 사용할 수 있을 뿐만 아니라(성인에게), 학습 능력을 개선하는 효과도 있는 것으로 보이며(쥐 실험에서), 집중력도 강화시켜준다(학생에게서). 테아닌은 부작용이 없고, 약초나 항우울제와 달리 진정 작용 없이 긴장을 풀어주기 때문에 우수한 천연제제로 여겨진다. 항스트레스 제제와 항코티솔 제제로서 테아닌의 뛰어난 장점을 고려할 때, 테아닌의 비진정성 이완 효과와 (실제로 약한 중추신경 억제제인) 발레리안이나 카바와 같은 다른 이완제의 신경 안정 작용은 구분할 필요가 있다.

위에서 언급한 것처럼 테아닌의 가장 두드러진 작용은 뇌에서 알파파를 많이 만들어낼 수 있게 해주는 것이다. 알파파는 기본적인 4종류의 뇌파(델타, 세타, 알파, 베타) 가운데 하나로 뇌파검사(EEG)를 통해 확인할 수 있다. 각각의 뇌파의 파형은 특유의 진동하는 뇌의 전압과 관계가 있고, 서로 다른 뇌파의 파형은 다른 정신·의식 상태와 관계가 있다(표 8-1 참고).

우리가 '편안한 각성 상태(relaxed alertness)'라고 부르는 상태에서 나오는 뇌파인 알파파는 공포나 분노와 같은 높은 각성 상태나 깊은 잠에 빠져 있을 때는 나오지 않는다. 깊은 잠에 빠져 있을 때 나오는 뇌파는 느린 델타파(0~4사이클/초)다. 얕

표 8-1 :: 뇌파 진동 형태

뇌파형	사이클/초	의식 상태와 기분
델타	0~4	깊은 잠(3, 4기)
세타	4~8	졸음 / 얕은 잠(1, 2기)
알파	8~13	이완 상태 / 깨어 있음 / 각성
베타	13~40	스트레스 상태 / 불안 / 집중하기 어려움

은 잠을 잘 때나 졸릴 때는 좀 더 빠른 세타파(4~8사이클/초)가 주를 이룬다. 1초에 13~40사이클의 속도로 가장 빠른 뇌파인 베타파는 어떤 일에 집중하기가 어렵거나 초점을 맞추기 어려울 정도로 스트레스가 매우 심할 때 나타난다. 알파파는 1초에 8~13사이클의 속도로 스트레스가 심할 때 나타나는 베타파보다 느리지만, 수면 중에 나오는 델타파나 세타파보다는 빠르다. 알파파는 긴장이 이완되어 있고 자연스럽게 깨어 있는 동안에 주되게 보이는 뇌파다. 다른 말로 하면 알파파는 높은 육체적·정신적 수행 능력과 관련이 있다. 따라서 당신이 깨어 있는 동안 시간을 최대한으로 활용하려면 당신의 뇌가 알파파 상태에 있어야 한다.

서로 다른 뇌파의 중요성을 강조하기 위한 재미있는 비유는 그것을 자동차의 기어와 비교하는 것이다. 가장 느린 뇌파(델타와 세타)는 움직이지 않을 때와 막 달리기 시작하려고 할 때를 나타내고, 알파파는 보통 속도로 달릴 때의 기어와 같이 작용하며, 베타파는 가장 빨리 달릴 때의 기어와 같은 역할을 한다. 당신이 운전 상태에 따라 다른 기어를 사용하듯이 당신의 뇌도 활동 상태에 따라 서로 다른 파형을 만들어낸다. 예를 들면 너무 적은 세타파와 델타파는 불면증에 시달릴 수 있음을 의미하는 반면, 세타파와 델타파가 너무 많으면 계속 졸리고 의식이 흐릿하여 비틀거릴 수 있다. 가장 좋은 것은 24시간 동안 순서대로 한 뇌파에서 다음 뇌파로 진행하는 것이다[쉬는 수면 상태(델타/세타)에서 집중하는 각성 상태(알파)로, 그리고 다시 쉬는 수면 상태로(세타/델타)]. 이상적인 순환에는 베타파가 없음을 알 수 있다. 왜냐하면 우리가 일부러 분노나 흥분 등을 경험할 필요는 없기 때문이다.

불행히도, 높은 스트레스를 유발하는 오늘날의 생활방식으로 인해 대부분의 사람들이 계속해서 뇌의 2단과 3단 기어(세타와 알파)를 사용한다. 많은 사람들이 알람 소리를 듣고 깊은 잠(델타)에서 갑자기 깨어나곤 하는데, 이때 즉각적인 스트레스와 늦을지도 모른다는 불안(베타)과 시간의 압박에 놓이게 된다. 불충분한 수면 뒤에, 우리는 인위적으로 베타파를 자극하는(그리고 코티솔을 높이는) 각성 상태가 되기 위해 자극제(카페인)를 사용하는데, 이때 세타파와 알파파가 억제된다(그리고 코티솔 감소를 억제한다). 우리가 잠자리에 들 시간에는 너무 탈진한 나머지 긴장을 풀 수 있는 유익한 세타 수면(이때는 코티솔이 떨어짐)의 이익을 전혀 얻지 못하고, 깊은 수면(델타)에도 빠져들지도 못하고 충분히 자지도 못한다.

그러면 왜 이런 뇌파에 대한 이야기가 중요할까? 왜냐하면 이 지속적인 델타파와 베타파의 앞서거니 뒤서거니 하는 변화가 낮 동안에 상승한 코티솔(나쁜 상태) 수치를 유지시키는 것은 물론이고 밤 동안에도 높은 수치의 코티솔(아주 나쁜 상태)을 유지하도록 만들기 때문이다. 우리가 정신적·육체적인 일을 할 때 세타파와 알파파가 나오지 않는다면 우리는 집중하지 못할 것이고(알파파 부족), 긴장을 풀지 못할 것이다(세타파 부족).

그리고 바로 이 지점이 테아닌이 작용하는 곳이다. 테아닌은 뇌에서 알파파를 증가시킴으로써 불안을 조절할 수 있도록 돕고, 집중력과 창의력을 증진하며, 정신적·육체적 활동을 잘할 수 있도록 도와준다. 학술 연구들을 살펴보면 뇌에서 알파파가 많이 나오는 사람일수록 불안감이 적고, 창의력이 뛰어난 사람들은 해결해야 하는 문제를 직면했을 때 더 많은 알파파를 생성하며, 뛰어난 육상 선수들이 최고의 기록을 낼 때 좌뇌에서 알파파가 집중적으로 나온다는 사실을 확실히 알 수 있다.

알파파를 증가시키는 최선의 방법은 테아닌을 많이 섭취하는 것이다. 하루에 3~4잔의 녹차를 마시거나(테아닌은 자극제인 카페인의 부작용을 상당 부분 상쇄해준다), 테아닌 보충제(하루 50~200mg)를 매일 섭취하면 된다. 테아닌의 공급원으로서 카페인을 제거한 녹차를 마시기로 결정하기 전에, 녹차에서 카페인을 제거하는 공정에서 테아닌도 대부분 사라진다는 사실을 기억해야 한다. 따라서 카페인을 전혀 먹지 않고 싶다면 보충제를 사용하는 것이 최선이다. 테아닌 보충제는 캡슐 또는 정제

(tablet)로 되어 있고, 녹차 추출물로 만든 천연제제(20~35%의 테아닌을 함유)도 있다. 테아닌은 섭취 후 2시간 반이 지나면 가장 높은 혈중 농도에 도달하기 때문에 스트레스 상황에서 필요할 때마다 사용할 수 있고, 매일 코티솔 조절제로 사용할 수도 있다.

■ 음양곽

음양곽(Epimedium)은 400년경부터 의료용 약초로 사용되었다. 음양곽은 생식기 능을 증진하는 강장제(성욕을 높여주고 발기부전을 치료)로, 또 원기 회복제(피로 경감)로 사용되어왔다. 동물실험 결과는 음양곽이 적응소(다음 장에서 자세히 설명할 것이다)와 유사한 작용을 한다는 것을 보여준다. 즉 음양곽은 기운이 떨어졌을 때 활력 증진을 위해 에피네프린, 노르에피네프린, 세로토닌 그리고 도파민 등을 증가시키고(활력 증진 효과), 코티솔이 높아졌을 때 낮추어주는 작용(항스트레스 효과)을 한다. 또한 음양곽은 테스토스테론과 갑상샘호르몬 수치가 정상 범위 이하로 떨어졌을 때 정상치로 끌어올려주는 작용을 한다. 아마도 음양곽의 성 기능 개선 효과도 이로 인한 것으로 생각된다. 음양곽을 사용한 동물실험에서는 음양곽이 골절을 감소시키고, 근육량을 증가시키며, 체지방을 감소시키는 것으로 나타났는데, 이러한 현상들은 모두 상승한 코티솔 수치가 정상치로 돌아가는 것과 관계가 있다.

음양곽 추출물에는 적어도 15가지의 활성 물질(루테올린, 이카린, 케르세틴, 그리고 다양한 에피메딘)이 들어 있는데, 흥미롭게도 많은 보충제 회사들이 오직 이카린만을 표준 추출물로 이용하고 있다. 전통적으로 음양곽은 뜨거운 물에 우려 차로 마셨는데 요즈음 주로 사용되는 상품들, 즉 이카린이 풍부한 알코올 추출물과 비교할 때 활성 물질의 분포가 매우 다르다. 비록 한 시험관 연구에서는 독성 물질이 간세포를 손상시키는 것을 이카린이 막아주는 것으로 나타나긴 했지만, 쥐를 대상으로 한 연구에서는 다량의 이카린이 신장과 간에 유독한 것으로 나타났다.

음양곽이 항스트레스 작용과 코티솔 조절 작용을 한다는 것을 입증하는 과학적 증거들은 녹차처럼 물을 이용해 추출할 때 나타난다는 것과 이런 형태의 추출물이 안전하다(이카린 알코올 추출물에 비해)는 결과를 고려해보면, 전통적인 형태의 보충제를 선택하는 것이 현명한 판단이라고 생각한다. 물을 이용해 추출한 음양곽을 정해진 용량만큼(코티솔 조절이 목적이라면 하루에 250~1,000mg) 사용했을 때는 부작용이 나타나지 않았다.

6장에서 언급한, 아주 많은 일을 하며 스트레스를 많이 받은 결과 성욕이 감소해 당황스러워했던 젊은 신혼부부 홀리와 앨런을 기억할 것이다. 두 사람은 아주 규칙적으로 운동을 했으나(주 4~5회씩) 식사는 매우 불규칙했는데, 특히 탄수화물과 단백질을 균형 있게 섭취하고 생선과 채소를 더 많이 먹고 좀 더 규칙적으로 식사할 필요가 있었다. 이런 영양학적인 권고와 함께 음양곽(하루에 300mg)과 DHEA(홀리는 하루에 25mg, 앨런은 50mg)를 보충제로 섭취하라고 처방했다.

보충제를 사용한 지 1주 뒤에 홀리와 앨런은 입이 귀에 걸릴 정도로 웃으며 좋아했다(왜 그랬는지 자세히 이야기하지 않아도 알 것이라고 생각한다). 음양곽과 DHEA의 조합은 그들의 성욕과 함께 코티솔과 DHEA 비율을 정상으로 되돌려주었고 그들의 성생활을 전과 같이 회복시켜주었다.

■ 식물스테롤

식물스테롤(Phytosterols)은 수백 가지 식물에서 추출한 스테롤 복합체(스테롤과 스테롤린을 포함)로 우리 몸을 구성하는 콜레스테롤과 구조가 유사하지만 동맥을 막히게 하는 작용은 하지 않는다. 가장 널리 보급된 식물스테롤은 베타시테스테롤 (BS), 캄페스테롤, 그리고 스티그마스테롤이다. 식물성기름에는 고농도의 식물스테롤이 들어 있는데 견과류와 씨앗에 특히 많고, 모든 과일과 채소에도 어느 정도는 들어 있다. 식물스테롤을 얻는 최선의 방법은 과일, 채소, 견과류, 그리고 씨앗이 많이 들어간 음식을 먹는 것이며, 이러한 음식은 분명히 여러 가지 다른 이점도 제공해줄 것이다.

식물스테롤은 염증성 면역 단백질(cytokine)의 생성을 조절함으로써 면역 기능과 염증 및 통증을 조절하는 효과가 있는 것으로 보인다. 이렇게 면역 단백질의 생성과 활동을 조절함으로써 알레르기를 조절하고 전립샘 비대를 완화할 수도 있다. 마라톤 선수들이 경쟁할 때처럼 스트레스가 많고 지구력이 필요한 상황에서, 식물스테롤은 코티솔 수치를 낮추어주고 DHEA 수치를 유지시켜주며, 이런 상황들 후에 일반적으로 나타나는 면역 기능의 억제를 막아준다. 시험관 연구나 동물실험에서도 베타시토스테롤과 같은 식물스테롤이 정상 세포나 암세포 모두에서 세포막의 구조와 기능에 영향을 미치는 것으로 나타났다. 이러한 효과는 세포의 신호 통로를 변화시켜서 종양의 성장과 세포 파괴를 조절하는 것으로 알려져 있다. 이것으로 다음에 나오는 베타시토스테롤 보충제가 면역 기능을 자극하는 기전을 설명할 수 있다.

인위적으로 유방암을 유발한 상태에서 베타시토스테롤의 효과를 측정한 몇몇 동물실험에서 식물스테롤(베타시토스테롤을 함유한)을 먹인 동물들은 대조군에 비해 종양의 크기가 눈에 띄게 감소했고(30~80%), 임파절과 폐로 암이 전이되는 비율이 10~30% 감소했다. 이 실험을 통해 음식으로 섭취하는 식물스테롤이 유방암 세포의 성장과 확산을 줄여줄 것이라고 확실하게 예측할 수 있다.

일반적으로 마라톤 경주와 같은 스트레스 상황 이후에는 면역 기능이 억제되지만, 베타시토스테롤은 스트레스 상황 후에 T임파구(T helper lymphocyte)와 NK세포(natural killer cell)의 기능을 정상화해준다. 또한 마라톤 경주와 같은 스트레스 상황 이후에 나타나는 면역 억제를 완화하는 과정에서, 베타시토스테롤은 이화 스트레스 호르몬(조직에 해를 끼치는 코티솔과 같은 호르몬)과 DHEA와 같은 동화(재형성) 호르몬의 비율을 정상으로 유지시켜주는 것으로 보인다.

소규모 연구에서 17명의 마라톤 선수에게 68km를 달리게 하고, 그 후 4주 동안 9명에게는 60mg의 베타시토스테롤을 섭취하게 하고, 나머지 8명에게는 위약을 주었다. 베타시토스테롤을 섭취한 선수들은 코티솔/DHEA 비율이 현저히 낮아졌으며(스트레스가 적음을 나타냄), 또한 염증도 매우 적었고 면역 억제도 눈에 띄게 감소했다. 신체 전반에 스트레스를 주기 위한 수단으로서 울트라마라톤을 이용한 연구진은 베타시토스테롤이 코티솔을 정상 범위로 유지시킴으로써 스트레스를 조절하는 효과가 있다는 결론을 내렸다.

식물스테롤은 많은 과일과 채소에 들어 있기 때문에 일반적으로 꽤 안전하다고 여겨진다. 관련 연구에서 심각한 부작용이나 다른 약과의 상호작용 등이 보고된 바 없다. 가장 적절한 코티솔 조절 효과와 유익한 면역 작용을 얻기 위한 권장 용량은 하루에 100~300mg의 혼합 식물스테롤로, 60~120mg의 베타시토스테롤이 함유된 양이다. 볶은 땅콩 한 주먹이나 땅콩버터 한 큰술에는 10~30mg의 베타시토스테롤이 들어 있으므로, 콩 몇 주먹이나 땅콩버터 한 주걱만으로도 운동 후 면역력을 증강하는 데 충분한 양을 얻을 수 있다(그러나 굉장히 많은 열량도 함께 섭취하게 된다).

식물스테롤은 코티솔을 조절하는 작용 외에도 건강에 유익한 다른 효과들이 있기 때문에 콜레스테롤을 낮추어주는 보충제나 전립샘 건강을 위한 보충제에 들어가 있는 경우도 있다. 식물스테롤은 대부분 주된 효과를 증강시키기 위해 다른 첨가물들과 함께 사용된다(예를 들면 면역 강화제에는 에키나시아를 함께 넣는다).

■ 포스파티딜세린

포스파티딜세린(Phosphatidylserine)은 인지질로 지방산과 인산염으로 구성되어 있다. 포스파티딜세린은 뇌세포에 집중적으로 분포해 뇌 기능과 관련 있는 것으로 생각되지만, 이것은 또한 모든 세포막에도 존재하기 때문에 근육 대사와 면역계의 작용에 중요한 역할을 하는 것으로 여겨지기도 한다. 포스파티딜세린은 특히 심한 운동 후에 과잉 생산된 코티솔을 조절하는 것으로 보인다.

하루에 포스파티딜세린 보충제를 100~300mg 정도 복용하면 정신 기능이 개선되고, 우울한 기분이 줄어들며, 알츠하이머병과 같은 심한 질환이나 정신 기능이 떨어지는 다른 유형의 질환이 있는 환자들에게도 효과가 있다는 과학적인 증거는 많다. 이탈리아에서 이루어진 최근 연구에서는 더 많은 양(400~800mg)의 포스파티딜세린을 복용하게 했더니 심한 운동 후 코티솔 수치가 15~30%가량 감소했다. 코티솔은 근육조직에서 이화작용(단백질을 분해하고 근육 손실을 유발한다)을 하므로, 운동선수들은 운동 후 회복을 촉진하기 위해 흔히 포스파티딜세린 보충제를 사용한다. 인지 기능을 호전시키는 장점도 있어서 포스파티딜세린은 일반적인 항스트레스 양양소로 여겨지며, 육체적인 스트레스를 받는 운동선수들뿐 아니라 바쁜 생활로 인해 만성 스트레스 상태에 있는 사람들, 그리고 현대의 C형 생활방식으로 살아가는 사람들에게도 유익하다.

포스파티딜세린이 들어 있는 식이보충제의 심각한 부작용이 보고된 적은 없지만, 광우병에 대한 염려 때문에 소의 뇌에서 추출한 것보다는 콩에서 추출한 포스파티딜세린을 사용하는 것을 권장하고 있다.

포스파티딜세린 농축 보충제는 하루에 50~100mg을 복용하는 것이 좋은데, 매우 비싼 편이다. 뇌와 정신적인 측면에 도움을 줄 목적으로 복용한다면 포스파티딜 세린을 하루에 100~500mg씩 한 달가량 복용하고 다음 달부터는 용량을 하루에 50~100mg 정도로 줄여서 유지하는 것이 좋다. 운동선수들은 강한 훈련 전후에 코티솔 분비 억제와 근육 회복을 촉진하기 위해 하루 800mg가량이 필요하다. 포스파티딜세린을 이 정도로 복용하려면 한 달에 수십만 원이 들지만, 보통 소비자들은 이보다 덜 든다.

켄은 열심히 훈련하는 달리기 선수로 정기적으로 10km 달리기와 가끔씩 마라톤을 했다. 적극적으로 쉬고 영양을 균형 있게 섭취하는데도 격렬한 훈련과 치열한 경쟁으로 인해 충분한 회복이 쉽지 않아지자, 켄은 포스파티딜세린과 베타시토스테롤 보충제를 복용했다. 포스파티딜세린와 베타시토스테롤 보충제는 모든 운동선수들이 격렬한 훈련을 할 때 코티솔 상승을 억제해준다. 상승한 코티솔은 근육, 건, 인대와 같은 결합조직에 이화작용을 하기 때문에 이들 조직을 파괴한다. 따라서 운동 시 코티솔이 너무 상승하지 않도록 억제하는 것은 조직 파괴를 감소시키고 회복 과정을 촉진하는 효과적인 전략이다.

켄은 하루에 포스파티딜세린 50mg과 베타시토스테롤 200mg을 운동 후 즉시 복용했다. 이는 켄의 몸이 코티솔을 조절하고 운동 후 회복을 앞당기는 데 도움을 주었다. 켄이 얻은 가장 큰 이점은, 격렬한 훈련을 할 때 부상 없이 훈련 강도를 높일 수 있고 경기력을 전반적으로 개선한 것이다.

■ 티로신

티로신(Tyrosine)은 아미노산의 일종으로, 미군이 전시에 장병들이 스트레스를 극복하는 데 도움을 줄 강력한 항스트레스 영양제로 사용하기 위해 연구한 물질이다. 몇몇 연구 결과는 티로신 보충제가 육체 활동이나 정신 활동으로 생긴 스트레스와 피로로 인한 급성 증상들을 감소시키는 효과가 있다는 것을 보여준다. 만성 스트레스는 에피네프린, 노르에피네프린 그리고 도파민과 같은 신경전달물질의 분비를 감소시킬 수 있는데, 스트레스가 많을 때 육체적·정신적 수행 능력이 떨어지는 것이 이런 것들과 관련이 있는 것으로 생각된다. 왜냐하면 뇌는 이들 신경전달물질을 생성할 때 티로신을 사용하기 때문에, 티로신 보충제는 신경전달물질이 천천히 감소하도록 도울 수 있으며, 스트레스 상황에서 수행 능력이 떨어지는 것도 줄여줄 수 있다. 신경전달물질은 우울이나 다른 기분 장애들을 비롯한 전체적인 뇌 기능에 중요한 역할을 하기 때문에, 많은 연구자들이 티로신 보충제가 스트레스, 정신 기능 그리고 알츠하이머병 등에 미치는 효과를 계속 연구하고 있다.

군인들에게 전투 훈련을 시키고, 잠을 못 자게 하고, 추위에 떨게 하고, 또 아주 격렬한 운동을 하게 한 상황에서 위에서 언급한 이론이 증명되었다. 사관생도에게 전투 훈련을 시키면서 티로신 2,000mg을 복용하게 한 결과 스트레스 상황에서 기억력과 인식 능력에 도움을 주었다. 또 다른 연구(군인이 대상이 아님)에서는, 일이 바뀌고, 잠을 잘 못 자고, 피로한 상황 등 스트레스에 노출된 자원자들에게 티로신 보충제(하루 100~200mg)를 복용하게 한 결과 수행 능력과 집중력이 감소하는 것을 억제할 수 있었다.

동물실험에서 티로신 보충제를 먹이면 학습 능력과 기억력이 개선된 반면 티로신이 결핍되면 수행 능력이 떨어졌는데, 이는 아마도 노르에피네프린이 감소해서 생긴 결과로 추정된다. 우울하거나 스트레스 상황에 있는 사람들이나 비만한 사람들은 티로신과 노르에피네프린이 감소한다. 동물실험에서 티로신 보충제를 먹이면 산소 소비량이 약간 증가하는데, 이는 대사율이 떨어져서 생긴 결과로 생각된다.

사람들을 대상으로 한 어떤 연구에서는, 심혈관 스트레스 테스트를 위해 피실험자들에게 티로신 6~8g 또는 위약을 주었다. 그 결과, 티로신을 먹은 사람들은 위약군에 비해 주의력과 인식력이 개선되었다. 또 다른 연구에서는 대상자들에게 위약 또는 티로신 6~7g을 연이틀간 무작위로 나누어 주었다. 한 시간 뒤 대상자들에게 주의를 요하는 과제를 몇 가지 주고 동시에 스트레스 요인(시끄러움)에 노출시켰다. 그 결과 티로신을 나누어 준 기간에는 과제 수행 능력이 개선되고 혈압이 감소했다. 추가로 실시한 위약대조군과의 이중 맹검 연구에서는 티로신 6~7g을 섭취한 사람들의 스트레스 증상, 정서 불안 그리고 극심한 스트레스 상황(4시간 반 동안 추위와 저산소 상태)에서의 수행 능력 등이 현저히 개선된 것을 확인할 수 있었다. 이들 연구 결과를 종합적으로 살펴보면, 티로신이 여러 가지 스트레스 상황에서 나타날 수 있는 스트레스 반응을 조절하는 데 효과적임을 알 수 있다.

티로신은 단백질을 함유한 식품에 비교적 풍부히 들어 있으므로, 일반적인 용량을 사용한다면 티로신 보충제가 심각한 부작용을 일으키지는 않을 것으로 생각된다. 사람에게 하루에 티로신 6~8g을 투여한 실험들에서는 부작용이 하나도 나타나지 않았다(티로신 보충제는 가격이 비싸서 상품화된 대부분 제품들의 티로신 함량은 겨우 수백 mg에 불과하며, 이는 임상 실험에서 효과를 보이는 양의 10%에도 못 미치는 양이다). 그러나 분리된 아미노산을 지나치게 많이 섭취할 경우 설사, 오심, 구토 등 불쾌한 위장관 부작용과 두통이나 불안 증상이 나타날 수 있으므로, 티로신도 지나치게 많은 양을 섭취하는 것은 권장하지 않는다.

■ 분지 아미노산

3가지 필수아미노산인 발린, 류신 그리고 이소류신을 분지 아미노산(BCAA, Branched-Chain Amino Acids)이라고 한다. 분지 아미노산의 일일 권장량은 3g이며, 이 정도 용량은 단백질 식품을 섭취함으로써 쉽게 얻을 수 있다. 하루 복용량이 3~20g 정도인 분지 아미노산 보충제는 지구력을 향상시키고, 피로를 개선하며, 정신 수행 능력과 활력을 높여주며, 면역계 억제를 개선하고, 심한 운동 후 근육의 이화작용을 억제하기 위해 사용한다.

운동선수들을 대상으로 한 여러 연구를 통해 분지 아미노산이 면역세포의 연료로 사용되는 아미노산인 글루타민의 농도를 유지시켜준다는 사실을 알 수 있었다. 강도가 센 운동을 하는 동안에는 글루타민의 혈중 농도가 일반적으로 급격히 감소하는데, 운동 후에는 면역세포의 기초 연료가 소실되어 면역계 작용이 억제(그리고 감염 위험성이 증가)된다. 이때 글루타민이나 분지 아미노산 보충제를 먹으면 글루타민 혈중 농도를 유지할 수 있고, 따라서 연료 부족으로 인한 면역세포 기능의 억제를 방지할 수 있다.

관련된 다른 연구들에서는 분지 아미노산 보충제가 코티솔의 증가를 억제하고 스트레스를 유발하는 훈련을 많이 하는 운동선수에게 잘 나타나는 테스토스테론의 감소를 막아주는 효과가 있음이 확인되었다. 이들 연구에서는 높은 스트레스를 유발하는 수단으로서 격렬한 운동을 이용했는데, 우리가 집이나 직장 또는 마트 계산대에서 길게 줄을 서 있을 때와 같이 스트레스가 많은 상황에서 나타나는 것과 똑같이 코티솔이 높아지고 테스토스테론이 낮아지는 변화를 보였다.

참가자들에게 정제나 물약 형태의 분지 아미노산 보충제를 복용(하루 3~20g)하게 한 연구들에서 경미한 위장관 장애를 제외하고는 다른 부작용이 나타나지 않았다. 음식에 함유된 다른 아미노산의 흡수를 방해하거나 더 심한 위장관 부작용이 발생할 수 있으므로 더 많은 양을 섭취하지는 말아야 한다. 불행히도 정제한 분지 아미노산의 원료는 매우 비싸서 시중에서 판매하는 제품에는 관련 연구에서 사용하는 용량에 비해 아주 적은 양만이 들어 있을 뿐이다.

🎤 SUMMARY

코티솔 조절제

이 절에서 이야기한 7가지 식이보충제(목련나무 껍질, 테아닌, 음양곽, 식물스테롤, 포스파티딜세린, 티로신, 분지 아미노산)는 스트레스와 혈중 코티솔을 가장 효과적으로 조절할 수 있는 대표적인 천연제제들이다. 그런데 이들 중에서 당신은 어떤 것을 선택해야 할까? 하나만? 7가지 모두? 당신의 선택을 좁혀가는 데 표 8-2가 도움을 줄 것이다.

표 8-2 ▪▪ 코티솔을 조절할 수 있는 식이보충제들

보충제	이점	문제점	순위
목련나무 껍질	코티솔 조절과 항불안제·항스트레스제로서 일반적인 작용	과량 사용 시 진정 작용과 졸림	1차
테아닌	스트레스 상황에서 최적의 육체적·정신적 수행을 위한 뇌파 조절	없음	1차
음양곽	코티솔을 직접 조절(특히 다이어트 스트레스에 뒤따르는 코티솔 상승을 조절)	알코올 추출물은 독성이 있을 수 있음(물 추출물을 선택)	1차
식물스테롤	코티솔과 DHEA의 균형을 유지(특히 운동 스트레스를 받은 후)	없음	1차
포스파티딜세린	직접 코티솔을 낮춤(특히 격렬한 운동 후)	효과가 있는 양을 복용하려면 비용이 많이 듦	2차
티로신	스트레스 상황에서 정신 작용과 집중력 유지	고용량 필요	2차
분지 아미노산	운동 스트레스를 받는 동안 근육 파괴와 면역 억제 감소	고용량 필요	2차

HSD 활성 조절을 위한 식이보충제

4장에서 이야기했듯이 HSD는 지방세포 내에 존재하는 효소로 불활성 코티솔을 활성 코티솔로 전환시킨다. 활성 코티솔은 강력한 지방 저장 신호로 작용하기 때문에, HSD가 많이 활성화될수록 체중 감량을 위해 쏟는 노력들은 무력화된다. 즉 HSD가 활성화된다는 것은 지방세포 내에서 코티솔이 활성화되어 복부에 지방이 쌓인다는, 즉 복부 비만이 생긴다는 뜻으로 이해하면 된다.

전 세계적으로 유명한 제약회사들이 비만과 당뇨를 치료할 목적으로 HSD의 활성을 억제하는 합성 물질을 만들어내려고 하지만, 아직도 10년 정도는 더 지나야 이러한 약물들이 시중에서 판매될 것으로 보인다. 그러나 다행히도 자연에 존재하는 상당수 플라보노이드(flavonoid)들이 HSD를 억제하는 효과가 있는 것으로 알려져 있는데, 자몽(grapefruit) 주스에 들어 있는 나린제닌(naringenin), 감초의 글리시리진(glycyrrhizin), 콩의 다이드제인(daidzein)과 제니스테인(genistein), 사과의 케르세틴(quercetin), 그리고 한약재로 쓰이는 식물성 약제 성분들(마그놀리아/마그놀롤), 차조기(*Perillae frutescens*), 산조인(*Zizyphus vulgaris*), 그리고 황금(*Scutellaria baicalensis*)이 이에 해당한다.

폴리메톡실레이티드플라본스(PMFs, *polymethoxylated flavones*)로 알려진 매우 특별한 플라보노이드류, 특히 탄제리틴(tangeritin), 시넨세틴(sinensetin), 그리고 노빌리틴(nobilitin)은 감귤류의 껍질에 존재하는 것들로 슈퍼플라보노이드(superflavonoid)라고 불리는데, 이는 다른 플라보노이드류보다 3배 정도 더 강력한 효과가 있기 때문이다. 폴리메톡실레이티드플라본스는 말 그대로 플라본스(flavones)에 메톡실(methoxyl)기가 많이 붙은 것으로 다른 플라보노이드와 마찬가지로 항산화와 항염증 기능도 하면서, 특히 HSD 활성을 억제하고 콜레스테롤을 낮추는 효과는 3배 정도 더 강력한 것으로 알려져 있다(임상 연구에 따르면 콜레스테롤 수치를 20~30% 정도 감소시킨다고 한다).

폴리메톡실레이티드플라본스는 매우 안전한 제제로 하루 300mg을 복용하면 항산화, 항염증 작용에다가 HSD를 억제하고 콜레스테롤을 저하시키는 효과를 볼 수 있다. 그리고 자몽 주스의 나린제닌 같은 플라보노이드들은 간에 존재하는 약물 대사 효소의 작용을 방해할 수도 있는 데 반해서, 감귤류에서 추출한 폴리메톡실레이티드플라본스는 약물 대사 효소의 작용을 방해하지 않으므로 다른 약물들과 상호작용을 일으킬 위험성이 없는 것으로 알려져 있다.

우리 연구실에서는 세계 최초로 폴리메톡실레이티드플라본스를 HSD 활성을 낮출 목적으로 사용해 전신과 국소 부위(간과 지방조직)에서 코티솔 농도를 감소시켰고, 결과적으로 혈당 조절과 체중 감량에 도움을 주었다. SENSE 생활방식 프로그램의 일환으로 우리는 폴리메톡실레이티드플라본스를 통캇알리(Eurycoma) 뿌리 추출물과 함께 중등도의 과체중군에게 복용시켰다. 제공한 폴리메톡실레이티드플라본스의 양은 매일 300mg으로, 귤껍질에서 추출한 것이었다. 6주 경과 후 코티솔 수치는 20%, 체중은 5%, 체지방은 6%, 그리고 허리둘레는 8% 정도 감소했다. 12주 경과 후 콜레스테롤은 20% 감소하고, 기분은 25% 정도 상승하고, 피로감은 48% 정도가 감소했으며, 테스토스테론을 적정 수치로 유지하고, 기초대사량도 적절하게 유지하는 효과를 나타냈다.

표 8-3 :: HSD 활성을 조절할 수 있는 식이보충제들

보충제	부가적인 이점	문제점	효과
나린제닌/나린진(자몽)	항산화 효과	많은 약물들과 상호작용을 함	낮음
글리시리진(감초)	항궤양 효과	혈압 상승	낮음
다이드제인/제니스테인(대두)	폐경 후 이점	없음(하루에 50mg 이상 복용하지 않는다면)	보통
케르세틴(사과, 양파)	항산화 효과	없음	보통
마그놀롤(목련나무 껍질)	항불안 효과	고용량을 복용하면 졸음을 유발할 수 있음	높음
차조기	항염증 효과	고용량을 복용하면 독성 또는 환각을 유발할 수 있음	낮음
산조인	항산화 효과	없음	낮음
황금	항염증 효과	없음	보통
폴리메톡실레이티드플라본스(감귤 껍질)	항산화 효과와 항염증 효과	없음	높음

테스토스테론 조절을 위한 식이보충제

테스토스테론 수치를 적절하게 유지하는 것이 왜 중요할까? 5장에서 설명했듯이 테스토스테론 수치를 보면 코티솔 수치를 예측할 수 있다. 즉 코티솔이 올라가면 테스토스테론이 내려가고, 반대로 코티솔이 내려가면 테스토스테론이 올라간다. 이는 테스토스테론을 적절하게 유지하는 것이 스트레스 반응이 정상적으로 일어나게 하는 데 중요하다는 것을 의미한다. 예를 들어 억지로 살을 빼려고 애쓰는 과정에서 생기는 만성 스트레스는(즉 코티솔이 올라가는 상황은) 종종 테스토스테론을 떨어뜨리는 비정상적인 스트레스 반응을 일으킬 수 있다. 더군다나 테스토스테

론은 기분 및 정신 기능, 성생활, 근육량과 대사량을 유지하는 데도 매우 중요한 역할을 한다.

테스토스테론 수치와 근육량을 적절하게 유지하면 날씬하고 건강하고 튼튼해 보인다는 외형적인 측면의 이점 외에도 우리 몸에서 에너지 연소가 잘되고(근육에서 대부분 열량을 소모하니까), 골다공증이 생길 위험도가 감소하며(근육량이 많을수록 골밀도가 높아지니까), 심장 질환, 당뇨 그리고 대사증후군 같은 만성질환을 예방하는 이점을 얻을 수 있다.

그럼 어떤 것들이 테스토스테론 수치를 적절하게 유지하는 데 효과적일까? 이 질문에 답하기에 앞서, 테스토스테론 수치와 근육량을 '유지'하는 것과 테스토스테론 수치와 근육량을 '증가'시키는 것은 분명히 다르다는 점을 짚고 넘어가야겠다. 매우 스트레스가 심한 상황에서 테스토스테론 수치와 근육량을 유지하기 위해 복용하는 제제는 많지만, 근육량을 증가시키기 위해 사용할 수 있는 제제는 고용량의 아나볼릭 스테로이드 말고는 거의 없다.

많은 과학 논문이나 의학 논문에서, 격렬한 운동 같은 과도한 스트레스가 코티솔을 올리고 이로 인해서 테스토스테론 수치가 떨어지고 근육량이 감소한다고 보고하고 있다. 과도한 스트레스가 근육량을 감소시키는 기전으로 코티솔의 증가, 그리고 테스토스테론과 그 전구물질인 DHEA의 저하를 비롯한 여러 가지가 있다. 코티솔이 높거나 테스토스테론이 낮은 경우에, 아니면 둘 다인 경우, 인위적으로 코티솔을 낮추거나 테스토스테론을 높여서 이 둘을 정상 수준으로 유지하면 근육량을 보존하는 효과가 확실하게 나타나는 것을 확인할 수 있다. 하지만 이 둘이 정상인 경우에는 인위적으로 코티솔을 더 낮추고 테스토스테론을 더 높게 유지한다고 해도 근육량이 증가하지 않는다.

근육량 유지제(muscle maintainer)나 이화작용 억제제(anticatabolics)로 시중에서

팔리는 것들 중 효과가 좋은 것으로 증명된 것은 몇 개가 되지 않는데 DHEA, 통 캇알리, 아연, 동충하초, 공액리놀레산(CLA, Conjugated linoleic acid), 그리고 히드 록시메틸부티레이트(HMB, Hydroxymethylbutyrate) 정도다.

■ DHEA

DHEA는 코티솔 등을 분비하는 부신에서 만들어지는 또 다른 호르몬의 하나 로, 체내에서 테스토스테론, 에스트로겐, 프로게스테론 또는 코티솔로 전환된다. 따라서 코티솔 수치가 너무 높으면 원재료인 DHEA가 코티솔을 만드느라 다 소모 되기 때문에 테스토스테론을 충분히 만들 수 없다. DHEA 수치는 나이가 들면서, 특히 마흔 살 이후 점차 감소하는데 30대나 20대부터 감소하기도 한다. 그래서 노 화 지연, 기억력 증진, 성생활 유지, 우울증 감소, 활력 증진, 그리고 근육량 유지 를 위해 DHEA를 복용하는 것을 권장해왔다.

40~70세까지의 실험 대상군에게 DHEA를 하루에 50~100mg씩 6개월 정도 복 용하게 한 결과 테스토스테론 수치를 정상 범위로 유지하게 해주고(테스토스테론이 적정 수치 이하였던 사람들은 테스토스테론 수치가 정상으로 올라감), 근육량이 늘고, 행복 감이 전반적으로 개선되었다. 9명의 노인을 대상으로 한 작은 연구에서도 5개월간 DHEA를 복용(하루 50mg)한 것이 림프구, NK세포, 면역글로불린 같은 면역 기능 관련 표지자의 개선과 연관이 있다고 했다. 하지만 이들 연구에서 근육량이 증가하 고 면역 기능이 개선된 것은 테스토스테론과 DHEA 수치가 낮았던 군에서 나타난 결과라는 사실을 알아야 한다. DHEA와 테스토스테론 수치가 정상인 건강한 젊은 이를 대상으로 한 실험에서는 근육량 유지나 면역 작용 개선 효과는 나타나지 않 고, 오히려 암 발생 증가와 연관이 있다고 알려진 표지자인 에스트로겐 수치가 증 가했다는 결과를 고려해야 한다는 것이다.

만성 스트레스로 인해서 DHEA나 테스토스테론이(혹은 둘 다) 감소한 사람에게는 하루 50~100mg의 DHEA 제제 복용이 효과를 나타내는 것으로 나타났다. 보디빌더같이 근육량을 키우려고 하는 사람들에게 DHEA 보충제는 가장 인기 있는 제제 가운데 하나다. DHEA는 단백질 분말이나 다른 근육 증강제에 첨가되기도 하지만 주로 캡슐과 정제 형태로 판매된다. 또한 항노화 제품에도 많이 함유되어 있는데 이는 나이를 먹어감에 따라 감소하는 DHEA를 보충하기 위함이다. 하지만 DHEA 제제를 복용하면 국제올림픽위원회(IOC)나 미국대학체육협회(NCAA)의 약물 도핑 검사에서 양성으로 나오므로 운동선수는 복용에 주의해야 한다.

■ 통캇알리

강장 효과가 있어서 '말레이시아 인삼 혹은 말레이시아 산삼'으로 불리는 통캇알리(학명은 *Eurycoma longifolia*)는 저하된 테스토스테론 수치를 정상화한다. 또한 통캇알리는 만성 스트레스로 고통받는 사람들이 합성 DHEA 제제를 복용하기에 앞서 사용하는 1차 약제다. 말레이시아 전통 의학에서는 강장 효과와 정신 상태를 개선하는 효과 때문에 주로 항노화를 목적으로 사용해왔다.

통캇알리에는 '유리펩타이드(Eurypeptides)'라고 하여 짧은 사슬 형태로 된 단백질 그룹이 있는데, 이것이 신체의 활력과 성욕을 개선하는 효과가 있는 것으로 알려져 있다. 통캇알리 복용으로 인한 테스토스테론 증가 효과는 테스토스테론 자체를 새로 만들어내기 때문이 아니라 성호르몬 결합 글로불린(SHBG, Sex Hormone Binding Globulin)에 결합되어 있는 비활성 형태의 테스토스테론을 활성 형태인 유리형(free form) 테스토스테론으로 방출하기 때문이니까, 엄밀히 따지면 증가 효과라기보다는 유리형 테스토스테론을 정상으로 유지하는 효과로 보는 것이 타당하다. 그래서 통캇알리를 복용했을 때 유난히 큰 효과를 보는 사람들은, 즉 약발이 많이 받는 사람들은, 테스토스테론 수치가 낮으면서 체중 감량을 위해 어쩔 수 없이 다이어트 중인 중년층(30세 이후로 테스토스테론이 감소하므로)과 과도하게 훈련을 할 수밖에 없는 운동선수들이다.

통캇알리에 대한 과학적 지식은 대부분 쥐 실험과 시험관 실험을 통해 얻은 것으로, 사람을 대상으로 한 연구에서 확인된 것은 적다. 통캇알리가 성호르몬 결합 글로불린에 결합되어 있던 테스토스테론을 활성화한 형태인 유리형으로 방출시킨다는 사실은 시험관 실험에서 확인한 것이고, 통캇알리를 섭취하면 활력이 증가하고 호르몬 균형이 개선되고 성욕이 증가한다는 사실은 쥐 실험에서 확인한 결과다. 비록 인간을 대상으로 한 몇몇 연구에서도 통캇알리 복용이 피로감을 감소시키고 활력을 증진하고 기분을 개선하며 행복감을 증가시키는 효과를 보인다고 했지만, 심각한 스트레스로 인해서 통캇알리 제제의 주요 고객이 될 수 있는 운동선수나 당뇨 환자를 대상으로 한 연구는 극히 드물다. 산악자전거 선수(ISSN, Annual Scientific Meeting in 2006)와 중등도의 과체중으로 다이어트를 하는 사람들을(NASSO in 2006) 대상으로 한 두 실험만 알려져 있는데, 하루에 통캇알리를 50~100mg 복용하는 군에서 비복용군 대비 정상 테스토스테론을 유지하는 효과가 있는 것으로 나타났다고 한다.

다이어트를 하는 사람은 수주 후 '다이어트 스트레스'로 인해 코티솔이 증가하고 테스토스테론은 감소하리라는 것을 예측할 수 있다. 이런 호르몬의 변화는 다이어트 프로그램을 6~8주 정도 시행한 후 체중 감량이 정체되는 시기가 나타나는 중요한 원인이 된다. 그러나 테스토스테론 수치를 정상으로 유지하면 근육량을 유지할 수 있어 신진대사율이 올라가므로 이런 정체기 없이 꾸준히 체중을 감량할 수 있다.

운동선수에게서 나타나는 코티솔 증가와 테스토스테론 저하는 과도한 훈련에 대한 신체의 초기 반응으로, 이때는 운동 수행 능력도 떨어지고, 부상도 많이 입고, 면역 기능도 떨어지고, 체중은 늘고, 기분도 저하된다. 이때도 마찬가지로 적절한 테스토스테론을 유지하면 이런 과도한 훈련으로 인한 부정적인 증상들을 완화하고, 부상에서도 빠르게 회복되며, 훈련 효과도 높게 나타난다.

동물이나 사람을 대상으로 한 연구에서 통캇알리의 부작용이 보고된 바는 아직 없다. 그러나 이런 연구에 사용된 통캇알리 제제는 말레이시아의 전통적인 방법과 마찬가지로 뜨거운 물을 이용해 추출해낸 것이라는 점을 주의해야 한다. 현재 미국에서 사용되는 많은 수의 통캇알리 추출물은 알코올을 이용해 추출해낸 것으로 화학적 구성 성분이 앞의 것과는 완전히 다르며, 효과 및 안전성 역시 뜨거운 물을 이용해 추출한 제제에 비해 떨어진다.

권장량은 말레이시아 전통 의학에서 사용하는 양과 운동선수와 다이어트 하는 사람들을 대상으로 한 연구 결과를 토대로 한 것으로 하루에 50~100mg을 복용한다. 이 양은 뜨거운 물을 이용해 통캇알리 뿌리에서 추출한 성분으로 만든 제제를 기준으로 한 것이다(유리펩타이드를 22% 함유한 것).

■ 아연

아연(Zn)은 복합 미네랄 제제에 항상 포함되는 성분으로, 이는 아연이 약 300여 가지의 효소 작용에 관여하는 것으로 알려져 있기 때문이다. 체내에 분포하는 아연의 60%가 근육에 존재하며, 테스토스테론 생성, 상처 치유, 에너지 생성, 근육 증강, 세포 치유, 그리고 생식기능(특히 남성에게 중요)과 연관되어 있으며, 약간만 결핍돼도 테스토스테론 수치와 성욕이 떨어지며, 정자 수 감소와 면역 기능 약화, 그리고 기억력장애가 올 수 있다.

다행스럽게도 하루에 15~45mg만 복용해도 테스토스테론 수치가 정상화되고,

면역 기능이 개선되고, 성욕이 정상화되는 효과가 나타나는데, 이 정도의 용량으로 심각한 부작용이 발생할 우려는 없다. 그렇지만 아연만 복용하는 경우에는 구리 결핍이 일어날 수 있으므로 아연 15mg당 2mg의 구리를 복용해야 한다.

■ 동충하초

동충하초(학명은 *Cordyceps sinensis*)는 중국 한약재에 쓰이는 버섯으로 원기 회복, 정력 증진, 폐 기능 개선 등을 목적으로 이용해왔다. 1만 4,000피트(4,267m) 이상의 고지대에서 채취하기 때문에 옛날에는 귀족 이상의 특권층만 복용할 수 있었다. 동충하초와 관련된 유명한 일화가 있다. 수년 전 중국의 수영 및 육상 선수들이 한꺼번에 세계기록을 갈아치운 일이 있는데, 많은 선수가 동충하초를 복용한 것으로 알려져 유명세를 치렀다(물론 거북이의 피나 아나볼릭 스테로이드를 복용한 효과도 있었겠지만). 스테로이드를 같이 사용한 선수도 있겠지만 몇몇 소규모 연구에서도 동충하초의 복용이 폐 기능 개선과 연관이 있는 것으로 나타났고, 성욕을 증진하고 테스토스테론 수치를 정상화한다는 보고도 있다. 다시 한번 말하지만 스트레스를 많이 받으면 코티솔은 올라가고 테스토스테론은 떨어지는데, 동충하초는 테스토스테론을 정상화시키고 올라간 코티솔은 낮추는 역할을 하는 것으로 알려져 있다. 동충하초는 활력과 성욕을 증진하고 지구력을 향상시키는 등 인삼과 거의 비슷한 효과가 있다.

하루에 동충하초를 2~4g 복용하는 데 따른 부작용은 알려진 바 없는데, 약간 피를 묽게 하는 효과가 있어 혈액응고를 다소 지연시키는 것으로 알려져 있다. 동충하초 보충제는 대개 분말과 캡슐 형태로 팔지만, 건조한 동충하초를 직접 가루로 만들어서 팔기도 하는데 가격이 매우 비싸다.

■ 공액리놀레산

공액리놀레산 성분은 주로 고기나 유제품에 들어 있는데, 판매를 목적으로 제조된 공액리놀레산 제제의 원료는 해바라기씨 같은 식물의 기름이다. 공액리놀레산은 프로스타글란딘의 생성을 증가시키는 것으로 생각된다. 프로스타글란딘은 지방산에서 유래된 물질로, 성장호르몬 합성 증가와 과도한 스트레스 상태에서 일어나는 (근육 소실을 막는) 항이화작용과 연관이 있다. 운동선수는 성장호르몬이 증가하면 근육을 키우기 쉽고 근력도 더 강해진다. 하지만 공액리놀레산 자체는 근육량을 증가시키는 효과보다는 근육의 소실을 막는 효과가 더 크다. 공액리놀레산은 프로스타글란딘의 대사를 개선함으로써 근육과 지방조직으로 가는 혈류량을 늘리는데, 그러한 효과로 인해 근육 기능이 개선되고 지방의 이동이 활발해지는 것으로 추정된다.

공액리놀레산 복용에 관한 연구는 대부분 동물을 대상으로 한 것이지만, 최근에 사람을 대상으로 한 연구 결과도 나왔으며 동물실험에서와 마찬가지로 긍정적인 효과를 나타냈다. 설치류나 인간을 대상으로 한 연구에서 모두 공액리놀레산 복용이 신체에 상당한 스트레스를 유발하는 체중 감량을 하는 동안에 식욕과 체중을 감소시키면서도 근육량을 유지하는 데 도움을 주는 것으로 나타났다.

일반적으로 권장하는 복용량은 하루에 3~6g이지만, 대부분의 사람들이 고기와 유제품을 통해 1g 미만의 양을 섭취하고 있다. 공액리놀레산은 액상의 기름 형태라서 대부분은 연질 캡슐 형태로 제공되며, 효과를 보려면 하루에 캡슐을 여러 알 복용해야 한다.

■ 히드록시메틸부티레이트

히드록시메틸부티레이트는 단백질대사를 조절하는 아미노산인 류신(leucine)의

대사 물질이지만, 실질적으로 류신의 활성화 형태로 여겨진다. 히드록시메틸부티레이트는 물고기나 우유 같은 고단백 식품을 통해 소량을 섭취할 수 있다. 섭취한 단백의 총량과 류신의 양에 따라, 하루에 체내에서 만들어지는 히드록시메틸부티레이트의 양은 0.25~1g 정도가 된다.

히드록시메틸부티레이트가 근육 이화와 근육 손상을 방지한다는 몇몇 증거가 있다. 그래서 미국항공우주국(NASA)은 오랫동안 우주에서 근무하는 우주 조종사들의 근육 소실을 방지하는 보충제로서 히드록시메틸부티레이트의 가치를 평가하고 있는 중이다. 운동과 연관해서는 근력운동을 하는 동안 하루에 1.5~3g의 히드록시메틸부티레이트를 복용하면 근육 손상 및 소실을 막아준다는 보고들이 있다. 히드록시메틸부티레이트 제제 복용과 관련하여 알려진 부작용은 없으나 이 정도 양을 복용하려면 상당히 많은 비용이 들기 때문에 보통 사람들이 근육량 증가를 목적으로 이 제제를 복용하기에는 어려움이 있다. 보디빌더나 몸매 관리에 열심인

표 8-4 :: 테스토스테론과 근육량 유지에 도움이 되는 식이보충제들

보충제	일일 권장량	이점	문제점	순위
통캇알리	50~100mg	테스토스테론 수치 유지, 활력 증진	없음	1차
DHEA	50~100mg	테스토스테론 수치 유지	고용량을 복용하면 에스트로겐 수치를 증가시킴	2차
아연	15~45mg	테스토스테론 합성	없음(구리 섭취량과 균형을 맞춘다면)	1차
동충하초	1~3g	테스토스테론 수치 유지, 정력과 지구력 향상	없음	1차
공액리놀레산	3~6g	성장호르몬 수치 유지	다량을 복용해야 함	2차
히드록시메틸부티레이트	1.5~3g	근육 소실 감소	다량을 복용해야 함	2차

사람들이 시중에서 구입하는 제제는 주로 DHEA와 함께 캡슐에 들어간 형태지만, 종종 근육 보조제와 단백질 분말에 첨가되어 공급되기도 한다.

아답토젠

만성 스트레스를 다루는 전통적인 방법 가운데 하나는 아답토젠(*Adaptogens*, 스트레스에 대한 저항력을 키우고 신체 기능을 조절하는 약물)이라는 일련의 약초 제제를 이용하는 것이다. 아답토젠은 스트레스 상황에 신체가 적응하도록 도와주는 물질로 '강장제'라고 하기도 한다. 이들 식물 약제들[가장 많이 알려진 인삼, 아쉬와간다, 오미자, 홍경천, 자운영속 식물(astragalus), 수마(suma, 브라질 인삼이라고 불리기도 함), 그리고 몇몇 아시아 버섯(영지버섯, 잎새버섯, 표고버섯)]은 인체 내 대사 시스템을 정상으로 되돌리는 역할을 함으로써 만성 스트레스가 유발하는 증상 및 부작용을 완화하는 것으로 생각된다. 이들 식물 약제가 항스트레스 효과를 일으키는 기전은 명확히 밝혀지지 않았지만, 스트레스 호르몬인 코티솔을 생성하는 장기인 부신과 연관이 있다고 많은 연구들에서 밝히고 있다.

많은 연구들에서 이들 다양한 종류의 식물 약제들이 부신과 시상하부-뇌하수체-부신 축(HPA 축)에 비슷한 영향을 미치는 것으로 밝혀졌고, 동물실험 결과 이런 항스트레스 작용을 하는 식물 약제에서 추출한 물질들은 스트레스에 과민하게 반응하는 것을 억제했으며, 에너지가 많이 소모된 상태, 즉 피곤한 상태에서도 계속해서 부신의 활성을 자극하는 코티솔의 분비를 감소시켰다.

■ 인삼

인삼(학명은 *panax ginseng*)은 아마도 가장 강력한 (아니면 적어도 가장 널리 알려진) 아답토젠 가운데 하나일 것이다. 한국에서 생산되는 고려인삼은 가장 효과가 좋은 것으로 알려져 있다. 아메리카 인삼(American ginseng)이나 가시오갈피(Siberian ginseng)에도 고려인삼과 같은 성분이 있지만 그 구성 성분이 달라 항스트레스 작용에서도 그 효과가 다르게 나타난다. 동물이나 사람을 대상으로 한 다양한 연구들에서 인삼은 활력을 증진하고, 지구력도 향상하고, 바이러스, 세균, 그리고 심한 운동, 수면 부족과 같은 다양한 스트레스 요인에 대한 저항력을 향상시키는 것으로 나타났다.

하루에 인삼 100g을 복용한 사람은 감기나 독감에 걸리는 발병률이 감소하는 것이 증명되었고, 스트레스를 받는 사람들을 대상으로 한 연구에서는 추리력을 향상시키고, 반응시간을 단축시키며, 기억력과 집중력 같은 정신 기능을 개선하는 효과가 있는 것으로 나타났다. 삶의 질을 개선하는지를 측정한 연구에서도 하루에 인삼 100~200g을 복용하면 기분 상태, 활력, 정력, 그리고 전반적인 행복감이 향상되는 것으로 나타났다.

전통 중국 의학에서 인삼은 자양강장제로 사용돼왔다. 피곤함을 느끼는 사람들을 대상으로 한 연구에서 인삼이 활력을 증진하는 효과를 보인다고 했으나, 인삼에 관한 대부분의 연구(주로 운동 능력 개선 효과를 살펴보기 위한 연구)에서는 활력을 증진하는 효과는 거의 없다고 보고했는데, 이런 결과의 차이는 아마도 시중에서 판매되는 많은 인삼 제품에 인삼이 거의(또는 전혀) 들어 있지 않은 데서 기인했을 가능성이 있다.

시베리안 인삼, 즉 가시오갈피는 인삼은 아니지만 그 효과 면에서 인삼의 사촌쯤으로 여겨진다. 가시오갈피는 운동 능력과 활력을 증진한다는 유명 제품의 내용물로도 알려져 있다. 가시오갈피는 아시아 인삼이나 고려인삼이 비싸기 때문에 싼 맛에 이들의 대용품으로 사용되는데, 스트레스에 적응하도록 돕는 효과보다는 활력을 증진하는 효과가 더 강하므로 만약 기력을 올려야 할 필요성이 크다면 그렇게 나쁜 선택은 아니다. 종종 운동 능력을 향상시킨다고 선전하는 가시오갈피는 격렬한 운동 후 회복을 촉진하는 데 경도에서 중등도 사이의 효과를 보이는 것 같으며, 이러한 효과는 회복 중인 근육으로 전달되는 산소량을 증가시키는 기전에서 기인하는 것으로 추정된다.

인삼의 활성 성분을 진세노사이드(ginsenosides)라고 하는데 고품질 인삼 제제는 대부분 표준화된 진세노사이드 함량을 제공한다. 진세노사이드는 부신피질자극호르몬과 코티솔의 균형을 맞추기 위해서 시상하부–뇌하수체–부신 축(HPA 축)과 상호작용하는 것으로 생각된다. 부신피질자극호르몬은 뇌세포에 직접 달라붙을 수 있기 때문에 체내에서 일어나는 스트레스와 연관된 많은 과정에 영향을 끼칠 수 있다. 대개 하루에 100~300mg이 표준 용량인 정제된 인삼 제제는 스트레스 적응 능력을 증가시키고, 스트레스 측정 지표로 사용되는 코티솔/테스토스테론 비를 감소시킨다(즉 코티솔은 낮추고 테스토스테론은 높인다). 인삼은 뿌리 전체, 말린 가루 또는 정제 추출물 등 다양한 형태로 제공되는데, 뿌리나 말린 가루로 된 것은 실제 약효 성분의 함량이 매우 다를 수 있으므로, 표준화된 정제 추출물 형태로 된 것을 구입하는 편이 좋다. 거의 효과가 없는 제품들도 많기 때문에 믿을 수 있는 회사의 제품을 구매하는 것이 매우 중요하다. 고려인삼 제품은 진세노사이드를 4~5% 정도 함유하고 있고, 가시오갈피 제품은 일루테로사이드(eleutherosides, 가시오갈피의 활성 성분)를 0.5~1.0% 함유하고 있다. 하루에 100~300mg을 6주간 복용하면 스트레스 적응 효과와 활력 증진 효과를 볼 수 있다.

인삼과에 속하는 대부분 식물들이 안전하며, 고려인삼, 가시오갈피, 아메리카 인삼과 관련해 다른 약물들과의 상호작용, 알레르기 반응 및 금기사항은 알려진 바 없다. 하지만 고혈압 환자는 복용에 주의하는 것이 좋은데, 이는 인삼 제제의 자극 효과로 인해 혈압이 더 올라갈 수 있다고 보고되었기 때문이다. 또한 인삼은 혈당을 낮추는 효과가 있기 때문에 혈당이 자주 내려가는 사람도 주의해서 복용해야 한다.

■ 아쉬와간다

아쉬와간다(학명은 *Withania somnifera*)는 인도에서 생산되는 약초로 인도 인삼이라고 불리기도 한다. 인삼과에 속하지는 않지만 활력을 증진하는 효과와 항스트레스 효과가 기존에 알려진 아시아 인삼이나 가시오갈피와 비슷하기 때문에 그런 이름이 붙여진 것이다. 아쉬와간다에 관한 연구가 매우 적지만, 약초학자나 자연의학 전문가들이 피로와 스트레스에 시달리는 사람들에게 종종 처방하는 약물이다. 인도의 전통 의학인 아유르베다에서는 아쉬와간다를 스트레스와 노화에 맞서 '생명력의 균형을 잡아주는' 목적으로 사용한다. 상업적 제품은 정제와 캡슐, 차나 음료 형태로 다양하게 팔리고 있다. 표준화된 분말이 정제나 캡슐 형태로 제공되는데 가장 안정적이고 간편한 형태다. 일반적으로 권장하는 복용량은 하루에 500~1,000mg으로, 여기에는 아쉬와간다의 주요 활성 성분인 위다놀라이드(withanolides)가 1~2% 함유되어 있다. 위다놀라이드는 아쉬와간다가 스트레스에 미치는 효과 중에서 진정 효과에 관여하는 것으로 생각되며, 스트레스를 받는 상황에서 강장제와 불면증 치료제로도 사용할 수 있을 듯하다.

아쉬와간다의 안전성을 장기간에 걸쳐 검토한 연구는 없지만 부작용에 관한 보고 역시 없었다. 아쉬와간다는 근육을 이완하고 중추신경계를 약간 가라앉히는 역할을 하므로 알코올이나 다른 진정제, 수면 보조제, 항불안제와 병용해서는 안 된다. 또한 아쉬와간다가 유산과 조기분만을 일으킬 수 있다고 보고된 바 있으므로 임산부는 복용하면 안 된다.

　　트레이시는 간호사로 병원의 중환자실에서 근무한다. 장시간 근로와 불규칙한 수면 주기는 그녀의 몸을 갉아먹어갔다. 이상하게도, 트레이시는 집에 늦게 돌아와서 피로가 극심한데도 잠들기가 매우 어려웠다. 몇몇 수면 유도제를 약국에서 구입해 복용했으나 효과가 없었고 다음 날 아침에도 힘들어했다. 하지만 매일 아쉬와간다를 복용하면서(아침에 150mg, 오후에 300mg) 일하는 동안에 스트레스를 조절할 수 있게 되었고 졸음도 사라졌다. 또한 밤에는 숙면을 취할 수 있게 되었다.

■ 수마

수마(학명은 *Pfaffia paniculata*)는 남아메리카와 중앙아메리카에서 자라는 덩굴식물로, 브라질 인삼이라는 이름으로 널리 알려져 있다. 수마는 '파라 토다(para toda, '모든 것을 위하여'라는 뜻이다)'라는 원래 이름에 걸맞게, 전통적으로 전반적인 건강 상태를 개선하고 모든 질병을 치료하는 약제로 사용해왔다. 오늘날에는 강장 효과, 면역력 강화, 만성피로와 불안 장애 치료를 목적으로 사용하고 있다.

현대의 본초학자들은 스트레스에 적응하고 감염을 다스리는 것을 돕는 아답토젠으로서 수마의 역할을 가장 잘 이해하고 있다. 러시아의 올림픽 선수들은 동충하초 같은 다른 아답토젠들과 함께 운동 효과 향상을 목적으로 수마를 사용하고 있다. 미국에서도 만성피로증후군, 위궤양, 불안 장애 같은 스트레스와 관련되어 나타나는 질환의 치료제로, 그리고 신체 강화제로 종종 수마를 추천하기도 한다. 수마에 대한 연구가 많지는 않지만 동물실험에서 면역력 강화와 성적 자극 효과를 보임으로써 적어도 기존 처방의 근거를 제시해주었다.

수마의 일반적인 권장량은 스트레스, 불안 또는 피로가 있을 때 하루에 500~1,000mg을 섭취하는 것인데, 단일 제제로 팔리는 상품은 거의 없고 다른 제제들과 섞인 복합 제제 형태로 많이 팔리고 있다(예를 들면 생강, 섬유소와 함께 스트레스성 위궤양 치료에 사용한다).

■ 오미자

오미자(학명은 *Schisandra chinesis*) 열매는 한의학에서 기분을 좋게 하고 생기를 북돋우는 데 오랫동안 사용해온 약제다. 활력을 증진하고, 원기 회복, 스트레스로 인한 면역 기능 장애를 개선하는 전통적인 처방 목적들 외에도 생식기능과 정신 기능을 증진하는 데 사용하기도 한다.

스트레스와 연관되어 신체 기능의 균형을 잡아주는 효과를 보이는 성분 덕에 오미자는 인삼이나 다른 식물 약제와 함께 아답토젠으로 알려져 있다. 오미자의 주요 구성 성분인 리그난(Lignans)은 면역체계를 자극하고, 간을 보호하며, 스트레스에 대한 적응력을 향상시키고, 약간의 진정 효과가 있다.

심근비대증이 있는 환자들에게 인삼과 맥문동, 오미자를 복용하게 한 후 심초음파와 운동 부하 검사로 확인한 결과, 40일 경과 후 심장 기능이 확실히 개선되었고 운동 능력이 67% 이상 개선되었다는 보고가 있다. 쥐를 대상으로 한 연구에서도 운동 능력을 개선하는 것으로 나타났고, 격렬한 훈련을 받는 운동선수들에게서 코티솔의 증가를 억제하는 효과도 보고되었다.

오미자는 직접 복용해도 안전하고 독성이 없다고 알려져 있다. 일반적인 권장량은 하루에 100~500mg이며, 단독 제제나 인삼과 홍경천 같은 다른 성분과 함께 복합 제제 형태로 팔리고 있다. 오미자 복용에 따른 부작용으로 약간의 소화불량과 피부 발진이 보고되었고, 자궁 수축 효과(아쉬와간다와 비슷한 효과)를 유발할 수도 있기 때문에 임산부는 복용해서는 안 된다.

■ 홍경천

홍경천(학명은 *Rhodiola rosea*)은 시베리아의 북극 산악 지대에서 자라는 몇몇 식물들을 통칭하여 부르는 말로, 이 식물들의 뿌리를 '북극의 뿌리' 또는 '황금의 뿌리'라고 부르며 약제로 사용한다. 홍경천은 감기와 독감 증상을 치료하는 데 사용해왔고 지구력 향상과 육체적·정신적 스트레스에 대한 저항력을 증진할 목적으로 처방해왔다. 전통적으로 인삼과 같은 아답토젠으로 여겨져왔고, 스트레스에 대한 저항력을 증진해 정신적·육체적으로 활기를 북돋우는 역할을 하는 것으로 생각된다. 홍경천의 약효를 나타내는 성분들로는 로사빈(rosavin), 로사린(rosarin), 로신(rosin), 그리고 살리드로사이드(salidroside)가 있다.

한 임상 실험에서는 홍경천 추출물을 복용한 환자들 가운데 65%가 우울증과 관련된 증상들이 감소하거나 완전히 사라져버렸다고 하며, 다른 연구에서는 3개월 동안 100~150mg의 홍경천 추출물을 복용하게 한 결과 발기가 잘되지 않고 조루 증상을 겪던 35명의 남성 가운데 26명이 성 기능이 개선되었다고 한다. 야간에 근무하는 의사들을 대상으로 한 연구에서도 하루에 175mg(살리드로사이드로는 4.5mg)을 복용하게 한 결과 단기 기억력, 집중력, 청각과 시각 반응이 개선되었다고 한다. 또 20일이라는 장기간 동안 시험을 보는 학생들에게 하루에 50mg을 복용하게 한 결과 정신적 피로를 덜 느끼고 전반적으로 기분이 개선되었다고 한다.

다시 말해서 홍경천 추출물은 아답토젠으로서 충분히 가치가 있다고 여겨지고, 특히 신체가 정신적·생리적 스트레스에 대처하는 능력을 증가시킨다. 홍경천의 이런 효과는 이론상으로 신체가 산소를 받아들이고 이용하는 능력이 증가하는 데서 기인한다고 보면 앞서 언급한 동충하초의 효과와 유사하고, 이런 이유로 인해 몸에 자극을 주지 않으면서도 활력을 증진하는 효과를 얻을 수 있다. 종종 홍경천은 가난한 자의 동충하초로 불리기도 하는데, 이는 동충하초가 구하기가 어려워 왕과 귀족 같은 상류층만 이용할 수 있었던 반면 홍경천은 온 땅에서 쉽게 자라 구하기가 쉬웠기 때문이다.

홍경천 추출물은 매우 안전한 것으로 생각되며 복용상 금기나 약물 상호작용에 따른 부작용이 보고된 바는 없다. 하지만 일부 사람들에게는 피부 발진 같은 약한 알레르기 반응을 일으킬 수 있다고 한다. 일반적으로 권장하는 용량은 하루에 300~600mg 정도로, 오미자와 마찬가지로 단독 제제나 다른 제제들과 섞인 복합 제제 형태로 구매할 수 있다.

■ 자운영

자운영(Astragalus)은 활력을 증진하는 효과뿐만 아니라 면역계를 자극하는 효과가 있어서 자주 처방되는 식물 약제다. 만성 스트레스로 인해서 기력이 고갈되면 감염 및 기타 질환에 쉽게 걸리는 점을 고려하면, 자운영은 정서적·물리적 스트레스로 인해 항시 피로를 느끼는 사람에게 특히 도움이 된다. 특히 심한 육체적 훈련 및 경쟁에 따른 스트레스를 겪고 이로 인해 감기나 다른 상기도 감염 질환을 자주 앓는 운동선수들에게 자운영이 매우 효과적일 것으로 생각한다.

자운영은 중국 전통 의학과 아메리카 원주민의 전통 의학에서 식물강장제로 수세기 동안 처방돼왔다. 자운영은 감기의 초기 증상이 나타나기 시작할 때 가장 많이 사용되는 약제인 에키나시아(echinecea)와는 달리 감기를 예방할 목적으로 사용돼왔다. 또한 중국 전통 의학에서는 인삼, 동충하초 또는 아쉬와간다 같은 다른 강장제들과 함께 스트레스를 받는 사람의 면역 기능을 정상적으로 유지하기 위한 목적으로 처방되었다.

대부분 중국에서 이루어진 사람을 대상으로 한 연구들에서 자운영은 감염성 질환을 앓고 있는 사람의 면역 기능을 자극하는 효과를 나타냈다. 미국에서 시행한 암 환자를 대상으로 한 임상 실험에서는 자운영이 병균 감염에 대항해 싸우는 백혈구 가운데 하나인 T림프구를 증가시키는 것으로 나타났는데, 이는 자운영이 항암제의 효과를 증가시킬 수도 있음을 암시한다. 하지만 T림프구를 증가시키고, 다른 림프구 및 호중구의 기능을 강화시켜 세균이나 바이러스에 맞서 싸우는 기능을 강화하는 자운영의 면역 기능 증가 효과에 대한 연구 결과들은 대부분 시험관 실험과 동물실험에서 나타난 결과다. 동물실험에서 자운영 추출물은 쥐의 면역체계에서 백혈구의 식균 작용을 강화시켜 바이러스 감염을 예방하는 효과를 나타냈다.

일반적인 권장량을 복용할 때 나타날 수 있는 부작용은 알려진 바 없고, 고용량을 먹으면 소화 장애와 설사 같은 부작용이 일어날 수 있다. 자운영 단독 제제로 사용할 수도 있지만(하루 200~500mg), 다른 면역 기능을 자극하는 식물 약제나 영양제와 함께 복용하면 저용량(하루 100~200mg)으로도 더 좋은 효과를 거둘 수 있다.

표 8-5 ┇┇ 아답토젠

보충제	용량(하루)	주요 효과
인삼(고려인삼과 가시오갈피)	100~300mg	활력 증진
아쉬와간다	500~1,000mg	스트레스 지각을 감소시킴
수마	500~1,000mg	스트레스로부터 신체 보호
오미자	100~500mg	항스트레스 효과
홍경천	300~600mg	활력과 정력 증진
자운영	250~500mg	항스트레스 효과와 면역 기능 강화 효과

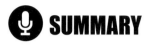

아답토젠

코티솔을 조절하는 약제로서 아답토젠은 확실히 스트레스로 인해서 발생하는 여러 좋지 않은 상황들을 해결하는 강력하고 효과적인 제제로, 심한 스트레스를 받는 기간에 건강을 유지하고자 할 때 사용하면 좋다.

이 절의 내용을 간략히 정리하면 다음과 같다.

- 스트레스와 맞서 싸우기 위해서는 먼저 비타민C, 칼슘, 마그네슘 등이 들어 있는 종합비타민과 미네랄 제제를 복용하여 튼튼한 기초를 세워야 한다.
- 그런 다음 몸속의 코티솔, HSD, 그리고 테스토스테론 수치를 폴리메톡실레이티드플라본스, 통캇알리, 그리고 테아닌 등의 제제를 이용해서 적절하게 유지해야 한다.
- 마지막으로, 아답토젠을 이용해 스트레스가 유발하는 여러 부작용을 감소시켜야 한다.

이완과 진정 작용을 하는 식이보충제

이완 작용을 하거나, 불안과 스트레스를 경감하는 제품들이 매우 잘 팔리고 있는 것은 놀라운 일이 아니다. 피곤하고 또 스트레스를 받으며 살아가는 수백만 명의 사람들은 이들 제품들이 뇌 기능을 증진하고 기분을 좋게 한다는 말에 귀가 솔깃해질 것이다.

앞에서도 말했듯이 생리학자와 영양학자들은 생활방식을 교정하는 것만으로도 기분, 정서, 자신감 그리고 자기만족감을 상당히 개선할 수 있다고 누차 보고하고 있다. 규칙적인 운동과 적절한 식사는 기분 좋게 만드는 물질들, 예를 들면, '러너스 하이'와 연관된 엔도르핀이나, 정서적으로 좋은 느낌이 들게 하는 세로토닌 같은 신경전달물질들에 변화를 일으킨다. 일반적으로 운동을 조금이라도 하는 것이 긴장을 풀고 마음을 편안히 하는 데 도움이 된다. 일주일에 되도록 자주(최소 일주일에 3번) 20분 정도 걷는 것부터 부담 없이 운동을 시작하는 것이 첫 출발점이라고 보면 된다.

영양학적인 측면에서 볼 때 식사가 정서와 밀접한 관련이 있다는 사실은 그리 놀라운 것이 아니다. 예를 들면 뜨거운 초콜릿 라테를 맛있게 먹고 있는 사람을 보면 일단 유혹에 약해지는 자신을 보게 되고, 다음 단계로 유혹을 견디지 못하고 나도 먹어야겠다고 결정하는 순간 죄책감을 느끼게 되고, 일단 먹기 시작하면 기분이 좋아지지만 다 먹고 나서 컵의 바닥을 확인하고 난 뒤에는 실망감을 느끼게 된다. 우리가 먹은 음식이 우리의 감정에 직접적으로 영향을 끼친다는 것은 분명한 사실이다. 탄수화물, 지방, 단백질 같은 다량영양소와 비타민, 미네랄, 식물영양소 같은 미량영양소는 신경화학물질로 작용하는 여러 가지 물질들을 함유하고 있다. 예를 들면 고단백 식사는 대부분의 사람들에게 활기를 불어넣어주는 반면에 고탄수화물 식사는 공복감, 무기력감, 우울감이 들게 한다.

식사가 어떻게 기분에 영향을 미치는지 확인하고 싶다면 일주일이나 좀 더 긴 기간이 필요한데, 당신이 무엇을 먹거나 마신 후에 기분이 어떤지 적어보라. 본인이 먹는 모든 음식들의 종류와 양을 적고, 먹은 시간, 그리고 먹기 전과 먹은 후의 기분이나 활력의 변화 같은 느낌을 적는 것이다. 바쁠 때는 오히려 이런 기록을 해야 한다는 압박감이 스트레스를 줄 수 있으므로, 방학이나 휴가 같은 여유가 있는 기간에 실행하기를 권한다. 일단 어떤 음식을 먹으면 본인이 어떤 느낌이 든다는 것을 알게 되면 생활방식에 맞추어 음식을 조절할 수 있을 것이다.

상당수의 인기 있는 약초 제제가 스트레스를 완화할 목적으로 사용되고 있다. 이런 약초 제제는 주로 차의 형태로 섭취하는데 캐모마일, 멜리사(Melissa), 레몬밤(lemon balm), 홉(hops), 귀리(oats), 황금(skullcap) 그리고 시계풀(passionflower) 등이 이런 약초에 해당한다. 이런 차들은 긴장한 신경을 진정시키는 효과가 있다고 알려져 있다. 하지만 정말 이들 약초가 스트레스를 낮추고, 불안을 감소시키며, 높아진 코티솔을 낮춘다는 과학적 근거는 없다. 그럼 과학적 근거가 없으니까 이런 차를 마시는 것이 정말로 효과가 없는 것일까? 물론 아니다. 따뜻한 차 한 잔을 마신 후 편안하고 불안한 느낌이 감소하는 것을 느낀 사람들이 많은 것만으로도 충분하다.

이것들에 비해 이완 효과가 좀 더 뚜렷하고 효과적인 제제들을 표 8-6에 적어놓았다. 이 절의 나머지 부분에서는 이러한 제제들을 자세하게 설명할 것이다. 여기에 적힌 제제들은 대부분 약한 우울증 치료나 불안, 불면증 치료 목적으로도 사용되지만 주 효능은 진정 효과다.

표 8-6 ▓ 우울과 불안, 불면증을 치료할 목적으로 자주 사용되는 항스트레스 식이보충제

보충제	용량(하루)	주요 효과
카바카바	50~150mg	항불안
멜라토닌	1~10mg	항불안/수면 보조
발레리안	250~5mg	항불안/수면 보조
고투콜라	60~180mg	항불안
세인트존스워트	450~900mg	경미한 우울증 완화
5-히드록시트립토판	300~900mg	경미한 우울증 완화
에스아데노실메티오닌	200~600mg	경미한 우울증 완화

■ 카바카바

카바(학명은 *Piper methysticum*)는 하와이나 피지 같은 태평양에 위치한 섬들의 원주민들이 수세기 동안 사용한 후추속(屬) 식물의 뿌리로, 마음의 긴장을 풀고 다른 사람들과 친분을 맺는 것을 도와줄 목적으로 사용해왔다. 오늘날에는 불안감과 긴장감을 완화하는 제제로 사용된다. 카바의 활성 성분은 카바락톤(kavalactones)이라는 화학물질로, 중추신경계를 약간 억제하는 작용을 하지만 알코올과 달리 숙취 효과를 일으키지는 않는다.

카바 뿌리를 복용하는 전통적인 방법은 바로 뽑은 신선한 뿌리를 여러 명이 둘러앉아 씹은 후에 물 또는 코코넛밀크가 든 큰 그릇에 그 씹은 액을 뱉고 잘 섞은 후, 큰 건더기는 짜서 건져내고 나머지 액을 돌려가면서 마시는 것이다. 먹는 방법이 매우 꺼림칙하기 때문에 처음에 이들 섬에 들어온 선교사들은 이런 의식을 금지하려고 많이 노력했다(원주민들끼리 친밀한 행사를 즐기는 걸 방해할 목적으로 금지하려고 했는지도 모르겠지만). 만약 이렇게 씹고 뱉어서 만들지 않는다면 뿌리를 부드러워질 때까지 찧은 후, 다른 음료에 담가서 먹어야 할 것이다. 이 액체는 좀 쓰고 마취성이 있어 혀를 얼얼하고 따끔거리게 한다.

물론 현재 미국에서 팔리는 카바 제제는 이런 전통적인 방법으로 제조한 것이 아니고 말린 후 기계를 사용해 분말 형태로 갈아서 만든다. 이 분말을 캡슐이나 정제 형태로 만들거나, 바로 음료에 섞거나, 알코올을 사용해 추출한 추출물을 이용한다. 미국에서만 1년에 3,000만~5,000만 달러어치의 카바 함유 제품이 팔리는데, 이는 역설적으로 말해서 현대인들의 생활방식 자체가 많은 스트레스를 유발하기 때문에 그만큼 긴장감을 풀고자 하는 사람들의 욕구도 강하다는 것을 의미한다.

카바가 인체에 미치는 영향을 알아보기 위해 잘 계획해서 시행한 연구는 미국에서는 거의 찾아보기 힘들지만, 유럽에서는 몇몇 연구가 진행돼왔다. 이러한 연구들은 주로 독일에서 행해졌는데, 카바(하루 복용량에 카바락톤이 50~150mg 함유된 양)가 불안감과 스트레스로 인해 발생하는 정서적인 문제들을 경감하는 데 도움이 됐다고 한다. 정신적인 스트레스를 많이 받게 한 후 4주 동안 카바 제제를 복용하게 한 군은 측정한 모든 영역에서 스트레스 관련 지수가 낮아진 반면 위약군은 거의 변화가 없었다는 보고도 있다.

카바 제제와 관련된 연구에서 복용에 따른 부작용이나 복용 중지에 따른 금단 증상은 보고되지 않았지만, 최근에 시행된 몇몇 사례연구들은 카바 제제가 일부 사람들에게서 일어나는 다양한 형태의 간 손상과 관련이 있을 수도 있다는 것을 보여준다. 그래서 카바 함유 제품을 생산하는 일부 회사에서는 자발적으로 제품을 회수하기도 했는데, 2002년 미국식품의약국은 카바 제품이 심각한 간 손상을 일으킬 수 있으며 카바 제제를 복용하는 사람과 이들을 담당한 주치의는 간 손상의 증후를 주의 깊게 살펴야 한다고 경고한 바 있다. 아직까지 카바와 관련된 간 손상의 기전은 명확히 밝혀지지 않았으므로 간 기능이 좋지 않은 사람은 카바 제제를 복용해서는 안 된다. 또 건강한 사람이라도 카바락톤 함량을 기준으로 하루에 50mg 이상 복용하는 것은 좋지 않다.

카바는 신경계를 억제하는 효과가 있기 때문에 술과 함께 복용하거나 다른 항불안제와 함께 복용해서는 안 된다. 또한 다소 경미하거나 중등도의 불안감에 카바가 효과가 있다고 해서 불안감이 심한 사람이 의사의 처방 없이 카바를 복용하는 것은 적절치 않다. 또한 운전하기 전에는 카바 복용을 피하는 것이 좋다. 몇 년 전 메릴랜드에서 흥미로운 사건이 발생했는데, 경찰은 괴상하게 주행하는 차를 발견하고는 차를 길가에 세우게 했다. 운전자는 발음도 어눌하고 잘 걷지도 못했기에 경찰은 음주운전을 한 것이라고 의심했지만, 운전자는 술을 마시지 않았다고 주장했고 혈중 알코올 농도 측정 결과도 그가 술을 마시지 않은 것으로 나왔다. 더 자세한 심문 끝에 의문이 풀렸는데, 이 운전자가 술에 취한 것처럼 운전하게 만든 것은 방금 전에 마신 카바차였다.

■ 멜라토닌

멜라토닌(Melatonin)은 뇌의 송과체에서 아미노산인 트립토판을 원료로 만들어 내는 호르몬으로, 인체의 수면과 기상을 조절하는 역할을 한다. 한낮에 농도가 제일 낮고 밤에 농도가 제일 높으며, 밝은 빛은 멜라토닌의 생성을 늦추는 데 반해 어두움은 이 호르몬의 생성을 증가시킨다.

멜라토닌을 함유한 제제는 이완 효과와 함께 수면을 도와주는 역할을 하는데, 이는 시차증(時差症)을 겪고 있거나 주야간 교대 근무자같이 수면 패턴이 깨진 사람들을 대상으로 한 연구를 통해서 확실히 알려진 바다. 몇몇 연구 결과에 따르면, 수면에 들기 30~60분 전에 저용량 멜라토닌 보충제를 1~5mg 복용하면 쉽게 숙면을 취할 수 있고, 잠에서 깼을 때 더 활기차고 정신도 더 맑다고 한다. 또한 멜라토닌이 우울증, 특히 겨울 동안 햇볕을 충분히 쬐지 못해서 생기는 계절적 정동 장애(seasonal affective disorder, 다른 말로 '겨울 우울증'이라고도 한다)를 경감하는 데 확실한 효과가 있다는 보고도 있다. 하지만 일부 민감한 사람들에게는 오히려 우울증을 악화시키거나 우울증을 유발할 수 있다는 보고도 있기 때문에 주의해야 한다.

다른 약물이나 제제를 함께 사용했을 때 나타날 수 있는 상호작용은 알려진 바 없지만, 멜라토닌이 혈관 수축과 혈압 상승을 유발할 수도 있기 때문에 심혈관계 질환을 앓고 있는 사람들에게는 멜라토닌 복용이 위험할 수도 있다. 미국국립보건원에서는 멜라토닌 복용이 불임, 남성의 성욕 감소, 저체온증, 망막 손상 그리고 호르몬 대체요법에 간섭효과를 일으킬 수 있다고 경고하고 있다. 아직까지 멜라토닌 제제를 장기 복용했을 때 나타나는 효과 및 부작용은 보고된 바 없다.

미국에서는 멜라토닌이 수면 보조제보다 저렴하고 중독성이 없는 수면제 대체제로 간주된다. 특히 장거리 비행기 여행 등으로 시차증을 겪고 있는 사람들이 원래의 수면 주기를 되찾으려는 목적으로 사용하면 유용할 것이다. 이런 목적으로 사용하는 멜라토닌의 복용량은 수면 장애 정도에 따라 달라지겠지만 1~10mg 정도면 효과가 있을 것으로 본다. 하지만 10mg 정도를 복용한 일부 사람들이 악몽을 경험했다는 보고도 있기 때문에 주의해서 사용해야 한다. 50mg 정도의 고용량 멜라토닌은 여성에게 불임과 생리 주기의 변화를 유발할 수 있으므로, 특별한 이유로 산부인과 의사의 승인하에 복용하고 있는 경우 이외에는 고용량 복용을 피해야 한다.

■ 발레리안

발레리안(Valerian, 학명은 *Valeriana officinalis*)은 로마 시대부터 수면 보조제와 항불안제로 사용돼왔다. 이 식물의 뿌리를 말려 차, 팅크(tinctures)*, 캡슐, 그리고 정제 등의 형태로 복용한다. 수면 유도, 이완, 신경 진정 작용, 불안감 감소를 목적으로 이용한다. 발레리안의 수많은 성분들 중 어떤 성분이 효능을 나타내는 것인지 아직은 모르지만, 아마도 신경안정제인 바리움과 할시온처럼 여러 성분들이 뇌에 복합적으로 작용하는 것으로 추정된다. 하지만 한 가지 문제점은 발레리안은 물질 특성상 매우 불안정한 제제이기 때문에 쉽게 변질될 수 있다는 것이다. 따라서 적절하게 생산, 포장, 보관하지 않으면 그 효능을 쉽게 잃어버릴 수 있다.

---

* 동식물에서 얻은 약물이나 화학물질을, 에탄올 또는 에탄올과 정제수의 혼합액으로 흘러나오게 하여 만든 액제(液劑), 요오드팅크, 캠퍼팅크 등이 있다.

사람과 동물을 대상으로 한 많은 연구 결과들이 발레리안의 진정 효과와 수면 보조 효과를 뒷받침하고 있다. 400~600mg의 발레리안 추출물을 잠자기 한 시간 전에 복용하면 전반적으로 이완 작용을 하며 긴장이 완화되고 숙면을 취하는 데 이롭다고 한 몇몇 보고들이 있다. 발레리안과 마찬가지로 이완 효과가 있지만 발레리안 특유의 오래된 양말에서 나는 것 같은 냄새(쥐 오줌 냄새)가 없는 홉(hops)이나 멜리사(Melissa)를 발레리안에 첨가한 복합제제도 있다.

취침 전에 복용하면 수면에 드는 시간이 단축되기는 하는데 수면의 질에 어떤 영향을 미치는지는 알려진 바가 없다. 일반적으로 약한 진정제로 여겨지고, 독일의 약초 약제 관련 단체인 '독일 커미션 E(German Commission E)'에서도 불안감과 수면 장애 치료 목적으로 사용할 수 있다고 할 만큼 안전하다고 여겨진다.

발레리안 제제의 효과는 제품마다 그 정도가 매우 다르게 나타나기 때문에 0.5~1.0%의 발레리닉산(valerenic acid)을 함유한 표준화된 제제를 고르고, 특정 제품마다 다를 수 있는 복용 안내를 그대로 따라야 한다. 일반적으로 5대 1 또는 6대 1 추출물 250~500mg을 수면 보조나 약한 진정 효과를 목적으로 사용한다.

습관성 졸음을 유발하거나 아침에 졸음을 심하게 느끼게 하는 부작용은 없지만 복용하고 나서 몇 시간 동안은 집중력이 떨어질 수 있다. 때로 두통과 약한 오심을 일으킬 수 있다는 보고도 있지만, 정해진 용법을 따르면 습관성이나 중독성은 없는 것으로 알려져 있다. 임신 중이거나 수유 중인 여성, 어린이는 복용을 피하고, 최근에 진정제나 항우울제를 복용한 사람은 복용 전 의사와 상담해야 한다. 술이나 다른 진정제와 함께 복용해서는 안 되며 이런 약제를 복용했을 경우에는 2주 이상의 간격을 두고 복용해야 한다.

마크는 스트레스로 인한 불면증으로 고생하는 건설업자로 직장에서 많은 신체 활동을 하고 있었다. 부인은 헬스클럽 강사로 영양에 대한 지식이 풍부했기 때문에 매우 균형 잡힌 식사를 하고 있었다. 그래서 마크는 코티솔 수치를 낮추고 긴장을 풀어주고 숙면을 취하도록 도와줄 식이보충요법을 시작했다. 마크는 일을 마치고 퇴근할 때 한 병의 물과 함께 테아닌 100mg을 복용하고, 퇴근해서 잠자리에 들기 30분 전에 발레리안 250mg을 복용했다. 테아닌은 집으로 돌아오는 동안에 졸음 없이 편안하게 긴장을 풀어주는 역할을 하고, 발레리안은 이완 효과를 좀 더 강화하고 수면을 빨리 취할 수 있도록 도와주었다. 이 처방을 시작한 지 며칠 되지 않아서 마크는 좀 더 편안한 숙면을 취할 수 있게 되었고 활력과 업무 집중력이 훨씬 향상되었다.

■ 고투콜라

고투콜라(Gotu Kola, 학명은 *Centella asiatica*)는 인도에서 나는 약초로 인도의 전통 의학인 아유르베다와 중국 전통 의학에서 우울증과 불안증 치료를 목적으로 수세기 동안 처방되었다. 몇몇 동물을 대상으로 한 실험에서 고투콜라는 기억력, 학습 능력, 불안의 정도를 측정하는 미로 테스트 결과 개선된 효과를 보였고 스트레스와 관련된 여러 증상들을 감소시켰다. 사람을 대상으로 한 연구에서도 불안감과 실험적으로 유발한 스트레스에 대한 반응을 감소시키는 효과를 나타냈다. 많은 실험실 연구에서 고투콜라가 소화관 내의 특별한 수용체인 콜레시스토키닌 수용체(CCK receptor)에 결합한다는 사실을 밝혀냈다. 콜레시스토키닌 수용체는 식욕, 음식물 섭취 그리고 식습관을 조절하는 수용체로 아마도 여기에 고투콜라가 결합하면 배고픔과 식욕을 조절하는 데, 특히 스트레스가 유발하는 식욕을 조절하는 데 도움이 될 것이다. 고투콜라를 콜라너트(kola nut)와 혼동해서는 안 된다. 콜라너트는 고투콜라와 아무런 관련이 없으며, 카페인의 원료로서 체중 감량제와 에너지 보충제로 종종 사용된다.

고투콜라의 항불안 효과를 확인하기 위한 실험에서는 12명의 자원자를 대상으로 12g의 고투콜라를 한 번 복용한 군과 위약을 복용한 군을 30~60분 정도 스트레스(큰 소음과 깜짝 놀라게 하는 일 등)를 받게 한 후 스트레스 반응을 비교했다. 그결과, 고투콜라를 복용한 군의 스트레스 반응이 비교군에 비해서 확실히 좋게 나타났다. 물론 12g의 고투콜라는 상당히 많은 양이지만 그 효과는 매우 빨리 나타났고 강력했다. 이보다 적은 용량으로도 현재 우리가 일상생활에서 느끼는 스트레스에 대한 반응을 감소시킬 수 있다고 알려져 있다.

이 밖에 고투콜라의 다른 효과도 연구된 바 있는데, 동물실험에서는 고투콜라 추출물이 상처를 치유하는 데 필요한 성분인 히드록시프롤린과 콜라겐의 생성을 50~60% 정도 증가시키는 것으로 나타났다. 또 다른 연구에서는 고투콜라가 항산화 효과가 있어서 상처 치유, 피부 재생, 면역 기능 개선 등에 도움이 된다고 했다. 이들 연구에 따르면, 고투콜라를 매일 2번씩 일주일 동안 복용한 후 항산화 효과가 35~75% 정도 더 증가했고 활성산소에 의한 손상은 70% 정도까지 줄어들었다고 한다.

고투콜라는 캡슐이나 정제 형태의 제제 말고도 상처를 빨리 치유하기 위한 목적으로 피부에 직접 바르는 형태로도 자주 이용된다. 먹는 제제의 고투콜라는 독성이 없는 것으로 알려져 있지만, 혈당을 높일 수 있다는 보고가 있으므로 당뇨 환자는 복용에 주의해야 한다. 일반적으로 권장하는 복용 방법은 유효 성분인 아시아티코사이드(asiaticoside), 아시아틱산(Asiatic acid), 그리고 연관 화합물이 30~40% 정도 함유된 표준화된 추출물을 60~180mg씩 매일 복용하는 것이다.

■ 세인트존스워트

세인트존스워트(St John's wort, 학명은 *Hypericum perforatum*)는 항우울제를 대체하는 약초로 사용돼왔다. 기분을 조절하고 기력을 올리는 데 효과적이며 특히 심한 스트레스와 경도 혹은 중등도의 우울증이 유발하는 피로감을 감소시키는 데 좋은 것으로 알려져 있다. 우울증에 빠지거나 항상 스트레스를 겪는 사람들은 아침에 침대에서 일어나지 못할 정도로 피곤해하고, 일상생활을 하면서도 피로감과 끝없는 사투를 벌인다. 세인트존스워트는 뇌에서 신경전달물질의 불균형을 교정함으로써 에너지를 평상시 수준으로 끌어올리고, 우울한 기분과 만성 스트레스가 유발하는 극심한 피로감을 감소시킨다.

세인트존스워트의 어떤 성분이 이런 효과를 나타내는지는 확실히 모르지만 히페리신(hypericin)을 0.3%, 히퍼포린(hyperforin)을 3% 함유한 표준화된 추출물을 하루에 900mg씩 복용하면 경증 혹은 중등도의 우울증을 완화하는 데 효과적이라고 알려져 있으며, 이미 표준화된 추출물 제제가 캡슐 형태로 팔리고 있다. 히페리신/히퍼포린 추출물 제제를 이용한 많은 연구 결과, 경도 혹은 중등도의 우울증 환자에게서 기존의 항우울제에 사용하던 약물들에 비해 부작용은 적으면서도 동등한 효과를 보이는 것으로 나타났다. 세인트존스워트와 기존의 프로작(Prozac, 성분명은 fluoxetine), 졸로프트(Zoloft, 성분명은 sertraline), 그리고 팍실(Paxil, 성분명은 Paroxetin) 같은 항우울제를 비교한 연구들에서도 효과는 거의 같지만 약물내성 측면에서는 기존의 항우울제들에 비해 세인트존스워트 추출물이 더 좋은 것으로 나타났다. 위약을 사용한 이중 맹검 실험을 10여 차례 이상 시행했는데, 대부분의 실험에서 세인트존스워트가 경도와 중등도의 우울증을 경감하는 효과가 있는 것으로 나타났으나 심한 우울증 환자에게는 효과가 없었다.

세인트존스워트의 확인된 부작용은 경미한 소화불량, 피부 발진 같은 가벼운 알레르기 반응, 그리고 취침 전에 복용하면 잠을 쉽게 이루지 못하는 등의 미미한 것으로, 비교적 안전한 제제로 여겨진다. 세인트존스워트만 복용했는데 심각한 부작용이 나타난 사례는 보고된 바 없으며 동물실험에서도 많은 양을 복용하게 해도 심각한 부작용은 나타나지 않았다. 가장 많이 연구된 세인트존스워트의 부작용은 피부가 흰 사람에게 광과민성을 일으켜 일광화상의 위험성을 증가시킬 수 있다는 것이다.

세인트존스워트 복용으로 인한 직접적인 부작용이 극히 드물기는 하지만 몇몇 보고서에 따르면, 세인트존스워트가 에이즈 약제(protease inhibitor), 면역억제제(장기이식을 위해서 복용하는 사이클로스포린 같은), 항응고제(쿠마딘, 다른 말로 와파린), 항암제(olanzapine/clozapine), 그리고 천식약(theophyline)을 비롯한 다양한 약물들과 상호작용을 일으키고 이들 약제의 약효를 떨어뜨릴 수 있다고 한다. 만약 이들 약물을 복용하고 있거나 다른 처방 약물을 복용하고 있다면 세인트존스워트 복용을 당장 중지하거나 의사와 상담 없이는 아예 복용을 시작하지 말아야 한다. 세인트존스워트 복용을 갑자기 중단하면 다른 다양한 약제들의 혈중 농도가 상승할 수 있으므로, 용량에 민감한 약제를 복용하고 있는 환자들은 위험할 수도 있다.

세인트존스워트를 처방받는 사람들 가운데 50~60% 정도가 효과를 보는데 항우울제로서 최대 효과를 나타내기까지는 4~6주 정도가 걸린다. 그러나 심각한 우울증을 치료할 목적으로 세인트존스워트를 복용해서는 안 된다는 점을 명심해야 한다. 자살 충동이나 일상생활을 영위할 수 없을 정도의 무력감, 극도의 피로감을 느끼는 심각한 우울증 환자들은 치료 결과에 따라 생사가 갈릴 수 있으므로, 이때 세인트존스워트를 처방하는 것은 금기다.

■ 5-히드록시트립토판(5-HTP)

　5-히드록시트립토판은 아미노산인 트립토판의 유도체로 몸에서 트립토판이 전환되면서 생기는데, 이후 뇌에서 강력한 신경전달물질인 세로토닌으로 전환된다. 일상적으로 먹는 음식에서 5-히드록시트립토판을 많이 함유한 음식을 찾기는 어려우나, 트립토판은 다양한 단백 식품에서 찾아볼 수 있다. 식이보충제에 사용되는 5-히드록시트립토판은 아프리카에서 자라는 식물인 그리포니아 심플리시폴리아(Griffonia simplicifolia)의 씨앗에서 얻으며, 경미한 우울증과 불면증을 완화하고, 체중 감량을 촉진하고, 스트레스와 편두통, 섬유근막통, 일반적인 근육통을 감소시킬 목적으로 처방된다.

　5-히드록시트립토판을 경미한 우울증과 스트레스를 경감할 목적으로 사용하는 이론적인 근거는 이것이 세로토닌의 전구물질이라는 데서 기인하는데, 5-히드록시트립토판을 복용하면 세로토닌 수치를 끌어올려 기분이나 수면 주기 그리고 통증 조절에 영향을 미칠 수 있다는 것이다. 몇몇 연구에서는 항우울제로 처방하는 약제와 비교해 5-히드록시트립토판이 효과는 유사하면서도 부작용은 더 적게 일으키는 것으로 나타났다. 다른 연구에서는 대상자들에게 하루에 300~900mg을 복용하게 했더니 편두통, 섬유근막통과 연관된 통증이 줄고, 식욕이 감소하고, 쉽게 잠들 수 있었는데, 연구자들은 이러한 효과가 5-히드록시트립토판이 혈액과 뇌에서 세로토닌 수치를 올려서 나타나는 것이라고 추정했다. 그리고 5-히드록시트립토판을 복용하면 5-히드록시트립토판 혈중 수치가 올라가는 사람들(반응군)이 있고, 5-히드록시트립토판을 복용해도 혈중 수치가 올라가지 않는 사람들(비반응군)이 있다.

　5-히드록시트립토판 제제와 관련하여 제기된 가장 심각한 안전 우려는 근육통, 근력 약화, 구토, 두통, 그리고 드물게는 사망에 이르게 하는 '호산 백혈구 증가 근육통 증후군(EMS, eosinophilic myalgia syndrome)'이라는 질병과 관련이 있다. 1989

년에 갑작스럽게 발생한 EMS가 오염된 트립토판 제제(트립토판 자체가 아니라 트립토판 제제에 포함된 다른 오염 물질)와 관련이 있는 것으로 추정되었고, 미국식품의약국에서는 모든 트립토판 제제의 판매를 금지했다. 사실 당시 판매가 금지된 트립토판 제제는 세균을 이용해 발효시켜 제조한 것이고 5-히드록시트립토판은 식물의 씨앗에서 추출하는 것이기 때문에 EMS와 관련된 오염체로 알려진 피크엑스(peak X)가 5-히드록시트립토판 제제와 연관이 있을 가능성은 낮다. 그리고 대부분의 제조사들은 그들이 제조하여 공급하는 5-히드록시트립토판 제제에 피크엑스가 존재하는지를 확인하는 품질관리를 시행하고 있다. 그러니까 5-히드록시트립토판 제제를 구입하려거든 제조사에 문의해 이런 종류의 품질관리를 시행하는지를 확인하는 것이 좋다. 5-히드록시트립토판은 캡슐이나 정제 형태로 제공되는데, 그리포니아의 씨앗에서 추출한 5-히드록시트립토판이 15~20% 함유된 것과 순도 99%의 합성 5-히드록시트립토판 제제가 있다.

어린이와 임산부 및 수유 중인 여성은 5-히드록시트립토판 제제를 복용하지 않는 것이 좋다. 그리고 최근에 항우울제를 처방받았거나, 체중 조절 약물을 복용했거나, 우울증 치료 목적으로 세인트존스워트 같은 약초 제제를 복용한 적이 있다면 영양학에 정통한 의사의 지시나 권고 없이는 5-히드록시트립토판 제제를 같이 사용해서는 안 된다.

■ 에스아데노실메티오닌

에스아데노실메티오닌(SAM-e)은 아데노신(에너지 화합물인 ATP의 구성 성분)과 결합된 황함유 아미노산인 메티오닌의 한 형태로, 메티오닌과 마찬가지로 메틸화* 반

---

* 어떤 유기화합물의 수소 원자가 메틸기로 바뀌어 새로운 화합물이 되는 것 또는 그렇게 되게 하는 것.

응처럼 황을 필요로 하는, 인체 내의 수많은 대사 과정에 관여한다. 인체에서는 음식을 통해 메티오닌을 흡수해서 에스아데노실메티오닌을 자체 생산하는데, 메틸화 과정이 손상되거나 에스아데노실메티오닌 생성에 필요한 조효소들(메티오닌, 콜린 또는 비타민B)이 결핍되면 이론적으로 에스아데노실메티오닌의 생성 능력이 감소하게 된다.

메틸화 과정에서 생긴 문제가 일부 신경정신 질환의 생화학적 원인이 될 수 있다는, 그리고 만성 스트레스가 메틸화 반응을 수행하는 신체 기능을 저해할 수 있다는 가설이 꾸준히 제기돼왔다. 우울증이나 만성 스트레스가 있는 사람들과 노인들은 조직 내 에스아데노실메티오닌 수치가 낮은 것으로 밝혀졌다. 우울증에 관한 연구에서 에스아데노실메티오닌은 일반적인 항우울제만큼의 효과가 있는 것으로 나타났는데, 연구자들은 이러한 효과가 세로토닌이나 도파민 같은 신경전달물질의 뇌 내 농도를 증가시키는 데서 기인하는 것 같다고 추정했다.

에스아데노실메티오닌은 일반적인 권장량을 복용할 경우 매우 안전하고, 특히 몸속에서 자연적으로 합성되는 물질이므로 에스아데노실메티오닌 제제를 복용하는 것은 단지 경구로 영양분을 조금 더 공급받는 것과 다름없으므로 다른 약초 제제보다 더 안전하다. 경구용 약초 항우울제로 사용되는 세인트존스워트 같은 물질들은 몸속에 원래부터 존재하던 물질이 아니므로 좀 더 약에 가까운 것과 비교가 된다. 에스아데노실메티오닌 제제를 복용하는 것과 관련해 가장 큰 문제는 그것이 아주 비싸다는 것이다. 그나마 관절을 좋게 하려면 하루에 1,200~1,400mg을 복용해야 한다. 기분과 관련된 증상을 개선하는 데는 하루에 200~600mg 정도면 된다는 것이 위안거리긴 하지만, 이때도 10일치를 복용하는 데 30~32달러 정도가 든다.

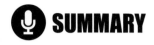

이완을 목적으로 사용하는 보충제들

그렇다면 위에 언급한 이완을 목적으로 사용하는 약초 제제를 어떻게 실제로 적용할 것인가? 스트레스를 많이 받는 상황에서 스트레스를 경감하고 긴장을 풀어주는 것이 효과적인 접근법인 것은 확실하지만, 마구잡이식이 아닌 단계적으로 접근하는 것이 중요하므로 다음 내용을 참고하기 바란다. 이 장에서 언급한 제제들은 대부분 우울증이나 불면증이 있는 사람들이나 매우 스트레스를 많이 받는 사람들이 가장 먼저 고려해야 할 처방이라기보다는 두 번째로, 즉 보완 목적으로 사용하는 것이 더 바람직하다.

식이보충제를 복용해 스트레스와 코티솔을 효과적으로 조절하려면 다음 단계를 잘 따라야 한다.

1. 일단 코티솔 수치를 상승시킬 수 있는 제제(카페인이나 에페드라 같은)는 복용하지 않는다.
2. 코티솔 조절의 기초 단계로서 종합비타민과 종합미네랄 제제를 복용한다.
3. 코티솔과 테스토스테론, HSD 수치를 낮추는 데 집중한다(특히 스트레스를 많이 받는 기간에).
4. 스트레스 반응을 조절하는 데 지원병 역할을 할 약초 제제를 추가로 복용할지 고려한다.
5. 우울, 불면, 곤두선 신경을 다스리기 위해 이완 제제들을 사용한다.

당신이 '스트레스를 많이 받는 제스'라면 적절하게 코티솔을 조절하기 위해서는 위의 1~5단계를 따라야 하며, 특히 3단계에 집중해야 한다.
당신이 '긴장한 제인'이라면 1~3단계만 따르면 충분하며 4, 5단계까지는 가지 않아도 된다.
당신이 '마음 편안 잭'이라면 일반적으로 처음 2단계만 따르더라도 충분하나 때때로 스트레스를 많이 받는 경우에는 3단계까지 고려할 수 있다.

앞의 권장 사항들을 보고 나서도 실제로 어떻게 하라는 건지 좀 헷갈릴 수도 있다. 그러나 다음 장에 앞에서 언급한 모든 내용들을 간추린 단순한 계획을 소개할 것이므로 너무 부담스러워하지 않아도 된다.

PART 9

모든 것을 총동원해라 : SENSE 생활방식 프로그램

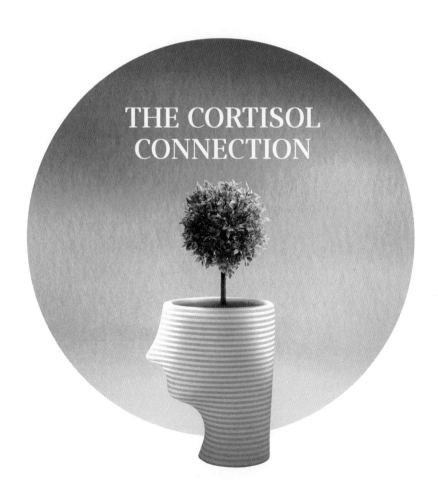

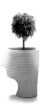

우리는 예전부터 건강 전문가들(우리에게 항상 신경을 써주시는 할머니를 비롯해)에게서 "충분히 자고, 올바른 식품을 먹고, 운동을 하라"는 말을 항상 들어왔다. 진부한 이야기일지도 모르지만, 이 3가지는 우리 몸을 최고의 상태로 만듦으로써 스트레스를 다스리고 코티솔 수치를 유지하는 가장 효과적인 방법이다. 예일 대학과 캘리포니아 대학의 스트레스 연구자들도 몸과 마음의 스트레스를 관리하는 최고의 방법으로 가장 기본적인 것(올바르게 먹고, 자고, 운동하는 것)을 강조하고 있다(봐라, 우리 할머니들은 얼마나 똑똑하신가?). 자, 이렇게 중요한 기본적인 것을 놓치면 코티솔 수치가 올라가고, 이는 만성질환으로 가는 지름길이 된다.

우리 몸이 스트레스를 받았을 때 우리가 어떻게 행동하는지 아는가? 불행히도, 우리는 우리가 해야만 하는 행동들과 완전히 정반대되는 행동들을 한다. 운동을 해야 하지만, 스트레스로 인해 시간이 없다고 느껴서 운동을 중단한다. 적절한 음식을 먹는 대신에, 우리는 코티솔 수치를 증가한 상태로 놓아두고(이러면 더 빨리 배가 고파진다) 패스트푸드를 먹는 경향이 있다. 또한 충분한 수면으로 스트레스를 푸는 대신에, 늦게까지 깨어 있고, 일찍 일어나고, 불안함과 불면증 등으로 더 많은 고통을 받는다.

영양학자, 생리학자, 그리고 라이프스타일 코치로서 나는 수많은 고객들에게 이 책에 요약 정리한 내용들을 설명해왔는데, 이는 고객들이 자신의 신진대사를 최적화하고 그들이 원하는 체중 감량 목표를 달성할 수 있도록 도왔다. 그 고객들은 항상 체중 감량에 실패했던, 심지어 요요 현상으로 오히려 몸무게가 더 늘어나곤 했던 사람들이었다. 내 고객들과 마찬가지로, 당신도 이미 괜찮은 식이요법과 운동 프로그램을 따라 해봤을지도 모른다. 하지만 아무리 열량 섭취를 줄이고, 열심히 운동해도, 마지막 몇 kg은 정말 빼기 힘들지 않던가?

신진대사 적응을 관리하는 '3S' 접근법

나는 SENSE 생활방식 프로그램 참가자들에게 '신진대사 적응(metabolic adaptation)'이라는 개념을 이야기할 때 풍선에 비유하여 설명한다. 풍선은 마치 우리의 몸처럼 저마다 모양과 크기가 다르고, 서로의 상호작용에 영향을 받으며 한쪽이 영향을 받으면 다른 쪽에 반작용을 하게 되는데(풍선의 오른쪽을 누르면 풍선의 왼쪽 편이 부풀어 오른다) 물리학자들은 이를 뉴턴의 제3법칙(작용과 반작용의 법칙)이라고 부르고, 영양학자들은 이것을 신진대사 적응이라고 부른다. 이것이 바로 우리가 체중을 줄이고 유지하는 것을 힘들게 만드는 가장 중요한 이유 중 하나다. 당신이 당신 몸의 신진대사가 올바르게 이루어지도록 식사와 운동을 활용하는 방법을 정확히 알지 못하면 몸무게를 줄이고 유지하기 힘든 것이다.

신진대사 적응을 우리가 이 책에서 논의해온 주제 가운데 하나인 체중 감량에 어떻게 적용할 수 있는지를 보여주는 가장 기본적인 예를 하나 들어보자. 우리가 체중을 줄이기 위해 섭취하는 열량을 줄이면, 우리가 가만히 있을 때도 소비되는 열량의 크기가 자연스럽게 떨어진다. 그래서 체중은 며칠, 혹은 몇 주 동안 계속 떨어지다가 어느 순간이 되면 더는 떨어지지 않는다(이때가 바로 체중 감량의 정체기). 이 때는 오히려 체중이 주는 것이 아니라 엉덩이나 배에 살이 다시 찌기도 한다. 이것이 바로 우리 몸이 변화한 새로운 환경(적은 열량을 소비하고, 코티솔 수치는 높은 상태로 유지되고, 테스토스테론 수치는 낮아진)에 맞춰 신진대사를 다시 적응시킨다(더 적은 열량을 태운다)는 것을 보여주는 예다. 이러한 반응은 수만 년 전 우리 조상들이 굶주림을 극복하고 살아남는 데는 도움이 되었겠지만, 21세기를 살아가는 우리가 체중을 줄이는 데는 전혀 도움이 되지 않는다.

그래서 체중 감량에 성공하려면 신진대사 적응을 정확히 이해해야 한다. 우리 몸을 그저 생각하는 것뿐만이 아니라, 몸을 지배할 줄 알아야 한다. 이를 위해서는 여기서 제시하는 3S를 사용할 줄 알아야 한다. 3S는 바로 체중 감량을 유지하고 성취할 수 있도록 도와주는 것으로, 신진대사의 변화가 적게(small), 동시에(simultaneous), 지속적(sustained)으로 이루어지도록 하는 것이다. 이 3S는 SENSE 생활방식 프로그램에 완벽하게 녹아들어가 있다. 그리고 이것은 우리 몸에 이상을 일으키는 것이 아니라 코티솔을 적절히 다스려 우리가 원하는 체중 감량 목표를 이루게 하는 것이다.

신진대사의 변화가 '적게' 이루어지도록 하라는 말은, 우리 몸의 신진대사에 큰 변화를 주는 것을 피하라는 뜻이다. 갑작스런 변화는 거의 즉각적인 신체 반응을 유도하여 오히려 에너지를 유지하게 만들고, 그러면 자연스레 체중 감량 속도는 떨어진다. 작은 변화는 조금씩 풍선이 줄어드는 것처럼 우리 몸도 서서히 살이 빠지게 만든다.

신진대사의 변화가 '동시에' 이루어지도록 하라는 말은, 신진대사에 영향을 미치는 서로 다른 요소들을 최대한 동시에 변화시키라는 뜻이다. 다른 호르몬과 다른 효소 작용(혈당 수치, 성장호르몬, 갑상샘호르몬, 세로토닌, 노르에피네프린)에 영향을 미치는 코티솔, 테스토스테론, HSD에 동시에 변화를 주라는 것이다.

많은 다이어트 방법(식욕 조절, 섭취 열량 제한)들이 실패하는 이유는 바로 이들 중 한 가지에만 집중하기 때문이다. 이러한 방법들이 물론 체중 감량에 도움이 되는 훌륭한 방법이기는 하지만, 신진대사의 한 가지 부분에만 너무 신경을 쓰면 오히려 우리 몸은 몸무게를 유지하려고 한다. 온몸이 신진대사의 여러 부분에서 동시에 작은 변화를 느끼게 하고 적응하게 하는 것은 굉장히 힘든 일이기는 하다.

마지막으로 신진대사의 변화가 '지속적'으로 이루어지도록 하라는 말은, 우리가 앞서 말한 2가지를 꾸준히 할 필요가 있다는 말이다. 때때로 이것은, 우리 몸이 변화된 신진대사에 적응하기 전에 운동 계획을 조금씩 변화시키는 것을 의미한다. 다행히도 신진대사의 변화가 적게 그리고 동시에 이루어지도록 하는 일은 계속하기가 상당히 쉽다(평생 동안도 할 수 있다). 내 고객들은 만약 내가 그들에게 돈을 주면서 그들이 '예전에 사용한' 다이어트 방법을 따르라고 해도 그렇게 하려고 하지 않을 것이다. 왜? 간단하다. SENSE 생활방식 프로그램에서 제시하는 원리들을 따른 결과, 그들은 (살을 빼서) 근사해 보이고 근사한 기분이 든다. 그런데 누가 그것을 바꾸려 하겠는가?

미국국립보건원 연구자들은 높은 스트레스가 행동에 미치는 영향을 30년 이상 연구해왔다. 그들은 연구를 통해 스트레스는 반응의 초기 단계 동안(아마도 한 시간까지)에는 우리가 음식을 덜 먹도록 만들지만, 몇 시간에서 며칠 동안 지속되는 만성 스트레스는 과식을 유발한다는 사실을 밝혀냈다. 이러한 반응은 2001년 9월 11일에 테러리스트가 월드트레이드센터와 펜타곤을 공격한 후에, 미국과 전 세계의 다이어트 센터에서 확인되었다. 다이어트 하는 사람들은 이러한 참사로 인해 스트레스를 받은 처음에는 스트레스로 유발된 식욕 억제(식욕부진, 위가 아픈 느낌)를 호소했지만, 몇 시간 후에는 코티솔의 자극으로 인해 식욕이 증가해 스트레스성 폭식을 했다. 미국국립보건원 연구자들은 모든 미국인들의 적어도 4분의 1 이상(6,000만 명 이상)이 9월 11일에 일어난 사건에 대한 비정상적인 스트레스 반응으로 고통받았으며, 이로 인해 미국인들 가운데 많은 사람들이 비만, 당뇨, 심장 질환 등의 만성질환에 걸릴 위험성이 증가했다고 추정했다.

정말 암울한 연구 결과가 아닐 수 없다. 우리는 스트레스가 '나쁘다'는 것을 안다. 그리고 우리는 만성적으로 증가한 코티솔 수치가 '나쁘다'는 것을 안다. 그러나 우리는 이런 현상이 발생할 때 무엇을 할 수 있을까? 이 지점이 바로 SENSE 생활방식 프로그램이 활동하게 되는 곳이다. 앞서 말했듯이, SENSE란 스트레스 관리(Stress management), 운동(Exercise), 영양(Nutrition), 보충(Supplementation), 그리고 평가(Evaluation)를 나타낸다. SENSE를 통해 당신은 좋아하는 모든 음식을 먹으면서 코티솔, 테스토스테론, HSD 그리고 당신 몸에 있는 다른 신진대사 조절 포인트(MCPs)들을 조절하는 데 당신이 섭취한 음식을 사용하는 방법을 배울 것이다. 그리고 궁극적으로는 당신이 태우는 열량(혹은 지방으로 저장하는 양)을 조절하기 위해 당신이 섭취한 음식을 사용하는 법을 배울 것이다. 이 마지막 장은 당신이 SENSE를 당신 일상의 한 부분으로 만들 수 있도록 도와줄 것이다.

스트레스 관리

책 전반에 걸쳐서 언급한 대로, 스트레스 상황에서 신체 반응을 조절하는 데 도움을 줄 수 있는 다양하고 효과적인 스트레스 관리 기술이 존재한다. 그러나 어떠한 특정 스트레스 관리 기술을 설명하는 것이 이 책의 목표는 아니다. 훌륭한 자료들이 많고 그들 중 어떤 것들은 참고문헌에서 소개할 것이다. 손쉽고 효과가 빠른 스트레스 관리에 도움이 될 조언을 보고 싶다면 7장을 보아라. 생활방식을 뜯어고치지 않고도 오늘부터 바로 실천할 수 있는 권고 사항을 살펴볼 수 있다.

나는 스트레스 관리의 전체 영역을 단순하게 3영역으로 분류했다. ① 스트레스를 피하라 ② 스트레스를 관리하라 ③ 충분히 자라. 몇몇 독자는 스트레스 관리란 엄청나게 복잡한 주제인데 너무 단순하게 접근하는 것 아닌가 하고 생각할 수도 있다. 그렇게 느끼는 게 당연하다. 정말 지나치게 단순하지 않은가. 그러나 대다수 사람들(필자도 포함되는)에게 이 3단계는, 스트레스 관리를 구체적으로 실천하는 시간에 비해(엄청난 시간도 아니지만) 최고의 보상을 제공해줄 것이다. 이 시점에서, 새로운 아이디어뿐만 아니라 7장에서 제시한 몇 가지 아이디어들을 정리해보자.

■ **스트레스를 피하라! (가능하다면 언제나)**

놀랄 것도 없이 가장 효과적인 스트레스 관리법은 당신이 만나게 되는 모든 스트레스 상황을 피해버리는 것이다. 당신이 이렇게 한다면, 당신은 스트레스에 노출되지 않을 것이고 스트레스에 과민한 반응을 보이지도 않을 것이며, 코티솔 수치도 올라가지 않을 것이다. 분명 '모든' 스트레스 상황을 피하겠다는 목표는 비현실적이다. 그러나 적절한 계획을 세운다면 스트레스 상황들 중 '일부'는 피할 수 있거나, 적어도 당신에게 가장 스트레스를 주는 상황을 다루는 효과적인 전략을 세울 수 있을 것이다.

예를 들면, 내게 엄청난 스트레스를 일으키는 요인 중 하나는 교통 정체다. 이러한 스트레스의 근원을 피하기 위해 나는 아침에 집에서 되도록 일찍 나서고 저녁 때 사무실에서 되도록 일찍 나선다. 물론, 집에 두 작은 꼬마들이 있기 때문에 종종 계획한 만큼 이른 시간에 집을 나서는 것이 불가능하거나, 혹은 내 책상 위의 일거리들 때문에 항상 내가 계획한 만큼 일찍 사무실을 떠나지 못할 때도 있다. 그러나 요즘에는 일찍 떠나려는, 최선의 스트레스 회피 전략이 실패할 때면 차선책을 실행한다. 그것은 오디오북을 듣는 것이다. 오디오북은 내가 스트레스 요인을 피할 수 있도록 도와준다. 그것은 시간을 낭비하는 교통 정체 내내 속을 끓이는 대신에, 내가 새로운 무언가를 배울 수 있도록 해주거나 이야기에 빠져서 나 자신을 잊도록 해주기 때문이다.

각자 개인적인 스트레스 요인을 피할 다양한 전략을 세울 필요가 있다. 이 전략의 열쇠는 당신에게 가장 효과가 있는 계획과 차선의 계획을 찾는 것이다.

■ 스트레스를 관리하라! (최대한 효과적으로)

만약 당신이 스트레스를 피할 수 없다면, 최대한 효과적으로 스트레스를 관리해야 한다. 스트레스에 대한 몸의 반응에서 숙고해야 할 3가지 요인들(스트레스를 배출할 통로가 있는가, 스트레스 요인이 예측 가능한가, 그리고 자신이 그 스트레스 요인을 통제할 수 있다고 생각하는가)에 대해 7장에서 논의한 내용들을 재검토해보는 것이 도움이 될 것이다.

명상이나 요가 혹은 당신의 '내면의 자아'와 만나는 것은 모두 아주 훌륭한 일이고 유익한 스트레스의 배출구가 될 수도 있다. 그러나 스트레스를 관리하는 것은 매우 사적인 일이고, 그래서 어떤 사람에게는 스트레스를 줄이는 기술이 다른 사람에게는 스트레스를 증가시킬 수도 있다. 이 책에서 열거한 스트레스 관리 접근법에서 벗어나 좀 다른 접근법을 살펴보고자 하는 독자들은 참고문헌에 있는 책들을 참고하라. 더 감정적이거나 심리적인 접근에 초점을 맞춘 책들을 찾을 수 있을 것이다.

■ 잠을 자라!

그렇다, 당신이 스트레스를 받을 때 당신은 침대에서 충분한 시간을 보낼 필요가 있다. 그러나 불행히도, 스트레스가 당신의 정상적인 수면 주기를 완전히 뒤흔들어놓는다. 오늘날의 C형 생활방식은 우리로 하여금 '연중무휴'로 살아가게 만든다. 도대체 누가 잠잘 시간이 있다는 말인가? 이러한 상황에서는 어떤 문제들이 일어날까? 우리 모두가 경험했고 잘 알고 있듯이, 잠이 부족하면 기분이 나쁘고 집중하기가 불가능한 것은 물론이고, 수면 연구자들에 따르면 만성적인 수면 부족이 혈당 조절과 관련한 문제, 식욕 증가, 그리고 당뇨와 비만의 위험성 증가와 관련이 있다고 한다(주원인은 만성적으로 증가한 코티솔이 분명하다). 펜실베이니아 대학과 시카고 대학의 연구자들은 너무 적은 수면(일주일 동안 하루에 6시간씩)은 이미 활성화된 스트레스 반응을 강화시키고, 코티솔 수치를 상승한 상태로 유지시키는 반면에, 더 정상적인 수면 주기(하루에 8시간)로 돌아가는 것은 이러한 해로운 변화들을 돌려놓고, 코티솔 수치를 다시 정상으로 돌려놓을 수 있다는 것을 보여주었다.

물론, 더 많이 자는 것을 실행하기는 말처럼 쉽지 않다. 그래서 미국 국립수면협회의 전문가들은 우리 대부분이 매일 밤 8시간을 자는 수면 주기로 되돌아가는 데 도움이 되도록 하기 위해, 아래 열거한 것과 같은 몇 가지 간단한 단계를 추천한다.

- 잠자리에 드는 시간과 일어나는 시간을 정한다. 그리고 일주일 동안(주말에도) 그 시간을 반드시 지킨다. 수면 연구자들은 일주일 안에 우리의 생체시계가 새로운 일정에 맞춰 초기화될 것이라고 이야기한다.
- 잠자기 전 1시간여 동안, 책 한 권과 따뜻한 캐모마일 차 한 잔으로 긴장을

완화한다든지, 낱말 맞추기 퍼즐을 맞춘다든지 혹은 당신에게 평화로운 생각의 시간을 제공해주는 무엇인가를 하라. 나는 잠자리에 들기 전에 준비 의식을 치른다. 잠자리에 들기 30~60분 전에 테아닌 100mg을 먹고, 라디오에서 흘러 나오는 재즈 음악을 들으며 가벼운 읽을거리를 읽는다.

● 잠자리에 들기 3시간 전에는 운동을 피하라. 운동은 호르몬, 체온, 그리고 주의력이 증가하도록 만든다(이것들은 모두 잠드는 것을 방해한다). 대부분의 사람들에게, 퇴근 후나 저녁 식사 직후(오후 5~7시 사이)에 하는 운동은 아마도 괜찮을 것이다(잠자는 시간이 3~4시간 후라면). 왜냐하면 신체가 진정되고 안정 상태로 돌아갈 충분한 시간이 남아 있기 때문이다.

운동

스트레스를 받는 시기에 충분히 자는 것과 마찬가지로, 충분한 운동을 하는 것은 또 다른 쉬운 해결책들 중 하나다. 그러나 우리가 해야 한다는 것을 알고 있는 무언가를 철저하게 실천하는 사람은 그다지 많지 않다. 실제로 우리는 모두 운동 후에 오는 편안한 느낌을 경험해보았다(이러한 효과는 엔도르핀이 증가하고 스트레스 호르몬이 낮아져서 오는 것이다). 운동은 기분이 좋아지게 하고 마음을 편안하게 하는 효과 말고도, 심장과 근육에 분명히 이로울 뿐만 아니라 식욕을 통제하고, 혈당을 조절하며, 과식을 억제하고, 수면을 증진하는 데 도움이 되고, 스트레스를 방지하는 효과도 있다.

'높은 스트레스/적은 수면/운동 제로'의 순환은 건강에 매우 해롭다. 그러나 그것을 깨면, 일주일에 며칠 잠깐이라도 운동을 하면 엄청난 이득을 얻을 수 있다.

여기서 요점은, 당신이 철인삼종경기 선수가 되거나 마라톤 훈련을 시작할 필요는 없다는 것이다. 간단한 라켓볼 한 게임이나, 동네 한 바퀴 걷기, 혹은 출근 전 앉았다 일어서기나 팔굽혀펴기 몇 번이 코티솔 수치를 건강한 범위에 이르게 하는 긴 여정으로 당신을 이끌 것이다. 심지어 그럭저럭 할 만한 횟수의 가벼운 신체 활동도 혈압을 낮추는 것에서 기분을 향상시키는 데까지 스트레스를 없애는 물줄기를 일으킬 것이다.

■ 젊음을 유지하기 위한 운동과 식이요법

우리는 나이가 들수록, 신진대사율이 떨어지면서 대부분 살이 찌기 시작한다. 스트레스로 인해 복부에 살이 찌기 시작하면서 우리 몸은 호리병과 같은 몸매에서 점점 밋밋한 몸매로 바뀌고, 거듭된 다이어트는 문제를 더 복잡하게 만든다.

6장에서 언급한 내용을 다시 한번 상기해보자. 대부분의 사람들은 20세가 지나고 나면 매년 신진대사가 0.5%씩 떨어진다. 이러한 현상은 10년마다 5~10파운드(2.27~4.54kg)의 근육세포들이 사라지기 때문에 일어나는 것이다. 이 근육은 지방세포로 바뀐다. 이는 당신이 50세가 되면 20세였을 때와 비교해 추가로 30파운드(13.61kg)의 지방을 몸에 두르고 다니게 된다는 것을 뜻한다. 그리고 이러한 결과는 당신의 신진대사율이 조금씩 떨어지기 때문에 생기는 것이다.

많은 사람들이 올바른 음식을 먹고 규칙적인 운동을 하려고 하지만, 오히려 점점 더 살이 찐다. 그 이유 중 하나는 사람의 열 발생 능력(기초대사량을 통해 충분한 열량을 소비할 수 있는 능력)이 사소한 식습관으로 인해 변화했기 때문이다. 예를 들어 특정 식습관에 대해 조사한 매사추세츠 대학의 연구자들은 낮 동안에 한 번 이상 간식을 먹으면 비만 위험이 줄어든다는 사실을 밝혀냈다(건강 간식을 먹었을 때 비만 위험이 39%나 감소했다). 반면에 아침을 거르는 것은 비만 위험도를 높였다(아침을 거르는 사람은 비만 위험이 450%나 증가했다). 이러한 차이를 일으키는 주원인은 신진대사율의 변화다(간식을 먹는 것은 신진대사율을 높이고, 아침을 거르는 것은 신진대사율을 낮춘다). 즉 열량 소비를 늘리는 식습관은 시간이 지남에 따라 몸무게를 줄여주는 역할을 하는 것이다. 아무리 할머니께서 "아침밥은 보약이다"라고 말씀하셔도, 정작 다이어트를 하는 사람들은 대부분 아침은 걸러야 한다고 생각한다. 그러나 아침을 먹으면 기초대사량이 100~200kcal 증가하지만, 아침을 거르면 반대로 기초대사량이 같은 양만큼 감소한다. 결국, 아침을 거르면 (아침을 먹는 것과 비교했을 때) 결과적으로 200~400kcal만큼의 열량 소비량이 차이가 나는 것이다(그렇기에 매사추세츠 대학의 연구에서 비만 위험이 450%나 높아진다는 결과가 나온 것이다).

본격적으로 열 발생을 높이는 방법을 논의하기 전에, 살을 빼려고 하는 사람들이 꼭 지켜야 할 가이드라인을 살펴보기로 하자.

≫ 주의! 섭취 열량을 제한하면 신진대사율 역시 줄어든다

급작스럽게 섭취 열량을 줄이면 일반적으로 체온과 하루에 소비할 수 있는 총열량의 수치가 빠르게 감소한다. 그렇기에 식사와 간식을 적절한 비율로 섭취해야만 신진대사율이 떨어지지 않는다.

≫ 주의! 탈수 현상은 열 발생 능력을 떨어뜨린다

항상 물을 충분히 마셔야 한다! 물은 몸무게를 줄이는 데 중요한 촉매제로서 작용한다. 충분한 수분은 지방을 태우고, 근육량을 유지시키며, 전체적인 신진대사는 증가시키기 때문이다. 몸에 수분이 부족하면(비록 조금일지라도) 코티솔 수치는 오르고 신진대사율은 떨어진다. 수분 필요량은 환경이나 운동 상태에 따라 달라지지만, 가장 기본적인 법칙은 하루에 물을 8잔 마시는 것이다. 이 양은

1,500~2,000kcal를 소비하는 데 필요한 물의 양을 화학적으로 계산해서 나온 것이다

■ 운동은 정말 살을 빼는 데 도움이 될까?

앞에서 체중을 조절하기 위한 운동의 주요 목적은 상당한 양의 열량을 소모하는 것이 아니라고 말했다. 운동을 하면 분명 열량이 소모된다. 그러나 당신이 생각하는 것보다 훨씬 적게 소모된다. 대신에 체중을 조절하기 위한 처방으로서 운동의 가치는 운동이 코티솔, 테스토스테론, 성장호르몬, 세로토닌, 그리고 신진대사율을 조절하는 데 지대한 영향을 미친다는 데 있다(코티솔과 세로토닌 조절이 우리가 운동을 한 후에 느끼는 '좋은 기분'의 주원인이다).

운동이 신진대사에 미치는 이점은 광범위하지만, 체중 조절의 관점에서 보면, 규칙적인 운동은 우리의 근육을 더 효율적으로 포도당을 수송하고 더 효과적으로 코티솔에 반응하도록 '가르친다'.

운동은 또한 우리 몸이 인슐린과 코티솔에 더 민감하게 반응하도록 만들어서, 이 2가지의 강력한 신진대사 호르몬이 훨씬 낮은 농도로 있어도 쉽게 신진대사가 일어날 수 있게 해줘 체중이 늘어나는 것과 같은 건강상의 문제(대체로 이 두 호르몬의 수치가 높을 때 일어난다)를 줄여준다.

코티솔 수치가 최적화되면서 발생하는 흥미로운 부작용은 일반적인 열량 소비와 특정 지방의 소비(즉 열 발생)가 증가한다는 것이다. 이것은 운동이 그 자체로 어느 정도까지는 체중 조절과 관련된 주요 신진대사 조절 포인트에 영향을 미친다는 것을 의미한다.

규칙적인 운동은 종종 체중 증가를 막아주는 도구로써 많이 권장된다. 더 활동적인 사람들은 살이 찔 가능성이 적다는 사실이 이를 뒷받침한다. 하버드 대학에

있는 공중위생학 단과대학에서 남성들을 대상으로 2년 이상 실험을 했다. 처음 연구를 시작할 때, 아주 활동적인 남성들과 텔레비전을 보는 시간이 비교적 적은 사람들은 과체중인 경향이 적었다. 또한 이들은 2년 후에도 살이 덜 쪘다. 많은 나라들의 자료를 보면 (미국뿐 아니라 다른 나라에서도) 신체 활동량이 많은 사람들은 살이 찔 확률이 낮거나, 적어도 비활동적인 사람에 비해서 살이 덜 쪘다.

하지만 종합해볼 때, 운동이 체중 감량을 극대화하는 좋은 도구인지에 대해서는 의견이 분분하다. 신체 활동이 체중 감량에 미치는 영향을 다룬 연구들을 과학적으로 검토한 다수의 논문에서는, 열량 섭취를 줄이는 방식의 다이어트에 운동을 더할 경우 운동이 추가로 체중을 감소시키는 효과는 아주 미미했지만[여러 달 동안 고작 5~7파운드(2.27~3.18kg)가 추가로 빠졌다], 규칙적인 운동이 감량한 체중을 유지하는 것과 밀접한 연관성이 있다고 결론 내렸다. 그러므로 운동은 비록 처음에 살을 빼는 데는 별로 중요한 역할을 하지 않을지라도 살이 다시 찌지 않도록 방지하는 데는 아주 중요한 요소임이 분명하다.

그래서 여러 증거들을 종합해볼 때 운동이 실제로 체중 감량을 촉진하는 것보다는 노화에 따른 체중 증가를 방지하는 데 더 중요한 역할을 한다는 것을 알 수 있다. 그렇다면 왜 운동이 체중 감량을 촉진하는 데 좀 더 효과적이지 않을까? 그 이유는 운동으로는 '부적 에너지 균형(negative energy balance)'을 촉진하기가 어렵기 때문이다. 부적 에너지 균형이란 사람이 소비하는 것보다 더 많은 에너지(열량)를 소비하는 상태다. 이 부적 에너지 균형 상태에 도달하기 위해서는 반드시 적은 열량을 섭취하거나, 더 많은 에너지를 소비하거나 둘을 동시에 만족시켜야 한다. 이것은 꽤 쉬운 일처럼 보이나, 대다수 사람들이 음식과 운동의 에너지 값(energy value)에 대한 이해가 부족한 실정이다. 영양사와 생리학자들을 비롯해 대부분의 사람들은 음식의 열량은 과소평가하고 운동의 열량은 과대평가하는 경향이 있다.

표 9-1 ▓ 운동과 음식의 에너지 값

에너지(kcal)*	30분 운동	운동으로 소비하는 열량에 상당하는 음식
100kcal	가볍게 걷기	아이스크림 3/4개
150kcal	빠르게 걷기	오레오 쿠키 6개
200kcal	자전거 운동	땅콩버터 3스푼
240kcal	가볍게 수영	감자칩 20개
240kcal	에어로빅	피자 1조각
300kcal	힘차게 수영	허쉬 초콜릿 12개
300kcal	힘차게 자전거 운동	치킨 1조각
300kcal	천천히 뛰기	버거킹 치즈버거 1개
500kcal	빠르게 뛰기	치즈 부리토

* 이 표는 몸무게 80kg인 사람을 기준으로 작성했다. 80kg보다 많이 나가는 사람은 표에 적힌 에너지보다 약간 높게, 그보다 적은 사람은 표에 적힌 에너지보다 조금 적게 소비할 것이다.

표 9-1을 참조해라.

표에서 보다시피, 열량이 높은 간식을 몇 입 먹으면 애써 운동을 해서 소비한 열량이 금방 제자리로 돌아온다. 지방 1파운드(453g)를 없애려면 3,500kcal를 소모해야 하고, 일주일 만에 순수 지방 1파운드를 줄이려면 매일 500~1,000kcal를 소비해야 한다. 이 정도 열량은 보통 사람들이 30분에서 1시간 정도 집중적으로 운동을 해야 소비할 수 있는 양이다. 그러나 대부분의 미국인들이 움직이는 것을 좋아하지 않고, 40%나 되는 사람들이 운동을 전혀 하지 않기 때문에 이 정도로 운동을 하는 것은 대부분의 사람들에게는 무리다.

펜실베이니아 대학에서 이루어진 한 연구에서는 살을 뺀 여성들이 이후 12개월 동안 계속 그 체중을 유지했는데, 그들이 체중이 다시 늘어나는 것을 막는 데 필요한 최소한의 운동량은 매일매일 80분씩 빠르게 걷는 운동을 하는 것과 일치했다. 미국 국립체중조절등기소(NWCR)에 등록한 사람들은 대부분 비슷한 수준의 운동을 하고 있었다[국립체중조절등기소란 적어도 1년에 최소한 30파운드(13.61kg)의 몸무게를 줄이고 그 체중을 유지한 사람들의 데이터베이스를 모아놓은 것이다]. 게다가 일본, 콜로라도, 매사추세츠의 최신 연구 자료에 따르면 하루에 (만보계로 측정했을 때) 1만 2,000~1만 6,000보를 걸어야 체중이 늘어나는 것을 막을 수 있다고 한다.

■ 어떤 운동을 해야 할까?

어떤 운동이든지 꾸준히 하기만 하면 체중이 늘어나는 것을 막을 수 있다. 지금 당장 방에서 나와서 일주일에 적어도 3~6시간 정도(매일 30분이나 1시간씩 일주일에 6일 정도) 몸을 움직이면 된다. 만약 운동을 하는 목표가 단지 열량을 많이 소비하고 싶은 것이라면, 당신이 견딜 수 있을 만큼 최대한 격렬하게 운동을 하면 된다(되도록 힘든 운동을 최대한 오래 하면 된다).

만약 당신이 운동을 하기에 "너무 바쁘다"면(운동을 하지 않는 가장 큰 이유일 것이다) 마지막으로 남은 10kg을 뺄 생각을 버려야 한다. 운동을 하지 않고서는 혈당과 코티솔을 조절하는 당신의 신진대사가 결코 향상되지 않기 때문이다. 당신이 매일 30~60분 정도 투자하는 다른 시간을 한번 생각해보자. TV 시청, 뉴스 보기, 인터넷 검색하기……. 그리고 당신 자신에게 물어보라. 같은 시간을 당신의 건강에, 당신의 몸에, 그리고 당신 자신에게 투자하는 것이 가치 있는 일인지를. 생각건대, 당신은 이미 해답을 알고 있을 것이다.

우리가 SENSE 생활방식 프로그램의 일환으로 권장하는 운동은 짧은 시간 안에 신진대사를 최대한으로 활성화할 수 있는 운동이다. 이 운동은 정말 운동할 시간조차 없는 바쁜 현대인들을 위해 고안한 것이다. 이러한 이유로, 우리는 인터벌트레이닝*(걷기든 뛰기든 상관없다)의 '일주일에 3번' 규칙을 활용할 것이다. 5~10분 정도 워밍업을 한 후, 다음과 같이 강도가 강한 운동과 약한 운동을 번갈아 가면서 한다.

1분 강하게 운동 / 1분 약하게 운동*

2분 강하게 운동 / 2분 약하게 운동

3분 강하게 운동 / 3분 약하게 운동

2분 강하게 운동 / 2분 약하게 운동

1분 강하게 운동 / 1분 약하게 운동

* 강하고 약한 운동이란 개인의 운동 능력에 따라 달라질 수 있다. 강한 운동이
란 정말 전력을 다한 운동을 의미하는 것이 아니라, 당신이 운동 친구와 대화
를 못 이어나갈 정도로 숨을 내쉬면서 하는 운동을 말한다. 약한 운동이란 이
어서 강한 강도의 운동을 다시 할 수 있을 정도로 체력을 회복할 수 있는 운
동을 말한다(물론 친구와 대화도 할 수 있을 정도).

이 18분간의 인터벌트레이닝 시간에 몸을 식힐 수 있는 쉬운 운동(정리 운동)을 하는 5~10분을 합하면 총 30분 정도 운동을 하게 된다. 30분 동안 계속 같은 강도로 운동하는 것과 비교해볼 때, 이 인터벌트레이닝은 열량 소모를 2배나 높여준다(401kcal 대 189kcal). 또한 코티솔, 테스토스테론, 성장호르몬도 더 잘 조절할 수 있게 해준다.

---

*육상이나 수영 등의 운동에서 연습 방법의 하나. 지구력과 속력을 키우기 위해 빨리 달리는 구간과 천천히
달리는 구간을 정해 되풀이한다.

영양

스트레스가 생기기 시작할 때 많은 사람들이 가장 먼저 하는 일은 무엇일까? 우리는 먹기 시작한다. 그리고 이때 우리가 먹는 음식은 보통 정크푸드(열량은 높으나 건강에는 좋지 않은 인스턴트식품)다. 스트레스를 주는 사건만큼 당, 소금, 지방을 먹고픈 우리의 열망을 자극하는 것은 없다. 그러나 '먹고 싶은 대로 다 먹어버리는 것'은 스트레스를 푸는 올바른 방법이 아니다. 식이요법이나 다이어트를 다룬 모든 책에서 저자들은 사람들이 자신만의 '스트레스를 이기는 식이요법'을 공들여 실천하도록 하기 위해 노력했다(그리고 많은 저자들이 실제로 그렇게 했다. 추천하는 몇몇 책들을 참고문헌에 밝혀두었으니 참고하라). 그러나 몇 가지 작은 변화들만으로도 아주 엄청난 이익을 얻을 수 있다.

첫째로, 아침 식사! 아침 식사가 하루 식사 중 가장 중요하다는 엄마의 말을 기억하는가. 그렇다. 그녀가 옳았다. 그러나 모든 아침 식사가 동등한 것은 아니다. 하루에 먹는 모든 식사 혹은 간식과 마찬가지로, 아침 식사 역시 탄수화물과 단백질, 소량의 지방을 조합해 만들어야 한다. 손쉬운 주먹구구식 방법은 각각의 끼니와 간단한 식사를 '주먹'으로 구성하는 것이다. 여기 간단한 방법이 있다. 각각의 끼니(아침, 점심, 저녁)를 한 주먹 분량의 탄수화물(빵, 파스타, 곡물), 한 주먹 분량의 단백질(계란, 고기, 생선, 가금류, 두부), 한두 주먹 분량의 과일과 채소로 차리는 것이다. 각각의 간단한 식사(아침과 점심, 점심과 저녁, 저녁과 취침 사이) 역시 같은 방식으로 만들어야 한다. 그러나 간식의 총 분량은 한 주먹보다 더 크면 안 된다.

이 '주먹' 방법을 사용하는 것은 식이요법에서 꽤 중요하다. 이 방법은 혈당을 조절하고 식욕을 통제하며 높은 기초대사율을 유지하는 데 도움이 된다. 또한 당신이 더 많은 과일과 채소를 먹게 만든다. 과일과 채소에는 비타민과 미네랄이 풍부한데, 우리 몸은 스트레스를 받는 동안에 더 많은 비타민과 미네랄을 필요로 한다.

우리가 SENSE 생활방식 프로그램을 시행한 수년간, 이 일반적인 '주먹' 방법을 '구원의 손길(Helping Hand) 방법'이라고 부르는 더 정교한 기본 틀로 개선해왔다. 구원의 손길 방법에서는 여전히 손을 1인분 조절 장치(당신이 섭취하는 양을 측정하는 데 도움을 주는)로 이용하지만, 또한 식단에서 음식의 질(최적의 신진대사를 위한)을 강조한다.

■ 양과 질을 모두 고려해야 한다

수백 건의 임상 연구 결과들은 만약 당신이 '이러이러한' 방식으로 먹는다면 당신은 살이 빠질 것이라고 이야기한다. 그러나 체중은 종종 원래대로 돌아오고, 감량한 체중을 유지하는 사람보다 다시 살이 찌는 사람이 더 많다. 한편, 다양한 단백질 위주의 식단이 살을 빼는 데 도움이 된다고 추천하는 책들도 수없이 많다. 특정 음식('나쁜' 탄수화물 같은)을 섭취하거나 '공인된 특정 음식들'(신뢰할 만한 과학적 근거가 없는 제멋대로 만든 음식 목록)을 제외한 모든 음식을 제한하면 살이 빠진다고 장담하는 식이요법은 쉽게 찾을 수 있다.

■ 모든 다이어트는 효과가 있다, 잠시 동안은

여기에서 매우 중요한 사실을 하나 강조하자. 사실 어떤 식이요법도 당신이 살을 빼는 것을 도울 수 있다. 우리가 앳킨스(Atkins) 다이어트, 프로테인 파워(Protein Power) 다이어트, 존(Zone) 다이어트, 오니시(Ornish) 플랜, 프리티킨(Pritikin) 다이어트, 사우스비치(South Beach) 다이어트, 팔레오(Paleo) 다이어트에 대해서 이야기하든, 아니면 어떤 무수한 다른 선택에 대해서 이야기하든, 이 모든 방법은 당신이 살을 빼는 데 도움이 될 것이다. 왜? 이러한 다이어트 프로그램에서는 모두 하루에 섭취하는 총열량을 약 1,500kcal로 제한하기 때문이다. 일정 기간 동안 일관된 기준에 따라 섭취 열량을 제한하면, 많은 미국인(또는 현대 미국 식단으로 음식을 섭취한 비미국인)은 그다지 힘을 들이지 않고도 몇 kg을 뺄 수 있을 것이다.

대부분 식이요법이 효과가 떨어지기 시작하는 때는 당신이 목표로 삼은 체중에 5~10kg 정도가 남았을 때다. 그리고 어떤 경우에는 이러한 식이요법이 당신이 살을 빼는 것을 방해하기도 한다. 왜냐하면 그런 방법들은 대부분 오직 당신이 살을 빼는 데 도움이 되는 신진대사의 한 가지 측면만을 겨냥한 것이기 때문이다. 그리고 체중이 줄어들기 시작하는 초기(쉽게 살이 빠진다)에는 대사의 한 측면을 조절하는 것만으로도 충분하지만, 나중에는 그것만으로는 형편없이 부족해진다. 그래서 이때가 되면 체중 감량이 정체되기 시작하고 결국 멈춘다. 그리고 종종 다시 살이 찌기 시작한다.

■ 마지막 10kg

육체적으로도 힘들고 정신적으로도 괴로운, 목표 체중을 몇 kg 앞둔 다이어트의 마지막 단계가 체중 감량의 가장 어려운 단계인 것은 당연하다. 목표 체중에 가까워질수록 살을 빼기가 더더욱 어려워지기 때문에 우리의 궁극적 목표에 도달하기 위해서는 복합적인 신진대사 시스템을 목표로 삼을 필요가 있다. 다이어트 초기에는 살이 쉽게 빠지지만 마지막 5~10kg은 감량하기 어렵다. 마지막 5~10kg은 코티솔, 테스토스테론, HSD를 포함하고 있는 신진대사 시스템을 활용해야 감량할 수 있기 때문이다.

■ SENSE 생활방식 프로그램에 따라 먹을 것

SENSE 생활방식 프로그램에서는 엄격하게 계획한 식이요법을 따르라고 강요하지 않으며, 특정한 음식이나 음식의 종류를 제한하지도 않는다. 사실 SENSE 생활방식 프로그램은 다이어트 프로그램이 아니다. 이 식이요법을 시도해본 대부분의 사람들은 오히려 이 식이요법을 하는 동안 더 많은 음식을 먹고 있다고 느끼지만 살이 빠진다. SENSE 생활방식 프로그램은 당신이 음식의 양과 질을 모두 고려하면서 탄수화물, 단백질, 지방, 섬유소를 균형 있게 섭취할 수 있는 방법을 가르쳐준다. 음식의 질은 당신이 먹는 것과 관련이 있고, 음식의 양은 당신이 얼마나 먹었는지와 관련이 있다. 특정 음식들만을 섭취하고 몇몇 다른 음식들은 피하려고 노력할 필요가 없으니 걱정하지 마라.

■ 음식의 질 : 무엇을 먹을 것인가?

1단계 – 탄수화물을 고려하라
일반적 규칙 : 더 온전한 음식을 선택하라.

탄수화물은 해롭지 않다. 그러나 당신이 선택한 탄수화물의 형태가 당신의 신진대사 반응을 결정하고 당신이 섭취한 탄수화물을 지방으로 저장할지 말지를 결정할 것이다. 여기 이 원칙을 어떻게 실천해야 할지를 보여주는 몇 가지 예시가 있다.

- 사과는 사과 소스보다 덜 가공되었고 소스는 주스보다 덜 가공되었다. 그러므로 사과는 최고의 선택이고, 소스는 보통이며, 주스는 가장 나쁜 선택이다.
- 모든 과일과 채소는 좋은 선택이다. 그러므로 그다지 건강에 좋지 않은 음식을 먹을 때 과일과 채소를 곁들이면 식사의 균형을 이룰 수 있을 것이다.
- 곡류 형태의 고탄수화물 식품이 고도로 정제한 곡류보다 더 좋다. 빵, 파스타, 크래커를 선택할 때는 항상 고도로 정제한 밀가루인 일반 밀가루 제품 대신 통밀가루 제품을 선택하라.
- 고도로 정제한 곡류로 만든 식품, 즉 솜털같이 가볍고 부드러운 빵보다는 견

과류나 과일, 씨앗을 넣어 두툼하고 질기고 따뜻한 빵을 선택하라.

- 가공식품들보다는 정제하지 않은 생과일, 채소, 곡류를 선택하라. 그러면 자연스럽게 섬유소 섭취가 늘어나고, SENSE 생활방식 프로그램에 따른 식이요법에서 또 다른 중요한 부분을 향상시킬 수 있다(4단계를 참고하라).

2단계 – 단백질을 공급하라

일반적 규칙 : 지방이 적은 단백질은 정제된 탄수화물을 완벽하게 만들 수 있다.

- 단백질과 탄수화물 식품은 영양의 음과 양이다. 따라서 식이의 적절한 조화를 위해 함께 섭취해야 한다.
- 살코기가 지방이 많은 부분보다 언제나 좋은 선택이다.
- 아침 식사로 베이글을 선택하는 것은 나쁜 선택은 아니지만 최고의 선택도 아니다(특히 그것이 통밀가루가 아니라 정제한 밀가루로 만든 것이라면). 그러나 베이글에 훈제 연어나 스크램블 에그 같은 단백질 식품을 곁들이면 신진대사에 더 이로운 작용을 할 것이다. 사실 어떤 단백질이든 정제된 탄수화물과 조합하면 신진대사에 도움이 된다(즉 당신의 몸이 열량을 더 적절히 처리할 수 있다).
- 베이컨, 소시지, 핫도그, 치즈, 견과류, 버터 같은 식품들은 단백질 식품인 것처럼 가장하고 있다. 그러나 그것들의 높은 지방 함유량을 고려하면, 우리는 그것들을 지방 식품으로 여기고 그것들이 우리의 총섭취량에 어떤 영향을 끼칠지 고찰해야 한다(3단계에서 다룬다).

3단계 – 지방으로 마무리하라

일반적 규칙 : 매끼마다 소량의 지방을 곁들여라. 소량의 지방은 대사 작용을 조절한다.

- 버터 한 덩어리나 올리브오일 약간, 치즈 한 조각 같은 소량의 지방을 음식에

곁들이면 식후에 코티솔과 혈당이 느리게 상승한다. 이는 당신이 식욕을 조절하고 지방 연소를 조절하는 데 도움이 된다.

- 추가로 나오는 요리로 파스타는 좋은 선택이지만, 통밀 파스타를 고르거나 맛있는 올리브오일, 마늘, 바질 소스를 첨가하면 파스타를 더 좋은 선택이 되도록 할 수 있다. 신선한 채소에 영양 가득한 재료들이 담긴 소스를 섞으면 훨씬 좋다.

- 포도젤리를 곁들인 흰 빵은 신진대사에 재앙을 일으킨다. 그러나 땅콩버터를 추가하거나, 저지방 우유를 함께 마시거나, 또는 흰 빵을 통밀 빵으로 바꾸면 신진대사를 활성화하는 영양소가 풍부한 음식으로 탈바꿈한다.

4단계 – 섬유소로 채워라

일반적 규칙:온전한 형태의 곡류, 과일, 채소를 선택하라. 그러면 필요한 섬유소를 충분히 섭취할 수 있다.

지방과 마찬가지로 섬유소는 소화관에서 혈액으로 당이 흡수되는 것을 느리게 해준다. 이런 식으로 섬유소는 식사나 간식 시 혈당과 코티솔 수치가 균형을 이루도록 돕는 대사 조절자 역할을 한다. 또한 모든 음식에 든 섬유소는 상당한 포만감을 느끼게 한다. 즉 섬유소가 많은 음식을 먹으면 우리는 더 오랫동안 배부름을 느끼므로 간식을 덜 찾을 것이다.

■ 음식의 양 : 얼마나 먹을 것인가?

당신이 선택하는 음식의 질적인 측면을 평가하는 동시에, 두 번째 부분인 음식의 양 또한 고려해야 한다. 다이어트가 필요하다는 것을 쉽게 확인할 수 있는 방법은 두 손으로 옆구리를 잡아보는 것이다. 지방이 두툼하게 잡힌다면 변명의 여지없이 SENSE 생활방식 프로그램을 통해 다이어트를 해야 한다.

탄수화물

일반적 규칙: 온전하고 덜 가공한 탄수화물 재료를 선택하라. 그러나 일정 양만 섭취하라.

- 과일과 채소 – 대략 손을 편 크기만큼의 과일과 채소를 선택하라. 밝은 색 과일과 채소를 골라라. 그러면 질병과 맞서 싸우는 역할을 하는 카로티노이드(오렌지색, 붉은색, 노란색)와 플라보노이드(녹색, 파란색, 보라색) 수치를 끌어올릴 수 있다.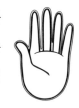

- 탄수화물(녹말), 예를 들어 빵, 곡류, 파스타, 그리고 다른 농축 탄수화물 재료 – 주먹을 꽉 쥔 크기를 넘지 않은 양을 선택하라.

단백질

일반적 규칙 : 단백질과 지방을 곁들이지 않고 탄수화물만 섭취하는 일을 피하라.

- 계란, 저지방 요구르트/우유, 기름기 없는 다진 쇠고기, 스테이크, 생선, 닭, 돼지고기 등 – 대략 손바닥만한 양을 선택하라. 이는 미국의 많은 식당에서 1인분으로 제공하는 양의 반 정도 되는 양이다. 그러니 밖에서 이런 음식을 사 먹을 때는 반은 먹고 반은 집으로 가져가라.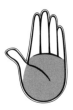

지방

일반적 규칙 : 단백질과 지방을 곁들이지 않고 탄수화물만 섭취하는 일을 피하라.

- 어떤 재료의 지방이든 상관없다. 이는 버터, 올리브오일, 아마씨 오일, 카놀라유, 치즈, 견과류는 좋다는 것을 의미한다. 손으로 오케이 사인을 만들고 엄지와 검지로 만든 둥그런 원의 크기 정도 되는 양을 선택하라.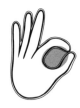

'구원의 손길' 방법은 우리가 매끼 먹는 식사와 간식의 양과 질 모두를 고려한 것이다. 가장 큰 장점은 열량, 지방분 함유량, 탄수화물 함유량의 완전한 균형을 이루도록 한다는 것이다. 어떻게? 열량이 당신의 손 크기에 따라 자동적으로 조절되기 때문이다. 그러므로 손 크기가 보통인 사람은 균형 요소인 손으로 측정하는 방법을 이용하면 계획한 식사량인 500kcal를 소비할 수 있을 것이다. 손이 더 큰 사람들은 약간 더 많은 식사(약 600kcal)를 할 것이고, 손이 작고 신진대사율이 낮은 사람은 더 적은 양의 식사(약 400kcal)를 할 것이다. 아침, 점심, 저녁을 이런 방식으로 먹는다면 당신은 체중 감량에 성공할 가능성이 가장 높은 범위의 열량인 하루 1,200~1,800kcal를 소비할 것이다.

■ 언제 먹을 것인가?

마지막으로 다룰 문제는 '언제 먹을 것인가' 하는 것이다. 많은 운동 프로그램들과 마찬가지로, SENSE는 당신이 하루 동안에 자주, 소량의 식사와 간식을 먹도록 장려한다. 이러한 방법은 혈당을 조절하고 음식에 대한 코티솔의 반응을 촉진함으로써, 식욕을 조절하고 활력을 증진하고 지방 연소를 촉진하는 기적을 일으킬 수 있다. SENSE 생활방식 프로그램에서는 하루 3번의 식사와 3번의 간식 사이에 일정한 시간 간격을 둠으로써 이 방법을 최대한 활용하고 있다.

오전 7시 : 간식 (출근 전)

오전 9시 : 아침 (직장에서)

정오　　 : 간식 (운동을 병행)

오후 2시 : 점심 (운동 후)

오후 5시 : 간식 (퇴근을 앞두고 또는 퇴근길에)

오후 7시 : 저녁 (소량의 칵테일 또는 소량의 디저트와 함께)

과일과 채소로 구성된 1크기의 '간식'에 대략 1크기의 지방을 더하라. 탄수화물, 지방, 단백질로 구성된 1크기의 '식사'에 약 1~2크기의 과일과 채소를 더하라.

살을 빼는 것을 최우선적으로 고려하면 간식은 어떤 음식으로든 1인분으로 구성하는 것이 좋으나, 전반적인 건강을 고려하면 1인분의 지방에 1인분의 과일과 채소를 더해 구성하는 것이 더 낫다. 이렇게 먹으면 섬유소와 주요 식물영양소를 더 많이 섭취할 수 있다.

당신도 알아챘겠지만, 식사는 간식을 먹은 후 2시간이 지나서 하고 간식은 식후 3시간이 지나서 먹는다. 이런 식으로 간식과 식사는 일정한 시간 간격을 두고 해야 한다. 이러한 방식이 다이어트 계획을 짜고 영양 상담을 받으러 나를 찾아오는 바쁜 직장인들의 대다수에게 최고의 효과를 나타냈기 때문이다. 많은 사람들이 일을 하러 나가기 전 아침 식사를 편안히 앉아서 먹지 못한다. 아침은 대개 운전을 하며 먹거나 러시아워의 꽉 막힌 길에서 허겁지겁 먹는다. 마찬가지로 대부분의 사람들이 직장에서 집으로 돌아와 저녁 뉴스를 보면서 편안하게 저녁 식사를 하지 못한다. SENSE 생활방식 프로그램에서 권장하는 음식 섭취 방식은 참가자들에게 뛰어난 효과를 발휘한다. 이러한 일정에 따라 음식을 섭취한 많은 참가자들은 항상 무언가를 먹고 있다고 느끼고 절대 배고픔을 느끼지 않았다. 이 시나리오에서 간식은 식사 사이를 이어주는 다리와 같은 역할을 하고, 또한 혈당, 코티솔 그리고 총 신진대사율을 조절하는 역할을 한다. 간식을 무시하지 마라!

이게 전부다. 이보다 더 간단하게 만들기는 힘들다. 이 방법은 정말 따라 하기 쉽고, 당신이 일상생활에서 유용하게 쓸 수 있으며, 그리고 우리가 마지막 5~10kg을 빼기 힘들게 만드는 중요한 신진대사를 조절하는 데 굉장히 효과적이다.

마르타는 그녀의 삶에서 스트레스를 일으키는 주요 요인을 제거했다. 코티솔 조절 능력을 회복한 덕분에 그녀의 몸은 신진대사 과정에 다시 적응할 수 있었다. 엄격한 혈당 조절, 식욕 통제, 가속화된 지방 대사는 최후의 목표(마지막 5kg과 작별을 고하는 것)를 향해 조금씩 전진하면서 얻은 결과물이었다.

SENSE 생활방식 프로그램의 운동 부분에 초점을 두는 대신 마르타는 영양(N), 보충제(S), 계획에 대한 평가(E)에 노력을 기울이기로 결정했다. 영양 면에서 마르타는 공격적인 식이요법을 계속했다(아울러 매일 종합비타민과 종합미네랄 보충제를 복용했다). 4주 동안 셰이크와 에너지 바로 아침, 점심, 두 번의 간식을 때웠다. 오직 저녁 식사만 '진짜' 식사였다. 첫 4주 동안 이런 식이요법을 따르면서 마르타는 자신의 노력과 목표를 재평가했다. 그녀는 몸무게를 5파운드(2.27kg) 감량했는데, 체지방 분석 결과는 그때까지 빠진 체중 가운데 80%가 지방 감소로 인한 것임을 보여주었다. 즉 마르타는 자신의 목표에 절반쯤 다가섰고 확실히 올바른 길에 있었다.

첫 4주 동안 그녀가 언급한 유일한 불만은 늦은 오후나 잠들기 전에 단것이 당긴다는 것이었다. 그래서 그녀는 자신의 총열량 소비를 다음 단계에서 조금 증가시킬 필요를 느꼈다. 마르타는 '진짜' 음식을 식이요법에 추가함으로써 열량 소비를 늘릴 수 있었다. 저녁에는 이전과 똑같이 한 주먹 크기의 단백질, 한 주먹 크기의 탄수화물, 두 주먹 크기의 샐러드나 데친 채소들로 영양의 균형을 맞춘 식사를 했다. 그리고 이제 마르타는 점심시간에 먹을 샌드위치를 만들 때도 똑같은 균형 잡힌 가이드라인을 따르고 있다.

이 6주 동안에 마르타는 단것을 먹고픈 갈망이 사라지고 있다고 기록했다. 그러나 그보다 훨씬 더 중요한 것은, 계속 살이 빠지다가 12파운드(5.44kg)가 빠지고 난 10주째부터 체중 감량이 정체되기 시작했다는 것이다. 마르타는 그녀의 체중 감량 목표(과거에 수차례 실패했던)를 초과 달성했다. 그리고 그때와 지금의 주된 차이점은 그녀가 더 편안하고 균형 잡힌 방법을 따르고 있다는 것이다.

지금은 또 다른 평가를 위한 시간이다. 마르타는 그녀가 이미 성취한 것을 유지하기 위해 노력할지 아니면 추가로 더 살을 빼기 위해 계속 체중 감량을 시도할지 결정할 필요가 있었다. 체중을 유지하는 것이 체중을 감량하는 것보다 훨씬 더 어렵다는 것을 아는 마르타는 그녀가 뺀 살이 도로 붙을지도 모른다는 생각 때문에 조금 불안해하고 있었다. 마르타는 커지는 불안감에 대응하기 위해 다음과 같은 영양 프로그램을 계속했다.

아침 : 종합비타민/미네랄 보충제와 식사 대용 셰이크(250kcal)

오전 간식 : 에너지 바(160kcal)

점심 : 터키 샌드위치(380kcal)

오후 간식 : 견과류 한 움큼과 물 한 잔(180kcal)

저녁 : 구운 치킨과 쌀밥, 채소(520kcal)

저녁 간식 : 초콜릿 우유와 과일

총 섭취 열량 1,730kcal

균형 잡힌 영양 식이요법에 더해 마르타는 아침과 저녁 간식 시간에 하루 2번 목련나무 추출물 보충제를 복용했다. 목련의 항불안 효과는 스트레스로 지치지 않게 하고 코티솔 수치를 정상 범위로 유지하면서 마르타가 약간 더 높은 열량의 체중 유지 식이요법을 하도록 차분하게 도와주었다.

그녀의 친구들은 마르타가 식이요법이나 운동에 그다지 신경 쓰지 않아도 날씬한 체형을 수월하게 유지할 수 있는 운 좋은 사람들 중 한 명이라고 생각했다. 마르타는 (몇몇 사람들에게는 그녀가 하루 종일 먹는 것처럼 보였기에) "그녀처럼 먹으려면 좋은 유전자를 타고나야만 하고, 고강도 운동을 하는 데 거부감이 없어야 하며, 체중에 대한 대중적인 열광에 무심해야 한다"는 말을 한두 번 들은 것이 아니다.

■ 당신을 위한 간단한 식단

식사와 간식을 일정한 시간 간격을 두고 하는 것이 코티솔을 조절하는 데 도움이 된다는 점을 기억하라. 아래 표에 요약한 일반적인 식단과 '더 나은 가이드라인'을 따르되, 음식은 당신이 선호하는 것으로 대체하거나(예를 들면 샌드위치에 구운 로스트비프를 얹거나 저녁 식단의 연어를 생선회로 대체한다) 쉽게 먹을 수 있는 음식으로 대체하라.

표 9-2 ▪▪ 식사와 간식으로 구성한 간단한 식단

시간	식사	과일/채소 (펼친 손 크기의 양)	탄수화물 (주먹 크기의 양)	단백질 (손바닥 크기의 양)	지방 (오케이 사인의 원 부분)
오전 7시	간식	바나나	없음	없음	땅콩버터
오전 9시	아침	자몽 (설탕 2작은술 첨가)	조각 낸 통밀 시리얼	저지방 우유	커피 1/4잔
정오	간식	사과	없음	없음	치즈 조각
오후 2시	점심	토마토 3쪽 / 상추 1잎 / 서양 배 1개	통밀 빵 2쪽	기름기 없이 구운 소고기	스위스 치즈 입맛에 따라 겨자 첨가
오후 5시	간식	당근	없음	없음	샐러드
오후 7시	저녁	완두콩 1/2컵과 올리브오일과 마늘을 곁들인 당근 1/2컵	통밀 디너 롤 1개	연어 살	롤이나 생선에 올리브오일과 갈릭
오후 9시	디저트	열로 터뜨린 팝콘 (다음의 '더 나은 가이드라인'을 참고해라)	없음	없음	녹인 버터

더 나은 가이드라인

- **음식의 영양소 비율**: 간식은 1크기의 적당한 과일과 채소에 1크기의 적절한 지방으로 구성한다. 식사는 1크기의 탄수화물, 단백질, 지방에 1~2크기의 과일과 채소를 곁들인다.

- **물**: 식사나 간식을 먹을 때마다 물 230ml를 마신다.

- **수면 처방**: 저녁 10시 30분 취침, 오전 6시 기상. 최상의 코티솔 조절을 위해 적어도 7시간 30분은 자야 한다.

- **운동 처방**: 최상의 코티솔, 테스토스테론, 성장호르몬 조절을 위해 일주일에 3~5번, 30~60분간 운동을 하라.

- **과일/채소 가이드라인**: 색이 선명한 것을 골라라. 색이 선명한 과일은 항산화제와 필수 식물영양소의 원천이다.

- **탄수화물 가이드라인**: 고도로 정제한 것보다 최소로 가공한, 검고 두껍고 거칠고 꼭꼭 씹어야 하는 곡류를 선택하라.

- **단백질 가이드라인**: 기름기 없는 돼지고기, 오리, 생선을 선택하라.

- **지방 가이드라인**: 열량을 덜 섭취하려고 지방을 빼먹지 마라. 대사 조절자 역할을 하는 지방을 간식이나 식사에 곁들여라.

- **디저트 가이드라인**: 만약 특정한 요일에 당신이 30~60분 동안 운동을 해왔다면, 그날 하루 중 4번째 간식에 칵테일이나 와인, 맥주 한 잔을 곁들이거나, 저녁 식사 후 주먹 크기의 디저트를 추가해라. 만약 당신이 운동을 하지 않았다면, 술이나 저녁 디저트는 건너뛰고 대신 신선한 과일을 먹어라.

구원의 손길 방법을 따르면 음식을 선택할 때 양과 질이 조화를 이루도록 도움을 줄 것이다. 이렇게 하면 당신은 탄수화물 55%, 단백질 20%, 지방 25%의 조화로 얻은, 하루에 대략 1,500kcal로 섭취 열량을 제한할 수 있다. 이것이 체중을 가장 효과적으로 감량하고 가장 오랫동안 일정한 체중을 유지할 수 있는 수치라는 것을 기억해라.

식이보충제

이 책에서는 식이보충제를 이용해 스트레스 반응과 코티솔 수치를 조절하는 방법을 상당히 중요하게 다루고 있지만, 식이보충제가 전체적인 큰 그림 안에서는 스트레스 관리, 규칙적인 운동, 최적의 영양소 섭취 다음으로 4번째를 차지한다는 것을 강조하고자 한다. 그러나 실제 생활에서 대부분의 사람들은 능력과 시간이 부족하기 때문에, 혹은 스트레스가 없는 '이상적인' 삶을 살기란 불가능하기 때문에 식이보충제가 더 중요한 역할을 한다.

스트레스를 피하기 위한 관리, 충분한 수면과 운동, 그리고 식사 조절 등을 한다음 코티솔을 조절하는 데 도움이 되는 식이보충제에 관심을 돌려보라. 한번 식이보충제에 관심을 갖기 시작하면, 한 걸음씩 나아갈 때마다 더 많은 것을 알게 될 것이다.

■ 1단계 : 코티솔 수치를 높이는 보충제를 피하라

코티솔 수치를 높일 수 있는 보충제를 과도하게 섭취하지 마라. 약초 성분이 들어간 보충제들이 이에 해당한다. 이러한 성분들은 보통 식욕을 떨어뜨리는 제품에 들어 있다. 이러한 보충제들은, 적절한 양을 사용하면 확실히 식욕을 억제하고 기운을 북돋우고 열량 소모를 높여줌으로써 체중을 줄이는 데 도움이 된다. 그러나 과도한 양을 섭취하거나 장기간 사용하면 코티솔 수치가 상승하고 혈당이 올라가고 식욕이 증가하고 장기적으로 체중 조절을 망친다.

■ 2단계 : 종합비타민/미네랄 보충제를 먹어라

종합비타민이나 미네랄 보충제를 섭취하라. 특히, 스트레스가 높은 상태에서 필요한 항스트레스 영양소를 함유한 보충제를 선택해야 한다. 비타민C, 마그네슘, 칼슘, 그리고 비타민B 복합제가 이에 해당한다. 즉 종합비타민제와 미네랄 보충제는 당신의 코티솔 수치를 줄이는 치료법의 기초를 제공할 것이다. 그러므로 복합적인 보충제를 섭취할수록 필요한 영양소를 더 폭넓게 섭취할 수 있고, 이는 더 좋은 결과를 거두게 할 것이다.

■ 3단계 : 코티솔 수치를 낮추는 보충제를 먹어라

코티솔을 조절할 수 있는 보충제를 먹어라. 이것이 건강한 코티솔 수준을 유지하는 보충제를 사용함으로써 얻을 수 있는 가장 좋은 이익일 것이다. 스트레스 반응을 줄이고, 코티솔 수치를 조절하는 많은 보충제들 중에서, 가장 직접적이고 기대하는 효과를 얻을 수 있는 것은 통캇알리 뿌리 추출물, 폴리메톡실레이티드 플라보노이드(PMFs), 목련나무 껍질, 그리고 테아닌이다.

이것이 보충제를 이용해 코티솔 수치를 조절하려 할 때 알아야 할 모든 것이다 (단계 1, 2, 3). SENSE 생활방식 프로그램을 전부 활용하면 코티솔 수치를 유지하면서 장기간 건강을 유지할 수 있다. 스트레스가 높을 때는 추가로 보충제를 먹으면 일시적으로 스트레스 반응을 조절할 수 있다.

만성적으로 수치가 올라가는 코티솔이 건강에 안 좋은 효과를 미치는 것을 알게 된 후, 마리오는 그의 중간 이름이 코티솔이라는 농담을 하곤 했다. 그러나 그는 진지하게 코티솔 수치 조절을 생각하게 되었다. 장거리 트럭 운전기사인 마리오는 강도 높은 스트레스(제시간에 물건을 운반해야 하는 압박감)를 받았고, 운동 부족에다, 영양 섭취도 부실했고, 수면 습관마저 불규칙했다. 마리오는 마치 어떻게 하면 코티솔 수치가 높아지는지를 보여주는 교과서적 인물 같았다.

극단적인 C형인 마리오는 주로 차가 막힐 때 코티솔 수치가 높아졌다. 그는 실제로 거의 모든 스트레스 호르몬을 차에 앉아서 내뿜고 있었다. 마리오는 꽉 짜인 운송 일정을 다 마칠 때까지 계속해서 스트레스를 받았고, 교통 체증이 다시 시작되면 무기력해지고 스트레스가 계속 쌓였다. 마리오는 스트레스를 관리하는 여러 가지 방법(숨쉬기운동, 긍정적인 생각, 음악, 오디오북 등)을 시도해보았는데, 마리오에게 가장 효과가 있었던 방법은 휴대폰으로 가족이나 친구들과 통화하는 것이었다. 교통 체증이 마리오에게 큰 스트레스 요인이 된 것은, 교통 체증으로 인해 자신이 사랑하는 사람들과 함께할 시간이 줄어든다는 사실이 그에게 상당한 압박감을 주었기 때문이다. 결과적으로, 차가 막히기 시작하면 마리오는 스트레스가 증가하고, 또한 코티솔 수치, 콜레스테롤, 식욕, 그리고 허리둘레도 함께 증가했다. 무제한 장거리 통화가 가능한 핸드폰과 핸즈프리 장비는 그가 핸들에서 손을 떼지 않고도 아내, 자식들, 친구들과 계속 연락을 할 수 있도록 해주었다. 그리고 이것은 그가 교통 체증으로 약속 시간을 못 맞출 때도 스트레스를 받지 않게 해주었다. 뿐만 아니라 잠시의 짧은 통화는 마리오와 그의 가족들에게 가족 간의 유대감을 느끼게 해주었다.

마리오의 주된 스트레스 요인이 밝혀지고 조절이 가능해졌지만, 우리의 관심사는 그가 코티솔 수치를 조절하는 데 초점을 맞추도록 긍정적인 활력을 불어넣는 것이었다. 왜냐하면 그는 항상 정신이 깨어 있어야 할 필요가 있기 때문이다. 당신은 졸음 운전자가 당신 뒤에서 바퀴가 무려 18개 달린 거대한 차를 시속 110km로 모는 것을 원치 않을 것이다. 스트레스를 줄여주는 전통적인 식이보충제(카바, 쥐오줌풀, 멜라토닌)들은 졸음을 유발하는 효과가 있어 제외했다. 대신에 마리오는 긴장을 풀어주고, 잠이 빨리 들게 해주고, 밤새 잠잘 수 있게 해주는 테아닌을 저녁에 복용하기 시작했다(트럭 운전을 끝내고 나서 200mg을 섭취했다). 테아닌의 또 다른 좋은 효과 덕분에 그는 더 이상 '아침 피로'를 느끼지 않게 되었다. 그래서 그는 아침에 상쾌하고 즐거운 마음으로 하루를 시작할 수 있었다. 게다가 마리오는 활력이 증가하고 정신이 맑아져 기분도 더 나아졌고, 질적으로나 양적으로나 좋아진 수면은 그의 코티솔 수치를 더 잘 조절할 수 있게 해주었다(코티솔 수치는 자연스럽게 천천히 떨어졌다).

다음 보충제로 마리오는 매일 아침 포스파티딜세린과 함께 종합비타민과 종합미네랄 보충제를 섭취했고 밤에는 베타시토스테롤을 복용했다. 이 복합제들은 항스트레스 작용을 하고 코티솔 수치를 조절하기 시작했다. 아침에 복용하는 포스파티딜세린은 코티솔 수치를 조절할 뿐 아니라, 뇌 기능과 집중력을 향상시켜주는 이점이 있다(익숙하지 않은 도시에 갔을 때 운전기사에게 큰 도움이 될 것 같지 않은가!). 밤에 복용하는 베타시토스테롤은 코티솔 수치를 조절할 뿐 아니라 콜레스테롤 수치를 떨어뜨리는 역할을 한다(마리오는 저녁 식사를 거의 도로 근처에서 양이 많고 포만감을 주는 음식으로 해결하곤 했다). 포스파티딜세린이 콜레스테롤을 낮추는 효과는 코티솔을 조절하는 효과(하루에 60~120mg)보다 훨씬 높은 농도(하루에 약 3g)에서 나타나지만, 포스파티딜세린은 큰 캡슐로 4알을 먹어도 안전한 보충제다. 특히 콜레스테롤이 흡수되지 않도록 막아주는 포스파티딜세린의 효과가 마리오에게 큰 도움이 되었다.

마리오는 코티솔을 증가시켰던 주요 원인들을 조절하는 기쁨을 즐겼다. 그런데 과연 마리오의 식습관과 운동 습관은 어떻게 바뀌었을까? 아마도 당신이 놀랄지도 모르겠지만, 마리오의 전략에서 식사와 운동이 많은 부분을 차지하지는 않았다. 우리는 마리오의 일과 여행 일정을 검토한 후 엄격한 식사와 운동은 그가 실천하기 불가능하다는 사실을 알게 되었다. 대신에, 그가 집에 있을 때는 짬을 내서 자투리 운동을 활용하라고 권유했다(가족과 함께 걷기도 좋은 가족 행사가 될 수 있다). SENSE 생활방식 프로그램의 식사 부분은 최소한으로 적용했다. 단지, 마리오가 그의 트럭 안에서 먹는 편의점 간식을 줄이라고 했을 뿐이다. 이것을 줄이기 위해서 마리오는 건강 간식을 샀으며, 도넛은 땅콩버터를 바른 통밀 베이글로 바꾸고, 컵케이크는 탄수화물과 단백질이 들어 있는 에너지 바로 바꾸고, 감자 칩은 땅콩 믹스로 대체했다.

SENSE 생활방식 프로그램을 시작하고 얼마 지나지 않아, 마리오는 그의 몸에서 일어나는 변화를 바로 느꼈다. 가장 좋은 점은 잠을 잘 자고, 활력이 넘치며, 명확한 사고를 할 수 있게 되었다는 것이다. 2주 만에 마리오의 식욕과 식습관은 균형을 이루게 되었고 그는 균형 잡힌 식사를 유지할 수 있었다. 식이요법과 운동요법을 '완벽하게' 병행하지는 않았지만, 마리오는 스트레스 반응과 코티솔 수치를 조절할 수 있었고 그 결과 그는 6개월 만에 허리둘레를 13cm나 줄일 수 있었다. 아직 그는 이상적인 몸매와는 거리가 멀지만, 코티솔 조절 문제는 이미 해결했으며 그는 올바른 방향으로 나아가고 있다.

평가

스트레스 수준뿐 아니라 스트레스에 대한 몸의 반응 역시 항상 일정하지 않다는 사실을 알아야 한다. 게다가 우리가 살아가면서 스트레스를 많이 받을 때와 그렇지 않을 때가 있다(다른 때보다 스트레스를 잘 참을 수 있는 때가 있듯이)는 사실을 알아야 한다. SENSE 생활방식 프로그램의 마지막 단계인 평가에서는 우리가 우리의 운동 습관, 섭취하는 영양소, 식이보충제를 스트레스에 노출되는 정도에 따라 바꿔야 한다는 것을 알려준다. 예를 들어, 규칙적인 운동과 균형 잡힌 식사는 스트레스가 심할수록 더 중요해질 수 있다. 스트레스가 적을 때 아침을 굶는 것은 이상적이지는 않지만 당신을 죽일 정도로 해로운 일은 아니다. 그러나 스트레스가 높은 상태에서 아침을 굶는 것은 혈당 수치를 떨어뜨리고, 식욕을 솟구치게 하고, 피곤을 느끼게 하는 상태로 당신을 내몬다. 이러한 증상들은 특히 스트레스 수치가 높을 때 더 분명하게 나타난다.

그렇다면 당신의 현재 스트레스 수준을 어떻게 평가할 수 있을까? 당신이 스트레스에 노출된 정도와 코티솔 수치를 알 수 있는 서문에 소개한 'C형 성격 자가 진단'을 한번 해보아라. 그리고 3개월 후에 또다시 자가 진단을 하여 자신의 상태를 재평가해보라. 정상 스트레스 수준보다 높게 나왔는가? 그렇다면 당신의 코티솔 수치는 올라가 있을 것이고, 당신은 코티솔 수치를 정상 범위에 놓기 위해 SENSE 생활방식 프로그램을 단계별로 따라 할 필요가 있다. 아니면, 당신은 상대적으로 스트레스가 없고 조용한 삶을 즐기는가? 만약에 그렇다면 당신은 SENSE 생활방식 프로그램의 모든 요소에 주의를 덜 기울여도 괜찮다. SENSE 계획에 따라 강화된 스트레스 관리를 하여 수면, 운동, 식이요법, 그리고 식이보충제를 섭취하는 습관을 따르고 당신의 건강한 생활을 환영하라. 당신이 이 단계에 도달하면, 건강한 새로운 습관이 생기는데, 이것들이 얼마나 당신에게 이익을 주는지 참관자가 되어 지켜보아라. 이것은 당신 삶의 일부로 SENSE 생활방식 프로그램을 받아들이고 유지하도록 하는 중요한 동기가 될 것이다.

결론

나는 이 책을 통해 코티솔은 필요한 호르몬이지만, 너무 오랫동안 너무 높은 수치로 유지되면 기분이 나빠지게 하고, 외모가 망가지고, 만성질환에 걸릴 위험성이 증가한다는 것을 당신이 알았으면 한다. 이러한 상태는 단순한 피로와 건망증에서부터 비만, 당뇨, 암, 심장병 그리고 우울증과 같은 더 심각한 질병들을 유발한다.

그러나 이 책에 소개한 SENSE 생활방식 프로그램을 따르면 매일 접하는 여러 스트레스로 인한 신체 반응을 조절할 수 있고 코티솔 수치 역시 건강한 범위 내에서 조절할 수 있다. SENSE 생활방식 프로그램을 이용하면 몸무게를 줄이고, 근육량은 유지하며, 활력을 증진하고, 기분을 좋게 하고, 질병에 걸리는 횟수를 줄이고, 지능을 높이고, 성 기능도 증진할 수 있다.

코티솔과 관련한 과학적이고 의학적인 연구가 계속될수록, 새로운 지식들이 밝혀질 것이다. 그리고 이러한 지식들은 우리가 SENSE 생활방식 프로그램을 이해하고 실천하는 데 도움을 줄 것이다. 당신이 최선을 다해 이 프로그램을 수행하여 건강한 코티솔 수치를 유지하고 당신의 나머지 생애 동안 최상의 건강 상태를 유지하기를 바란다.

SENSE 생활방식 프로그램을
테스트하다

내가 당신에게 SENSE 생활방식 프로그램이 효과가 있을 것이라는 점을 어떻게 알까? SENSE 생활방식 프로그램의 효과를 꾸준히 연구해왔고, 우리가 찾아낸 가장 '곤란한 사람'들에게도 효과가 있다는 것을 증명했기 때문이다. '곤란한 사람'들은 미친 듯이 운동을 하고, 매우 유명한 다이어트를 시도했는데도 여전히 더 빼야 할 살이 있는 사람들이었다. 그들은 kcal와 지방분 함유량, 탄수화물 함유량을 꼼꼼히 계산해왔음에도 여전히 빼야 할 살이 남아 있는 사람들이었다. 그들은 온종일 운동을 하고, 그들 중 몇몇은 개인 트레이너와 함께 심하게 운동했지만 역시 아무 소용이 없었다. 몸무게는 여전했다. 이 사람들이 SENSE 생활방식 프로그램을 따르기 전까지 그들이 찾았던 해결책은 전혀 도움이 되지 않았다.

전문가로서 나는 이론과 아이디어가 아무리 멋지더라도 그것을 입증하는 명백한 증거가 없다면 그러한 이론을 실천에 옮기기는 힘들다는 사실을 알게 되었다. 동료들의 말에 따르면, 나는 내가 그것이 효과적이라고 믿기 전에 특별한 프로그램에 관한 '자료를 보기' 원했다고 한다. 자료가 있어야 다른 교수들이 그 프로그램이 정말로 그들의 고객이나 환자들에게 효과가 있을 것이라는 확신을 가지고 프로그램을 추천할 수 있다. 그래서 지난 수년간 나는 SENSE 생활방식 프로그램이 실제로 체중 감량에 효과적인지 아닌지를 확인하기 위해 테스트를 계속해왔다.

우리는 SENSE 생활방식 프로그램을 각각 6주, 8주, 12주 프로그램으로 제공했다. 지난 5년 동안 1,000명이 넘는 사람들이 SENSE 생활방식 프로그램을 성공적으로 마쳤다. 우리는 항상 '곤란한 사람들'을 최대한 많이 모집했다. '곤란한 사람들'이란 과거에 다른 프로그램으로 살을 빼고자 누차 노력했던 사람들과 도저히 성공할 수 없을 것 같은 사람들을 의미한다. 우리는 왜 제일 성공하기 힘든 사람들을 모집하고, 실패할 것이 뻔해 보이는 일을 했을까? 이유는 단순했다. 오랜 기간 동안 체중 감량을 시도했던 내 경험에 비추어 보건대, 아주 심한 과체중자들은 연구 대상으로 모집하기가 쉽고 또 짧은 기간 안에 많은 살을 빼게 하는 것도 쉬워 보였기 때문이다(이런 사람들에게는 단순한 다이어트나 운동 프로그램도 효과가 있을 것이다). 그러나 나는 단순한 다이어트와 운동이 아닌 SENSE 생활방식 프로그램으로 매일매일 자신의 몸무게와 씨름하고 있는 수백만의 미국인들을 돕고 싶었다. 그래서 체중을 감량할 필요가 있는 사람들을 돕기 위해 우리는 거듭해서 SENSE 생활방식 프로그램을 테스트했다.

SENSE 생활방식 프로그램의 일환으로 참가자들은 주기적으로 만나서 대화를 나눴다. 그들은 코티솔, 테스토스테론, 식이요법, 운동과 식이보충제들이 기분과 활력, 식욕 그리고 체중 감량에 어떤 식으로 영향을 미쳤는지 이야기했다. 우리는 몸무게와 체지방, 허리둘레, 코티솔과 테스토스테론 수치, 콜레스테롤 수치와 스트레스와 근심 수준을 측정했다.

결과는 아주 놀라웠다. 사실상 프로그램에 참가한 모든 사람들이 체중, 지방, 허리둘레가 감소했을 뿐 아니라 대다수는 활력이 증가한 느낌을 받고, 스트레스와 근심이 줄었으며, 식욕과 식탐을 조절하는 능력이 커졌으며, 어떤 박탈감도 느끼지 못했다고 이야기했다. 그들이 SENSE 생활방식 프로그램에 관해서 한 말 중 가장 흔한 이야기는, 자신이 "다이어트를 하고 있다는 느낌 없이 계속해서 체중과 지방, 허리둘레를 줄여가고 있다"는 것이었다. 게다가 그들은 아주 기분 좋게 그 일을 해내고 있었다.

SENSE 생활방식 프로그램과 관련해서 특히 흥미로운 점은 스트레스, 코티솔, 테스토스테론 그리고 HSD를 제어하기 위해 식이보충제를 복용하자 그들이 다이어트와 운동만 시도했을 때보다 체중과 지방이 더 많이 줄고, 허리둘레가 더 많이 감소했다는 사실이다. 이는 식이보충제가 식이요법과 운동을 대신했다는 것을 의미하는 것이 아니라, 식이요법과 운동에 식이보충제 복용을 추가함으로써 부가적인 신진대사 조절과 체중 감량 효과를 볼 수 있었다는 것을 의미한다. 식이보충제 복용이 체중 감량에 도움이 된다는 사실이 많은 면에서 SENSE를 완벽하게 만들어주었다. SENSE 생활방식 프로그램의 현실적인 효과는 그 프로그램이 사람들이 오랜 시간 동안 몸무게와 씨름해왔음에도 빼지 못한 '마지막으로 남은 몇 kg'을 빼는 데 도움을 줄 수 있다는 것을 보여준다.

테스트 결과

새롭게 인기를 끌고 있는 다이어트 방법(진정으로 사람들과 세상을 위해 책으로 쓴)이 수년간 매우 광범위한 연구 끝에 탄생했다는 사실을 듣고 동료들은 무척 놀라워했다. 보통 그런 책들이 출간, 판매되는 과정을 살펴보면, 몇몇 다이어트 '전문가'가 수많은 기적 같은 주장(당신이 원하는 만큼 모두 먹으면서 체중을 감량하라!)을 담은 책을 쓰고, 작가나 출판업자들이 잘 팔리게끔 그럴듯하게 꾸며, 사람들이 그러한 다이어트 방법이 실제로 저자가 장담하는 효과가 없다는 사실을 알아차릴 때까지 베스트셀러 순위의 꼭대기를 차지한다.

그러나 나는 말한 대로 실천할 준비가 되어 있었기에 동료들이 SENSE 생활방식 프로그램에 관한 "자료를 보여달라"고 요청했을 때 나는 그렇게 할 수 있었다.

우리는 SENSE 생활방식 프로그램을 시행한 지난 5년 동안 거의 1,000여 명에 달하는 참가자들을 살펴보았고, 그 결과 우리는 다음과 같은 사실을 발견했다.

- 각각의 참가자들은 매주 지방이 200~400g 정도 감소한다. 나는 체중이라는 말 대신 지방이라고 표현한다. 왜냐하면 우리 프로그램의 참가자들이 지방을 줄여가고 있고 근육을 유지하고 있다는 것을 이해하는 게 중요하기 때문이다. 이는 그들이 더 날씬해지고 더 건강해지는 것을 의미한다. 그러나 그들은 체중 감량을 도와주는 그들의 신진대사율은 유지하고 있다.
- 코티솔 수치가 떨어지고 테스토스테론 수치는 상승한다. 이로 인해 코티솔/테스토스테론 비는 다시 균형을 찾게 되고, 이는 지방을 줄이고 근육은 유지하도록 촉진한다. 참가자들은 일반적으로 이러한 코티솔/테스토스테론 비가 15~20% 정도 변화하고, 이러한 변화가 그들을 기분 좋게 만들고 들뜬 마음

과 풍부한 활력과 맑은 생각을 경험하게 하는 중요한 생화학적인 효과를 나타낸다.

- 신진대사율은 그대로 유지된다. 이는 SENSE 생활방식 프로그램이 신진대사율 저하를 억제한다는 것을 의미한다(일반적인 다이어트에서는 신진대사율이 떨어진다). 이런 현상이 나타난 것은 참가자들의 호르몬이 균형을 이루고 그들의 근육량이 보존되었기 때문이다. 그에 반해 다른 방법으로 다이어트를 하는 과정에서는 호르몬이 파괴되고 근육량이 감소한다.

- 콜레스테롤(총콜레스테롤과 '나쁜 콜레스테롤'이라 불리는 저밀도 저단백 콜레스테롤 모두)은 20%까지 떨어진다. 이는 부분적으로는 더 잘 먹었기 때문이고, 한편으로는 호르몬이 잘 유지되었기 때문이며, 체지방의 점진적인 감소 때문이기도 하다.

- 기분이 좋아지고 활력이 증가하며 우울감과 혈압은 감소한다. 이러한 변화는 때로는 놀라운 수준(15~50%)으로 일어나기도 하는데, 이는 참가자들이 호르몬 수치를 유지하면서 즐겁게 살을 빼기 때문이다.

아마도 SENSE 생활방식 프로그램에 관한 연구에서 나온 가장 충격적인(지방 감량, 호르몬과 물질대사의 유지, 심지어 콜레스테롤 수치의 현저한 감소보다 더 흥분되는) 통계는 아주 높은 순응도다(순응도는 얼마나 많은 사람들이 실제로 이 프로그램을 끝마쳤고 체중을 감량했는지를 가리킨다). 91%의 순응도는 내가 지금까지 본 어떤 프로그램의 순응도보다 높은 수치다. 가장 인기 있는 다이어트 프로그램인 앳킨스, 사우스비치, 존, 웨이트워처스(Weight Watchers)조차도 순응도가 50%를 넘지 못했다.

우리가 다양하게 제공한 SENSE 생활방식 프로그램 관련 자료는 전 세계에서 영양학과 신체적성학(Nutrition and Fitness), 미국영양학회, 미국실험생물학회, 미국스포츠의학회, 국제운동영양학회(the International Society For Sports Nutrition), 북미 비만학회(the North American Society for the Study of Obesity)를 비롯한 영양과학 학회에서 가장 주목을 받아온 논문 주제 가운데 하나다. 연구 학회에 참석한 사람들은 보통 SENSE 생활방식 프로그램의 가장 흥미로운 특징으로 다음과 같은 점을 꼽는다. 즉 이 프로그램이 한 가지 측면에만 초점을 맞추는 프로그램이 아니라, 오히려 단독 요소들이 혼합될 때 구성 요소들 사이의 시너지 효과가 더욱 상승한다는 것이다. 예를 들면, 우리는 수년간의 연구 끝에 일반적인 운동과 균형 잡힌 다이어트가 건강한 체중 조절 프로그램의 기초라는 것을 알아냈다. 그러나 SENSE 생활방식 프로그램은 신진대사의 균형을 잡는 데 초점을 맞추면서 다이어트와 운동 계획을 세우면 다이어트로 인한 일반적인 체중 감량 효과를 운동이 극대화할 수 있다는 것을 보여준다.

1~3, 6~7장 : 스트레스, 코티솔 대사, 그리고 질병

- Abelson, J. L., and G. C. Curtis, "Hypothalamic–Pituitary–Adrenal Axis Activity in Panic Disorder : 24–Hour Secretion of Corticotropin and Cortisol", *Archives of General Psychiatry*, April 1996, 53(4) : 323~331.

- Al'Alabsi, M., and D. K. Arnett, "Adrenocortical Responses to Psychological Stress and Risk for Hypertension", *Biomedical Pharmacotherapy*, June 2000, 54(5) : 234~244.

- Andrew, R., D. I. Phillips, and Metabolism in Man, "Obesity and Gender Influences on Cortisol Secretion and Metabolism in Man", *Journal of Clinical Endocrinology and Metabolism*, May 1998, 83(5) : 1806~1809.

- Balestreri, R., G. E. Jacopino, E. Foppiani, and N. Elicio, "Aspects of Cortisol Metabolism in Obesity", *Archives of the Maragliano Pathology Clinic*, July–August 1968, 24(4) : 431~441.

- Balldin, J., K. Blennow, G. Brane, C. G. Gottfries, I. Karlsson, B. Regland, and A. Wallin, "Relationship Between Mental Impairment and HPA Axis Activity in Dementia Disorders", *Dementia*, September–October 1994, 5(5) : 252~256.

- Biller, B. M., H. J. Federoff, J. I. Koenig, and A. Klibanski, "Abnormal Cortisol Secretion and Responses to Corticotropin–Releasing Hormone in Women with Hypothalamic Amenorrhea", *Journal of Clinical Endocrinology and Metabolism*, February 1990, 70(2) : 311~317.

- Bjorntorp, P., and R. Rosmond, "Hypothalamic Origin of the Metabolic Syndrome X", *Annual of the New York Academy of Science*, 18 November 1999, 892 : 297~307.

- Bjorntorp, P., and R. Rosmond, "The Metabolic Syndrome : A Neuroendocrine Disorder?", *British Journal of Nutrition*, March 2000, 83(suppl. 1) : S49~57.

- Bjorntorp, P., and R. Rosmond, "Obesity and Cortisol", *Nutrition*, October 2000, 16(10) : 924~936.

- Brillon, D. J., B. Zheng. R. G. Campbell, and D. E. Matthews, "Effect of Cortisol on Energy Expenditure and Amino Acid Metabolism in Human", *American Journal of Physiology*, March 1995, 268(3 Pt 1) : E501~513.

- Brindley, D. N., "Neuroendocrine Regulation and Obesity", *International Journal of Obesity and Related Metabolic Disorders*, December 1992, 16(suppl. 3) : S73~79.

- Catley, D., A. T. Kaell, C. Kirschbaum, and A. A. Stone, "A Naturalistic Evaluation of Cortisol Secretion in Persons with Fibromyalgia and Rheumatoid Arthritis", *Arthritis Care Resources*, February 2000, 13(1) : 51–61.

- Cauffield, J. S., and H. J. Forbes, "Dietary Supplements Used in the Treatment of Depression, Anxiety, and Sleep Disorders", *Lippincotts Primary Care Practitioner*, May–June 1999, 3(3) : 290~304.

- Chalew, S., H. Nagel, and S. Shore, "The Hypothalamic–Pituiary–Adrenal Axis Obesity", *Obesity Resources*, July 1995, 3(4) : 371~382.

- Chrousos, G. P., "The Role of Stress and the Hypothalamic–Pituitary–Adrenal Axis in the Pathogenesis of the Metabolic Syndorme : Neuro–Endocrine and Target Tissue–Related Causes", *International Journal of Obesity and Related Metabolic Disorders*, June 2000, 24(suppl. 2) : S50~55.

- Dennison, E., P. Hindmarsh, C. Fall, et al., "Profiles of Endogenous Circulating Cortisol and Bone Mineral Density in Healthy Elderly Men", *Journal of Clincla Endocrinology and Metabolism*, September 1999, 84(9) : 3058~3063.

- Eichner, E. R., "Overtraining : Consequences and Prevention", *Journal of Sports Science*, Summer 1995, 13, spec. no. : S41~48.

- Epel, E., R. Lapidus, B. McEwen, and K. Brownell, "Stress May Add Bite to Appetite in Women : A Laboratory Study of Stress–Induced Cortisol and Eating Behavior", *Psychoneuroendocrinology*, January 2001, 26(1) : 37~49.

- Epel, E. E., A. E. Moyer, C. D. Martin, S. Macary, N. Cummings, J. Rodin, and M. Rebuffe–Scrive, "Stress–Induced Cortisol, Mood, and Fat Distribution in Men", *Obesity Resources*, October 2000, 279(4) : R1357~1364.

- Fry, A. C., W. J. Kraemer, and L. T. Ramsey, "Pituitary–Adrenal–Gonadal Responses to High–Intensity Resistance Exercise Overtraining", *Journal of Applied Physiology*, December 1998, 85(6) : 2352~2359.

- Fry, R. W., J. R. Grove, A. R. Morton, P. M. Zeroni, S. Gaudieri, and D. Keast, "Psychological and Immunological Correlates of Acute Over–training", *British Journal of Sports Medicine*, December 1994, 28(4) : 241~246.

- Holmang, A., and P. Bjorntorp, "The Effects of Cortisol on Insulin Sensitivity in Muscle", *Acta Physiologica Scandinavia*, April 1992, 144(4) : 425~431.

- Jefferies, W. M., "Cortisol and Immunity", *Medical Hypotheses*, March 1991, 34(3) : 198~208.

- Kelly, G. S., "Nutritional and Botanical Interventions to Assist with the Adaptation to Stress", *Alternative Medicine Review*, August 1999, 4(4) : 249~265.

- Landsberg, L., "The Sympathoadrenal System, Obesity and Hypertension : An Overview", *Journal of Neuroscience Methods*, September 1990, 34(1~3) : 179~186.

- Leverenz, J. B., C. W. Wilkinson, M. Wamble, S. Cordin, J. E. Grabber, M. A. Raskind, "Effect of Chronic High–Dose Exogenous Cortisol on Hippocampal Neuronal Number in Aged Non–human Primates", *Journal of Neuroscience*, 15 March 1999, 19(6) : 2356~2361.

- Lewicka, S., M. Nowicki, and P. Vecsei, "Effect of Sodium Restriction on Urinary Excretion of Cortisol and Its Metabolites in Humans", *Steroids*, July–August 1998, 63(7~9) : 401~405.

- Ljung, T., G. Holm, P. Friber, B. Andersson, B. A. Bengtsson, J. Svensson, M. Dallman, B. Mcewen, and P. Bjorntorp, "The Activity of the Hypothalamic–Pituitary–Adrenal Axis and the Sympathetic Nervous System in Relation to Waist/Hip Circumference Ratio in Men", *Obesity Resources*, October 2000, 8(7) : 487~495.

- Lottenberg, S. A., D. Giannella-Neto, H. Derendorf, et al., "Effect of Fat Distribution on the Pharmacokinetics of Cortisol in Obesity", *International Journal of Clinical Pharmacological Therapy*, September 1998, 36(9):501~505.

- Marin, P., N. Darin, T. Amemiya, B. Andersson, S. Jern, and P. Bjorntorp, "Cortisol Secretion in Relation to Body-Fat Distribution in Obese Premenopausal Women", *Metabolism*, August 1992, 41(8):882~886.

- Matthews, D. E., and A. Battezzati, "Regulation of Protein Metabolism During Stress", *Current Opinions in General Surgery*, 1993:72~77.

- McLean, J. A., S. I. Barr, and J. C. Prior, "Cognitive Dietary Restraint Is Associated with Higher Urinary Cortisol Excretion in Healthy Pre-menopausal Women", *American Journal of Clinical Nutrition*, January 2001, 73(1):7~12.

- Miller, T. P., J. Taylor, S. Rogerson, M. Mauricio, Q. Kennedy, A. Schatzberg, J. Tinklenberg, and J. Yesavage, "Cognitive and Noncognitive Symptoms in Dementia Patients:Relationship to Cortisol and Dehydroepiandrosterone", *International Psychogeriatrics*, March 1998, 10(1):85~96.

- Mills, F. J., "The Endocrinology of Stress", *Aviation and Space Environmental Medicine*, July 1985, 56(7):642~650.

- Nasman, B., T. Olsson, M. Viitanen, and K. Carlstrom, "A Subtle Disturbance in the Feedback Regulation of the Hypothalamic-Pituitary-Adrenal Axis in the Early Phase of Alzheimer's Disease", *Psychoneuroendocrinology*, 1995, 20(2):211~220.

- Piccirillo, G., F. L. Fimognari, V. Infantino, G. Monteleone, G. B. Fimognari, D. Falletti, and V. Marigliano, "High Plasma Concentrations of Cortisol and Thromboxane B2 in Patients with Depresstion", *American Journal of Medical Science*, March 1994, 307(3):228~232.

- Pirke, K. M., R. J. Tuschl, B. Spyra, et al., "Endocrine Findings in Restrained Eaters", *Physiology and Behavior*, May 1990, 47(5):903~906.

- Plotsky, P. M., M. J. Owens, and C. B. Nemeroff, "Psychoneuroendocrinology of Depresstion: Hypothalamic-Pituitary-Adrenal Axis", *Psychiatric Clinics of North America*, June 1998, 21(2): 293~307.

- Raber, J., "Detrimental Effects of Chronic Hypothalamic-Pituitary-Adrenal Axis Activation:From Obesity to Memory Deficits", *Molecular Neurobiology*, August 1998, 18(1):1~22.

- Raff, H., J. L. Raff, E. H. Duthie, et al., "Elevated Salivary Cortisol in the Evening in Healthy Elderly Men and Women:Correlation with Bone Mineral Density", *The Journals of Gerontology* (Series A, Biological Sciences and Medical Sciences), September 1999, 54(9):M479~483.

- Richdale, A. L., and M. R. Prior, "Urinary Cortisol Circadian Rhythm in a Group of High-Functioning Children with Autism", *Journal of Autism and Developmental Disorders*, September 1992, 22(3):433~447.

- Rosmond, R., and P. Bjorntorp, "Blood Pressure in Relation to Obesity, Insulin and the Hypothalamic-Pituitary-Adrenal Axis in Swedish Men", *Journal of Hypertension*, December 1998, 16(12, pt. 1):1721~1726.

- Rosmond, R., and P. Bjorntorp, "Occupational Status, Cortisol Secretory Pattern, and Visceral Obesity in Middle-Aged Men", *Obesity Resources*, September 2000, 8(6):445~450.

- Rosmond, R., M. F. Dallman, and P. Bjorntorp, "Stress-Related Cortisol Secretion in Men:

Relationships with Abdominal Obesity and Endocrine, Metabolic and Hemodynamic Abnormalities", *Journal of Clinical Endocrinology and Metabolism*, June 1998, 83(6):1853~1859.

- Rosmond, R., G. Holm, and P. Bjorntorp, "Food-Induced Cortisol Secretion in Relation to Anthropometric, Metabolic and Hemodynamic Variables in Men", *International Journal of Obesity and Related Metabolic Disorders*, April 2000, 24(4):416~422.

- Sapolsky, R. M., and P. M. Plotsky, "Hypercortisolism and Its Possible Neural Bases", *Biological Psychiatry*, 1 May 1990, 27(9):937~952.

- Sapse, A. T., "Cortisol, High-Cortisol Diseases and Anti-Cortisol Therapy", *Psychoneuroendocrinology*, 1997, 22(suppl. 1):S3~10.

- Svec, F., and A. L. Shawar, "The Acute Effect of a Noontime Meal on the Serum Levels of Cortisol and DHEA in Lean and Obese Women", *Psychoneuroendocrinology*, 1997, 22(suppl. 1):S115~119.

- Swaab, D. F., F. C. Raadsheer, E. Endert, M. A. Hofman, W. Kamphorst, and R. Ravid, "Increased Cortisol Levels in Aging and Alzheimer's Disease in Postmortem Cerebrospinal Fluid", *Journal of Neuroendocrinology*, December 1994, 6(6):681~687.

- Takahara, J., Hosogi, S. Yunoki, K. Hashimoto, and T. Uneki, "Hypothalamic Pituitary Adrenal Function in Patients with Anorexia Nervosa", *Endocrinology-Japan*, December 1976, 23(6):451~456.

- Tsigos, C., R. J. Young, and A. White, "Diabetic Neuropathy Is Associated with Increased Activity of the Hypothalamic-Pituitary-Adrenal Axis", *Journal of Clinical Endocrinology and Metabolism*, March 1993, 76(3):554~558.

- Varma, V. K., J. T. Rushing, and W. H. Ettinger, Jr., "High Density Lipoprotein Cholesterol Is Associated with Serum Cortisol in Older People", *Journal of the American Geriatric Society*, December 1995, 43(12):1345~1359.

- Vicennati, V., and R. Pasquali, "Abnormalities of the Hypothalamic-Pituitary-Adrenal Axis in Nondepressed Women with Abdominal Obesity and Relations with Insulin Resistance:Evidence for a Central and a Peripheral Alteration", *Journal of Clinical Endocrinology and Metabolism*, November 2000, 85(11) 4093~4098.

- Walder, D. J., E. F. Walker, and R. J. Lewine, "Cognitive Functioning, Cortisol Release, and Symptom Severity in Patients with Schizophrenia", *Biological Psychiatry*, 15 December 2000, 48(12):1121~1132.

- Walker, B. R., S. Soderberg, B. Lindahl, and T. Olsson, "Independent Effects of Obesity and Cortisol in Predicting Cardiovscular Risk Factors in Men and Women", *Journal of Internal Medicine*, February 2000, 247(2):198~204.

- Weiner, M. F., S. Vobach, D. Svetlik, and R. C. Risser, "Cortisol Secretion and Alzheimer's Disease Progression:A Preliminary Report", *Biologocal Psychiatry*, 1 August 1993, 34(3):158~61

4장:HSD

- Ayachi, S. E., O. Paulmyer-Lacroix, M. Verdier, M. C. Alessi, A. Dutour, and M. Grino, "11 Beta-Hydroxysteroid Dehydrogenase Type 1-Driven Cortisone Reactivation Regulates Plasminogen Activator Inhibitor Type 1 in Adipose Tissue of Obese Women", *Journal of Thrombosis and*

Haemostasis, March 2006, 4(3):621~627.

- Basu, R., R. Singh, A. Basu, C. M. Johnson, and R. A. Rizza, "Effect of Nutrient Ingestion on Total−Body and Splanchnic Cortisol Production in Human", *Diabetes*, March 2006, 55(3): 667~674.

- Black, P. H., "The Inflammatory Consequences of Psychologic Stress: Relationship to Insulin Resistance, Obesity, Atherosclerosis and Diabetes Mellitus, Type Ⅱ", *Medical Hypotheses*, 2006, 67(4):879~891, E−pub 15 June 2006.

- Bobbert, T., L. Brechtel, K. Mai, B. Otto, C. Maser−Gluth, A. F. Pfeiffer, J. Spranger, and S. Diederich, "Adaptation of the Hypothalamic−Pituitary Hormones During Intensive Endurance Training", *Clinical Endocrinology*, November 2005, 63(5):530~536.

- Bujalska, I. J., M. Quinkler, J. W. Tomlinson, C.T.Montague, D. M. Smith, and P. M. Stewart, "Expression Profiling of 11 Beta−Hydroxysteroid Dehydrogenase Type−1 and Glucocorticoid Target Genes in Subcutaneous and Omental Human Preadipocytes", *Journal of Molecular Endocrinology*, October 2006, 37(2):327~340.

- Desbriete, R., V. Vuaroqueaux, V. Achard, S. Boullu−Ciocca, M. Labuhn, A. Dutour, and M. Grino, "11 Beta−Hydroxysteroid Dehydrogenase Type 1 mRNA Is Increased in Both Visceral and Subcutaneous Adipose Tissue of Obese Patients", *Obesity*, May 2006, 14(5):794~798.

- Gambineri, A., V. Vicennati, S. Genghini, F. Tomassoni, U. Pagotto, R. Pasquali, and B. R. Walker, "Genetic Variation in 11 Beta−Hydroxysteroid Dehydrogenase Type 1 Predicts Adrenal Hyperandrogenism among Lean Women with Polycystic Ovary Syndrome", *Journal of Clinical Endocrinology and Metabolism*, June 2006, 91(6):2295~2302, E−pub 21 March 2006.

- Koska, J., B. de Courten, D. J. Wake, S. Nair, B. R. Walker, J. C. Bunt, P. A. Permana, R. S. Lindsay, and P. A. Tataranni, "11 Beta−Hydroxysteroid Dehydrogenase Type 1 in Adipose Tissue and Prospective Changes in Body Weight and Insulin Resistance", *Obesity*, September 2006, 14(9):1515~1522.

- Mariniello, B., B. Ronconi, S. Rilli, P. Bernante, M. Boscaro, F. Mantero, and G. Giacchetti, "Adipose Tissue 11 Beta−Hydroxysteroid Dehydrogenase Type 1 Expression in Obesity and Cushing's Syndrome", *European Journal of Endocrinology*, September 2006, 155(3):435~441.

- Oppermann, U., "Type 1 11 Beta−Hydroxysteroid Dehydrogenase as Univeral Drug Target in Metabolic Diseases?" *Endocrine, Metabolic, and Immune Disorders Drug Targets*, September 2006, 6(3):259~269.

- Paulsen, S. K., S. B. Pedersen, J. O. Jorgensen, S. Fisker, J. S. Christiansen, A. Flyvbjerg, and B. Richelsen, "Growth Hormone (GH) Substitution in GH−Deficient Patients Inhibits 11 Beta− Hydroxysteroid Dehydrogenase Type 1 Messenger Ribonucleic Acid Expression in Adipose Tissue", *Journal of Clinical Endocrinology and Metabolism*, March 2006, 91(3):1093~1098, E−pub 20 December 2005.

- Schuster, E., E. M. Maurer, C. Laggner, L. G. Nashev, T. Wilckens, T. Langer, and A. Odermatt, "The Discovery of New 11 Beta−Hydroxysteroid Dehydrogenase Type 1 Inhibitors by Common Feature Pharmacophore Modeling and Virtual Screening", *Journal of Medicinal Chemistry*, 15 June 2006, 49(12):3454~3466.

- Seckl, J. R., and M. J. Meaney, "Glucocorticoid 'Programming' and PTSD Risk", *Annals of the New York Academy of Sciences*, July 2006, 1071:351~378.

- Su, M., N. Vicker, D. Ganeshapillai, A. Smith, A. Purohit, M. J. Reed, and B. V. Potter, "Benzothiazole Derivatives as Novel Inhibitors of Human 11 Beta−Hydroxysteroid Dehydrogenase Type 1", *Molecular and Cellular Endocrinology*, 27 March 2006, 248(1−2):214~217.

- Sukhija, R., P. Kakar, V. Mehta, and J. L. Mehta, "Enhanced 11 Beta−Hydroxysteroid Dehydrogenase Activity, the metabolic Syndrome, and systemic Hypertension", *The American journal of Cardiology*, 15 August 2006, 98(4):544~548, E−pub 28 June 2006.

- Walker, B. R., and R. Andrew, "Tissue Production of Cortisol by 11 Beta−Hydroxysteroid Dehydrogenase Type 1 and Metabolic Disease", *Annals of the New York Academy of Sciences*, November 2006, 1083:165~184.

- Wang, M., "Inhibitors of 11 Beta−Hydroxysteroid Dehydrogenase Type 1 for the Treatment of Metabolic Syndrome", *Current Opinion in Investigational Drugs*, April 2006, 7(4):319~323.

5장:테스토스테론

- Bell, R. J., S. Donath, S. L. Davison, and S. R. Davis, "Endogenous Androgen Levels and Well−Being:Differences Between Premenopausal and Postmenopausal Women", *Menopause*, January−February 2006, 13(1):65~71.

- Chen, R. Y., G. A. Wittert, and G. R. Andrews, "Relative Androgen Deficiency in Relation to Obesity and Metabolic Status in Older Men", *Diabetes, Obesity and metabolism*, July 2006, 8(4):429~435.

- Cikim, A. S., N. Ozbey, E. Sencer, S. Molvalilar, and Y. Orhan, "Associations among Sex Hormone Binding Globulin Concentrations and Characteristics of the Metabolic Syndrome in Obese Women", *Diabetes, Nutrition and Metabolism*, October 2004, 17(5):290~295.

- Cohen, P. G., "Diabetes Mellitus Is Associated with Subnormal Levels of Free Testosterone in Men", *BJU International*, March 2006, 97(3):652~653.

- Derby, C. A., S. Zilber, D. Brambille, K. H. Morales, and J. B. McKinlay, "Body Mass Index, Waist Circumference and Waist to Hip Ratio and Change in Sex Steroid Hormones:The Massachusetts Male Aging Study", *Clinical Endocrinology*, July 2006, 65(1):125~131.

- Elin, R. J., and S. J. Winters, "Current Controversies in Testosterone Testing:Aging and Obesity", *Clinical Laboratory Medicine*, March 2004, 24(1):119~139.

- Gapstur, S. M., P. Kopp, P. H. Gann, B. C. Chiu, L. A. Colangelo, and K. Liu, "Changes in BMI Modulate Age−Associated Changes in Sex Hormone Binding Globulin and Total Testosterone, but Not Bioavailable Testosterone in Young Adult Men:The CARDIA Male Hormone Study", *International Journal of Obesity*, April 2007, 31(4):685~691.

- Kaplan, S. A., A. G. Meehan, and A. Shah, "The Age Related Decrease in Testosterone Is Significantly Exacerbated in Obese Men with the Metabolic Syndrome. What Are the Implications for the Relatively High Incidence of Erectile Dysfunction Observed in These Men?", *The Journal of Urology*, October 2006, 176(4 Pt. 1):1524~1527.

- Lunenfeld, B, "Endocrinology of the Aging Male", *Minerva Ginecologica*, April 2006, 58(2):153~170.

- Mayes, J. S., and G. H. Watson, "Direct Effects of Sex Steroid Hormones on Adipose Tissues and Obesity", *Obesity Reviews*, November 2004, 5(4):197~216.

- McTiernan, A., S. S. Tworoger, K. E. Rajan, Y. Yasui, B. Sorenson, C. M. Ulrich, J. Chubak, F. Z. Stanczyk, D. Bowen, M. L. Irwin, R. E. Rudolph, J. D. Potter, and R. S. Schwartz, "Effect of Exercise on Serum Androgens in Postmenopausal Women:A 12-Month Randomized Clinical Trial", *Cancer Epidemiology Biomarkers and Prevention*, July 2004, 13(7):1099~1105.

- McTiernan, A., L. Wu, C. Chen, R. Chlebowski, Y. Mossavar-Rahmani, F. Modugno, M. G. Perri, F. Z. Stanczyk, L. Van Horn, C. Y. Wang;Women's Health Initiative Investigators, "Relation of BMI and Physical Activity to Sex Hormones in Postmenopausal Women", *Obesity*, September 2006, 14(9):1662~1677.

- Mohr, B. A., S. Bhasin, C. L. Link, A. B. O'Donnell, and J. B. McKinlay, "The Effect of Changes in Adiposity on Testosterone Levels in Older Men:Longitudinal Results from the Massachusetts Male Aging Study", *European Journal of Endocrinology*, September 2006, 155(3):443~452.

- Osuna, J. A., R. Gomez-Perez, G. Arata-Bellabarba, and V. Villaroel, "Relationship Between BMI, Total Testosterone, Sex Hormone-Binding-Globulin, Leptin, Insulin and Insulin Resistance in Obese Men", *Archives of Andrology*, September-October 2006, 52(5):355~361.

- Pasquali, R., "Obesity and Androgens:Facts and Perspectives", *Fertility and Sterility*, May 2006, 85(5):1319~1340.

- Travision, V., L. Ceroni, S. Genghini, L. Patton, U. Pagotto, and R. Pasquali, "Sex Difference in the Relationship Between the Hypothalamic-Pituitary-Adrenal Axis and Sex Hormones in Obesity", *Obesity*, February 2006, 14(2):235~243.

8장:식이보충제

■ 피해야 할 식이보충제

● 일반적으로 피해야 할 식이보충제:코티솔을 자극하는 보충제와 약초 자극제

- Al'Absi, M., W. R. Lovallo, B. McKey, B. H. Sung, T. L. Whitsett, and M. F. Wilson, "Hypothalamic-Pituitary-Adrenocortical Responses to Psychological Stess and Caffeine in Men at High and Low Risk for Hypertension", *Psychosomatic Medicine*, July-August 1998, 60(4):521~527.

- Charney, D. S., G. R. Heninger, and P. I. Jatlow, "Increased Anxiogenic Effects of Caffeine in Panic Disorders", *Archives of General Psychiatry*, March 1985, 42(3):233~243.

- Gilbert, D. G., W. D. Dibb, L. C. Plath, and S. G. Hiyane, "Effects of Nicotine and Caffeine, Separately and in Combination, on EEG Topography, Mood, Heart Rate, Cortisol, and Vigilance", *Psychophysiology*, September 2000, 37(5):583~595.

- Lovallo, W. R., M. Al'Absi, K. Blick, T. L. Whitsett, and M. F. Wilson, "Stress-Like Adrenocorticotropin Responses to Caffeine in Young Healthy Men", *Pharmacology, Biochemistry, and Behavior*, November 1996, 55(3):365~369.

- Lovallo, W. R., G. A. Pincomb, B. H. Sung, R. B. Passey, K. P. Sausen, and M. F. Wilson, "Caffeine May Potentiate Adrenocortical Stress Responses in Hypertension-Prone Men", *Hypertension*, August 1989, 14(2):170~176.

- Mattila, M., T. Seppala, and M. J. Mattila, "Anxiogenic Effect of Yohimbine in Healthy Subjects: Comparison with Caffeine and Antagonism by Clonidine and Diazepam", *International Clinical Psychopharmacology*, July 1988, 3(3): 215~229.

- Paquot, N., P. Schneiter, E. Jequier, and L. Tappy, "Effects of Glucocorticoids and Sympathomimetic Agents on Basal and Insulin-Stimulated Glucose Metabolism", *Clinical Physiology*, May 1995, 15(3): 231~240.

- Pincomb, G. A., W. R. Lovallo, R. B. Passey, D. J. Brackett, and M. F. Wilson, "Caffeine Enhances the Physiological Response to Occupational Stress in Medical Students", *Health and Psychology*, 1987, 6(2): 101~112.

- Shepard, J. D., M. Al'Absi, T. L. Whitsett, R. B. Passey, and W. R. Lovallo, "Additive Pressor Effects of Caffeine and Stress in Male Medical Students at Risk for Hypertension", *American Journal of Hypertension*, May 2000, 13(5, pt. 1): 475~481.

● 에페드라/마황/시다 코디폴리아

- Astrup, A., L. Breum, S. Toubro, P. Hein, and F. Quaade, "The Effect and Safety of an Ephedrine/Caffeine Compound Compared to Ephedrine, Caffeine and Placebo in Obese Subjects on an Energy-Restricted Diet: A Double Blind Trial", *International Journal of Obesity and Related Metabolic Disorders*, April 1992, 16(4): 269~277.

- Astrup, A., L. Breum, and S. Toubro, "Pharmacological and Clinical Studies of Ephedrine and Other Thermogenic Agonists", *Obesity Research*, November 1995, 3(suppl. 4): S537~540.

- Breum. L., J. K. Pedersen, F. Ahlstrom, and J. Frimodt-Moller, "Comparison of an Ephedrine/Caffeine Combination and Dexfenfluramine in the Treatment of Obesity: A Double-Blind Multi-Centre Trial in General Practice", *International Journal of Obesity and Related Metabolic Disorders*, February 1994, 18(2): 99~103.

- Daly, P. A., D. R. Krieger, A. G. Dulloo, J. B. Young, and L. Landsberg, "Ephedrine, Caffeine and Aspirin: Safety and Efficacy for Treatment of Human Obesity", *International Journal of Obesity and Related Metabolic Disorders*, February 1993, 17(suppl. 1): S73~78.

- Gurley, B. J., S. F. Gardner, and M. A. Hubbard, "Content Versus Label Claims in Ephedra-Containing Dietary Supplements", *American Journal of Health Systems Pharmacology*, 15 May 2000, 57(10): 963~969.

- Toubro, S., A. V. Astrup, L. Breum, and F. Quaade, "Safety and Efficacy of Long-Term Treatment with Ephedrine, Caffeine and an Ephedrine/Caffeine Mixture", *International Journal of Obesity and Related Metabolic Disorders*, February 1993, 17(suppl. 1): S69~72.

- Toubro. S., A. Astrup, L. Breum, and F. Quaade, "The Acute and Chronic Effects of Ephedrine/Caffeine Mixtures of Energy Expenditure and Glucose Metabolism in Humans", *International Journal of Obesity and Related Metabolic Disorders*, December 1993, 17(suppl. 3): S73~77; discussion S82.

● 과라나

- Galduroz, J. C., and E. de A. Carlini, "Acute Effects of the Paullinia Cupana 'Guarana' on the Cognition of Normal Volunteers", *Revista Paulista de Medicina*, July-September 1994, 112(3): 607~611.

- Galduroz, J. C., and E. de A. Carlini, "The Effects of Long−Term Administration of Guarana on the Cognition of Normal, Elderly Volunteers", *Revista Paulista de Medicina*, January−February 1996, 114(1) : 1073~1078.

- Katzung, W, "Guarana : A Natural Product with High Caffeine Content", *Medizinische Monatsschrft Pharmazeuten*, November 1993, 16(11) : 330~333.

● 시네프린/즈스/유자

- Chen, X., L. Y. Liu, H. W. Deng, Y. X. Fang, and Y. W. Ye, "The Effects of Citrus Aurantium and Its Active Ingredient N−Methyltyramine on the Cardiovascular Receptors", *Yao Hsueh Hsueh Pao*, April 1981, 16(4) : 253~259.

- Fontana, E., N. Morin, D. Prevot, and C. Carpene, "Effects of Octopamine on Lipolysis, Glucose Transport and Amine Oxidation in Mammalian Fat Cells", *Comparative Biochemistry and Physiology, Toxicology and Pharmacology*, January 2000, 125(1) : 33~44.

- Galitzky, J., C. Carpene, M. Lafontan, and M. Berlan, "Specific Stimulation of Adipose Tissue Adrenergic Beta 3 Receptors by Octopamine", *Comptes Rendus de l'Academie des Sciences, Serie Ⅲ, Sciences de la Vie*, 1993, 316(5) : 519~523.

● 요힘비/케브라초

- Adimoelja, A,"Phytochemicals and the Breakthrough of Traditional Herbs in the Management of Sexual Dysfunctions", *International Journal of Andrology*, 2000, 23(suppl. 2) : 82~84.

- De Smet, P. A., and O. S. Smeets, "Potential Risks of Health−Food Products Containing Yohimbe Extracts", *British Medical Journal*, 8 October 1994, 309(6959) : 958.

● 콜레우스

- Greenway, F. L., and G. A. Bray, "Regional Fat Loss from the Thigh in Obese Women after Adrenergic Modulation", *Clinical Therapy*, 1987, 9(6) : 663~679.

- Martin, L. F., C. M. Klim, S. J. Vannucci, L. B. Dixon, J. R. Landis, and K. F. LaNoue, "Alterations in Adipocyte Adenylate Cyclase Activity in Morbidly Obese and Formerly Morbidly Obese Humans", *Surgery*, August 1990, 108(2) : 228~234 ; discussion 234~235.

- Mauriege, P., D. Prud'homme, S. Lemieux, A. Tremblay, and J. P. Despres, "Regional Differences in Adipose Tissue Lipolysis from Lean and Obese Women : Existence of Postreceptor Alterations", *American Journal of Physiology*, August 1995, 269(2, pt. 1) : E341~350.

- Mauriege, P., D. Prud'homme, M. Marcotte, M. Yoshioka, A. Tremblay, and J. P. Despres, "Regional Differences in Adipose Tissue Metabolism Between Sedentary and Endurance−Trained Women", *American Journal of Physiology*, September 1997, 273(3, pt. 1) : E497~506.

- Van Belle, H., "Os There a Role for cAMP and Adenyl Cyclase?", *Journal of Cardiovascular Pharmacology*, 1985, 7(suppl. 5) : S28~32.

■ 스트레스 적응을 위한 비타민과 미네랄

● 비타민C

- Halliwell, B, "Antioxidant Defense Mechanisms : From the Beginning to the End (of the Beginning)",

Free-Radical Research, October 1999, 31(4) : 261~272.

- Jacob, R. A., F. S. Pianalto, and R. E. Agee, "Cellular Ascorbate Depletion in Healthy Men", *Journal of Nutrition*, May 1992, 122(5) : 1111~1118.

- Johnston, C. S., C. G. Meyer, and J. C. Srilakshmi, "Vitamin C Elevates Red Blood Cell Glutathione in Healthy Adults", *American Journal of Clinical Nutrition*, July 1993, 58(1) : 103~105.

- Rokitzki, L., S. Hinkel, C. Klemp, D. Cufi, and J. Keul, "Dietary, Serum and Urine Ascorbic Acid Status in Male Athletes", *International Journal of Sports Medicine*, October 1994, 15(7) : 435~440.

- Sinclair, A. J., P. B. Taylor, J. Lunec, A. J. Girling, and A. H. Barnett, "Low Plasma Ascorbate Levels in Patients with Type-2 Diabetes Mellitus Consuming Adequate Dietary Vitamin C", *Diabetes Medicine*, November 1994, 11(9) : 893~898.

- Vanderjagt, D. J., P. J. Garry, and H. N. Bhagavan, "Ascorbic Acid Intake and Plasma Levels in Healthy Elderly People", *American Journal of Clinical Nutrition*, August 1987, 46(2) : 290~294.

● 칼슘

- Heaney, R. P, "Low Calcium Intake among African Americans : Effects on Bones and Body Weight", *Journal of Nutrition*, April 2006, 136(4) : 1095~1098.

- Major, G. C., F. Alarie, J. Dore, S. Phouttama, and A. Trmblay, "Supplementation with Calcium+Vitamin D Enhances the Beneficial Effect of Weight Loss on Plasma Lipid and Lipoprotein Concentrations", *American Journal of Clinical Nutrition*, January 2007, 85(1) : 54~59.

- Zemel, M. B., J. Richards, A. Milstead, and P. Campbell, "Effects of Calcium and Dairy on Body Composition and Weight Loss in African-American Adults", *Obesity Research*, July 2005, 13(7) : 1218~1225.

● 마그네슘

- Altura, B. M., and B. T. Altura, "New Perspectives on the Role of Magnesium in the Pathophysiology of the Cardiovascular System : Clinical Aspects", *Magnesium*, 1985, 4(5~6) : 226~244.

- Paddle, B. M., and N. Haugaard, "Role of Magnesium in Effects of Epinephrine on Heart Contraction and Metabolism", *American Journal of Physiology*, October 1971, 221(4) : 1178~1184.

- Savabi, F., V. Gura, S. Bessman, and N. Brautbar, "Effects of Magnesium Depletion on Myocardial High-Energy Phosphates and Contractility", *Biochemical Medicine and Metabolic Biology*, April 1988, 39(2) : 131~139.

- Zimmermann, P., U. Weiss, H. G. Classen, B. Wendt, A. Epple, H, Zollner, W. Temmel, M. Weger, and S. Porta, "The Impact of Diets with Different Magnesium Contents on Magnesium and Calcium in Serum and Tissues of the Rat", *Life Sciences*, 14 July 2000, 67(8) : 949~958.

● 비타민B 복합제(티아민, 리보플래빈, 판토텐산, 피리독신)

- Baldewicz, T., K. Goodkin, D. J. Feaster, N. T. Blaney, M. Kumar, A. Kumar, G. Shor-Posner, and M. Baum, "Plasma Pyridoxine Deficiency Is Related to Increased Psychological Distress in Recently Bereaved Homosexual Men", *Psychosomatic Medicine*, May-June 1998, 60(3) : 297~308.

- Bendich, A, "The Potential for Dietary Supplements to Reduce Premenstrual Syndrome (PMS)

Symptoms", *Journal of the American College of Nutrition*, February 2000, 19(1):3~12.

- Bigazzi, M., S. Ferrato, R. Ronga, G. Scarselli, V. Bruni, and A. L. Olivotti, "Effect of Vitamin B-6 on the Serum concentration of Pituitary Hormones in Normal Humans and under Pathologic Conditions", *Journal of Endocrinological Investigation*, April~June 1979, 2(2):117~124.

- Heap, L. C., T. J. Peters, and S. Wessely, "Vitamin B Status in Patients with Chronic Fatigue Syndrome", *Journal of the Royal Society of Medicine*, April 1999, 92(4):183~185.

- Kopp-Woodroffe, S. A., M. M. Manore, C. A. Dueck, J. S. Skinner, and K. S. Matt, "Energy and Nutrient Status of Amenorrheic Athletes Participating in a Diet and Exercise Training Intervention Program", *International Journal of Sport Nutrition*, March 1999, 9(1):70~88.

- Leung, L. H., "Pantothenic Acid as a Weight-Reducing Agent:Fasting Without Hunger, Weakness and Ketosis", *Medical Hypotheses*, May 1995, 44(5):403~405.

- Manore, M. M., "Effect of Physical Activity on thiamine, Riboflavin, and Vitamin B-6 Requirements", *American Journal of Clinical Nutrition*, August 2000, 72(2, suppl.):S598~606.

■ 코티솔 조절 식이보충제

● 목련나무 껍질

- Kuribara, H., E. Kishi, N. Hattori, M. Okada, and Y. Maruyama, "The Anxiolytic Effect of Two Oriental Herbal Drugs in Japan Attributed to Honokiol from Magnolia Bark", *Journal of Pharmacy and Pharmacology*, November 2000, 52(11):1425~1429.

- Wang, S. M., L. J. Lee, Y. T. Huang, J. J. Chen, and Y. L. Chen, "Magnolol Stimulates Steroidogenesis in Rat Adrenal Cells", *British Journal of Pharmacology*, November 2000, 131(^): 1172~1178.

- Watanabe, K., Y. Goto, and K. Yoshitomi, "Central Depressant Effects of the Extracts of Magnolia Cortex", *Chemical and Pharmacological Bulletin, Tokyo*, August 1973, 21(8):1700~1708.

- Watanabe, K., H. Watanabe, Y. Goto, M. Yamaguchi, N. Yamamoto, and K. Hagino, "Pharmacological Properties of Magnolol and Honokiol Extracted from Magnolia Officinalis: Central Depressant Effects", *Planta Medica*, October 1983, 49:103~108.

- Watanabe, K., H. Y. Watanabe, Y. Goto, N. Yamamoto, and M. Yoshizaki, "Studies on the Active Principles of Magnolia Bark:Centrally Acting Muscle Relaxant Activity of Magnolol and Honokiol", *Japanese Journal of Pharmacology*, October 1975, 25(5):605~607.

● 테아닌

- Kakuda, T., A. Nozawa, T. Unno, N. Okamura, and O. Okai, "Inhibiting Effects of Theanine on Caffeine Stimulation Evaluated by EEG in the Rat", *Biosciences, Biotechnology, and Biochemistry*, February 2000, 64(2):287~293.

- Yokogoshi, H., Y. Kato, Y. M. Sagesaka, T. Takihara-Matsuura, T. Kakuda, and N. Takeuchi, "Reduction Effect of Theanine on Blood Pressure and Brain 5-Hydroxyindoles in Spontaneously Hypertensive Rats", *Biosciences, Biotechnology, and Biochemistry*, April 1995, 59(4):615~618.

- Yokogoshi, H., and T. Terashima, "Effect of Theanine, R-Glutamylethylamide, on Brain Monoamines, Striatal Dopamine Release and Some Kinds of Behavior in Rats", *Nutrition*, September 2000, 16(9):776~777.

● 음양곽

• Cai, D., S. Shen, and X. Chen, "Clinical and Experimental Research of Epimedium Brevicornum in Relieving Neuroendocrino-Immunological Effect Inhibited by Exogenous Glucocorticoid", *Zhongguo Zhong Xi Yi Jie He Za Zhi*, January 1998, 18(1):4~7.

• Kuang, A. K., J. L. Chen, and M. D. Chen, "Effects of Yang-Restoring Herb Medicines on the Levels of Plasma Corticosterone, Testosterone and Triiodothyronine", *Zhong Xi Yi Jie He Za Zhi*, December 1989, 9(12):737~738, 710.

• Zhang, J. Q., "Clinical and Experimental Studies on Yang Deficiency", *Journal of Traditional Chinese Medicine*, September 1982, 2(3):237~242.

• Zhong, L. Y., Z. Y. Shen, and D. F. Cai, "Effect of Three Kinds (Tonifying Kidney, Invigorating Spleen, Promoting Blood Circulation) Recipes on the Hypothalamus-Pituitary-Adrenal-Thymus (HPAT) Axis and CRF Gene Expression", *Zhongguo Zhong Xi Yi Jie He Za Zhi*, January 1997, 17(1):39~41.

● 식물스테롤

• Agren, J. J., E. Tvrzicka, M. T. Nenonen, T. Helve, and O. Hanninen, "Divergent Changes in Serum Sterols During a Strict Uncooked Vegan Diet in Patients with Rheumatoid Arthritis", *British Journal of Nutrition*, February 2001, 85(2):137~139.

• Bouic, P. J., and J. H. Lamprecht, "Plant Sterols and Sterolins: A Review of Their Immune-Modulating Properties", *Alternative Medicine Review*, June 1994, 4(3):170~177.

• "Plant Sterols and Sterolins", *Alternative Medicine Review*, April 2001, 6(2):203~206.

● 포스파티딜세린

• Diboune, M., G. Ferard, Y. Ingenbleek, A. Bourguignat, D. spielmann, C. Scheppler-Roupert, P. A. Tulasne, B. Calon, M. Hasselmann, P. Sauder, et al., "Soybean Oil, Blackcurrant Seed Oil, Medium-Chain Triglycerides, and Plasma Phospholipid Fatty Acids of Stressed Patients", *Nutrition*, July-August 1993, 9(4):344~349.

• Leathwood, P. D., "Neurotransmitter Precursors and Brain Function", *Bibliotheca Nutritio et Dieta*, 1986, (38):54~71.

• Monteleone, P., L. Beinat, C. Tanzillo, M. Maj, and D. Kemali, "Effects of Phosphatidylserine on the Neuroendocrine Response to Physical Stress in Humans", *Neuroendocrinology*, September 1990, 52(3):243~258.

• Monteleone, P., M. Maj, L. Beinat, M. Natale, and D. Kemali, "Blunting by Chronic Phosphatidylserine Administration of the Stress-Induced Activation of the Hypothalamo-Pituitary-Adrenal Axis in Healthy Men", *European Journal of Clinical Pharmacology*, 1992, 42(4):385~388.

• Wurtman, R. J, "Nutrients that Modify Brain Function", *Scientific American*, April 1982, 246(4):50~59.

● 티로신

• Acworth, I. N., M. J. During, and R. J. Wurtman, "Tyrosine: Effects on Catecholamine Release", *Brain Research Bulletin*, September 1988, 21(3):473~477.

- Caballero, B., R. E. Gleason, and R. J. Wurtman, "Plasma Amino Acid Concentrations in Healthy Elderly Men and Women", *American Journal of Clinical Nutrition*, May 1991, 53(5): 1249~1252.

- Conlay, L. A., R. J. Wurtman, G. Lopez, I. Coviella, J. K. Blusztajn, C. A. Vacannti, M. Logue, M. During, B. Caballero, T. J. Maher, and G. Evoniuk, "Effects of Running the Boston Marathon on Plasma Concentrations of Large Neutral Amino Acids", *Journal of Neural Transmission*, 1989, 76(1): 65~71.

- Dollins, A. B., L. P. Krock, W. F. Storm, R. J. Wurtman. and H. R. Lieberman, "L–Tyrosine Ameliorates Some Effects of Lower Body Negative Pressure Stress", *Physiology and Behavior*, February 1995, 57(2): 223~230.

- Leiberman, H. R., S. Corkin, B. J. Spring, R. J. Wurtman, and J. H. Growdon, "The Effects of Dietary Neurotransmitter Precursors on Human Behavior", *American Journal of Clinical Nutrition*, August 1985, 42(2), 366~370.

- Milner, J. D., and R. J. Wurtman, "Tyrosine Availablility: A Presynaptic Factor Controlling Catecholamine Release", *Advances in Experimental Medicine and Biology*, 1987, 221: 211~221.

- Reinstein, D. K., H. Lehnert, and R. J. Wurtman, "Dietary Tyrosine Suppresses the Rise in Plasma Corticosterone Following Acute Stress in Rats", *Life Sciences*, 9 December 1985, 37(23): 2157~2163.

- Wurtman, R. J., "Effects of Their Nutrient Precursors on the Synthesis and Release of Serotonin, the Catecholamines, and Acetylcholine: Implications for Behavioral Disorders", *Clinical Neuropharmacology*, 1988, 11(suppl. 1): S187~193.

● 분지 아미노산(발린, 류신, 이소류신)

- Blomstrand, E., F. Celsing, and E. A. Newsholme, "Changes in Plasma Concentrations of Aromatic and Branched–Chain Amino Acids During Sustained Exercise in Man and Their Possible Role in Fatigue", *Acta Physiologica Scandinavia*, May 1988, 133(1): 115~121.

- Blomstrand, E., P. Hassmen, S. Ek, B. Ekblom, and E. A. Newsholme, "Influence of Ingesting a Solution of Branched–Chain Amino Acids on Perceived Exertion During Exercise", *Acta Physiologica Scandinavia*, January 1997, 159(1): 41~49.

- Castell, L. M., T. Yamamoto, J. Phoenix, and E. A. Newsholme, "The Role of Tryptophan in Fatigue in Different Conditions of Stress", *Advances in Experimental Medicine and Biology*, 1999, 467: 697~704.

- Davis, J. M., R. S. Welsh, K. L. De Volve, and N. A. Alderson, "Effects of Branched–Chain Amino Acids and Carbohydrate on Fatigue During Intermittent, High–Intensity Running", *International Journal of Sports Medicine*, July 1999, 20(5): 309~314.

- Gastmann, U. A., and M. J. Lehmann, "Overtraining and the BCAA Hypothesis", *Medicine and Science in Sports and Exercise*, July 1998, 30(7): 1173~1178.

- Hassmen, P., E. Blomstrand, B. Ekblom, and E. A. Newsholme, "Branched–Chain Amino Acid Supplementation During 30–Km Competitive Run: Mood and Cognitive Performance", *Nutrition*, September–October 1994, 10(5): 405~410.

- Lehmann, M., M. Huonker, F. Dimeo, N. Heinz, U. Castmann, N. Treis, J. M. Steinacker, J. Keul, R. Kajewski, and D. Haussinger, "Serum Amino Acid Concentrations in Nine Athletes

340

Before and After the 1993 Colmar Ultra Triathlon", *International Journal of Sports Medicine*, April 1995, 16(3) : 155~169.

• Mittleman, K. D., M. R. Ricci, and S. P. Bailey, "Branched–Chain Amino Acids Prolong Exercise During Heat Stress in Men and Women", *Medicine and Science in Sports and Exercise*, January 1998, 30(1) : 83~91.

■ 테스토스테론 조절 식이보충제

● DHEA(Dehydroepiandrosterone)

• Brown, G. A., M. D. Vukovich, R. L. Sharp, T. A. Reifenrath, K. A. Parsons, and D. S. King, "Effect of Oral DHEA on Serum Testosterone and Adaptations to Resistance Training in Young Men", *Journal of Applied Physiology*, December 1999, 87(6) : 2274~2283.

• Filaire, E., P. Duche, and G. Lac, "Effects of Amount of Training on the Saliva Concentrations of Cortisol, Dehydroepiandrosterone and on the Dehydroepiandrosterone : Cortisol Concentration Ratio in Women over 16 Weeks of Training", *European Journal of Applied Physiology and Occupational Physiology*, October 1998, 78(5) : 466~471.

• Filaire, E., P. Duche, and G. Lac, "Effects of Training for Two Ball Games on the Saliva Response of Adrenocortical Hormones to Exercise in Elite Sportswomen", *European Journal of Applied Physiology and Occupational Physiology*, April 1998, 77(5) : 452~456.

• Keizer, H., G. M. Janssen, P. Menheere, and G. Kranenburg, "Changes in Basal Plasma Testosterone, Cortisol, and Dehydroepiandrosterone Sulfate in Previously Untrained Males and Females Preparing for a Marathon", *International Journal of Sports Medicine*, October 1989, 10(suppl. 3) : S139~145.

● 아연

• Abbasi, A. A., A. S. Prasad, P. Rabbani, and E. DuMouchelle, "Experimental Zinc Deficiency in Man : Effect on Testicular Funcion", *Journal of Laboratory and Clinical Medicine*, September 1980, 96(3) : 544~550.

• Lukaski, H. C, "Magnesium, Zinc, and Chromium Nutriture and Physical Activity", *American Journal of Clinical Nutrition*, August 2000, 72(2, suppl.) : S585~593.

• McDonald, R., and C. L. Keen, "Iron, Zinc. and Magnesium Nutrition and Athletic Performance", *Sports Medicine*, March 1988, 5(3) : 171~184.

• Nishi Y, "Anemia and Zinc Deficiency in the Athlete", *Journal of the American College of Nutrition*, August 1996, 15(4) : 323~324.

• Prasad, A. S, "Zinc Deficiency in Human Subjects", *Progress in Clinical and Biological Research*, 1983, 129 : 1~33.

● 동충하초

• Bao, T. T., G. F. Wang, and Y. L. Yang, "Pharmacological Actions of Cordyceps Sinensis", *Chung Hsi I Chieh Ho Tsa Chih*, June 1988, 8(6) : 325~326, 352~354.

• Kuo, Y. C., W. J. Tsai, M. S. Shiao, C. F. Chen, and C. Y. Lin, "Cordyceps Sinensis as an Immunomodulatory Agent", *American Journal of Chinese Medicine*, 1996, 24(2) : 11~25.

- Zhu, J. S., G. M. Halpern, and K. Jones, "The Scientific Rediscovery of an Ancient Chinese Herbal Medicine : Cordyceps Sinensis : Part Ⅰ", *Journal of Alternative and Complementary Medicine*, Fall 1998, 4(3) : 289~303.

- Zhu, J. S., G. M. Halpern, and K. Jones, "The Scientific Rediscovery of a Precious Ancient Chinese Herbal Regimen : Cordyceps Sinensis : Part Ⅱ", *Journal of Alternative and Complementary Medicine*, Winter 1998, 4(4) : 429~457.

● 공액리놀레산(CLA)

- Stangl, G. I., "Conjugated Linoleic Acids Exhibit a Strong Fat-to-Lean Partitioning Effect, Reduce Serum VLDL Lipids and Redistribute Tissue Lipids in Food-Restricted Rats", *Journal of Nutrition*, May 2000, 130(5) : 1140~1146.

- Zambell, K. L., N. L. Keim, M. D. Van Loan, B. Gale, P. Benito, D. S. Kelley, and G. J. Nelson, "Conjugated Linoleic Acid Supplementation in Humans : Effects on Body Composition and Energy Expenditure", *Lipids*, July 2000, 35(7) : 777~782.

● 히드록시메틸부티레이트(HMB)

- Kreider, R. B., M. Ferreira, M. Wilson, and A. L. Almada, "Effects of Calcium Beta-Hydroxy-Beta-Methylbutyrate (HMB) Supplementation During Resistance-Training on Markers of Catabolism, Body Composition and Strength", *International Journal of Sports Medicine*, November 1999, 20(8) : 503~509.

- Nissen, S., R. Sharp, M. Ray, J. A. Rathmacher, D. Rice, J. C. Fuller, Jr., A. S. Connelly, and N. Abumrad, "Effect of Leucine Metabolite Beta-Hydroxy-Beta-Methylbutyrate on Muscle Metabolism During Resistance-Exercise Training", *Journal of Applied Physiology*, November 1996, 81(5) : 2095~2104

- Panton, L. B., J. A. Rathmacher, S. Baier, and S. Nissen, "Nutritional Supplementation of the Leucine Metabolite Beta-Hydroxy-Beta-Methylbutyrate (HMB) During Resistance Training", *Nutrition*, September 2000, 16(9) : 734~739.

- Slater, G. J., and D. Jenkins, "Beta-Hydroxy-Beta-Methylbutyrate (HMB) Supplementation and the Promotion of Muscle Growth and Strength", *Sports Medicine*, August 2000, 30(2) : 105~116.

■ 아답토젠(일반적인 항스트레스 식이보충제)

● 인삼

- Avakian, E. V., R. B. Sugimoto, S. Taguchi, and S. M. Horvath, "Effect of Panax Ginseng Extract on Energy Metabolism During Exercise in Rats", *Planta Medica*, April 1984, 50(2) : 151~154.

- Dowling, E. A., D. R. Redondo, J. D. Branch, S. Jones, G. McNabb, and M. H. Williams, "Effect of Eleutherococcus Senticosus on Submaximal and Maximal Exercise Performance", *Medical Science, Sports, and Exercise*, April 1996, 28(4) : 482~489.

- Wang, B. X., J. C. Cui, A. J. Liu and S. K. Wu, "Strdies on the Anti-Fatigue Effect of the Saponins of Stems and Leaves of Panax Ginseng (SSLG)", *Journal of Traditional Chinese Medicine*, June 1983, 3(2) : 89~94.

- Wang, L. C., and T. F. Lee, "Effect of Ginseng Saponins on Exercise Performance in Non-Trained

Rats", *Planta Medica*, March 1998, 64(2) : 130~133.

- Ziemba, A. W., J. Chmura, H. Kaciuba-Uscilko, K. Nazar, P. Wisnik, and W. Gawronski, "Ginseng Tratment Improves Psychomotor Performance at Rest and During Graded Exercise in Young Athletes", *International Journal of Sport Nutrition*, December 1999, 9(4) : 371~377.

● 아쉬와간다

- Bhattacharya, S. K., A. Bhattacharya, K. Sairam, and S. Ghosal, "Anxiolytic-Antidepressant Activity of Withania Somnifera Glycowith-anolides : An experimental Study", *Phytomedicine*, December 2000, 7(6) : 463~469.

- Dhuley, J. N, "Adaptogenic and Cardioprotective Action of Ashwagandha in Rats and Frogs", *Journal of Ethnopharmacology*, March 1998, 60(2) : 173~178.

- Mishra, L. C., B. B. Singh, and S. Dagenais, "Scientific Basis for the Therapeutic Use of Withania Somnifera (Ashwagandha) : A Review", *Alternative Medicine Review*, August 2000, 5(4) : 334~346.

- Ziauddin, M., N. Phansalkar, P. Patki, S. Diwanay, and B. Patwardhan, "Studies on the Immunomodulatory Effects of Ashwagandha", *Journal of Ethnopharmacology*, February 1996, 50(2) : 69~76.

● 수마

- Arletti, R., A. Benelli, E. Cavazzuti, G. Scarpetta, and A. Bertolini, "Stimulating Property of Turnera Diffusa and Pfaffia Paniculata Extracts on the Sexual Behavior of Male Rats", *Psychopharmacology, Berlin*, March 1999, 143(1) : 15~19.

- Watanabe, T., M. Watanabe, Y. Watanabe, and C. Hotta, "Effects of Oral Administration of Pfaffia Paniculate (Brazilian Ginseng) on Incidence of Spontaneous Leukemia in AKR/J Mice", *Cancer Detection and Prevention*, 2000, 24(2) : 173~178.

● 오미자

- Li, P. C., K. T. Poon, and K. M. K, "Schisandra Chinensis-Dependent Myocardial Protective Action of Sheng-Mai-San in Rats", *American Journal of Chinese Medicine*, 1996, 24(3-4) : 255~262.

- Liu, G. T, "Advances in Research of the Action of Components Isolated from Fructus Schizandrae Chinensis on Animal Livers", *Chung Hsi I Chieh Ho Tsa Chih*, May 1983, 3(3) : 182~185.

- Yan-yong, C., S. Zeng-bao, and L. Lian-niang, "Studies of Fructus Schizandrae IV : Isolation and Determination of the Active Compounds (in Lowering High SGPT Levels) of Schizandra Chinensis", *Baillieres Scientifica Sinica*. March-April 1976, 19(2) 276~290.

● 홍경천

- Maslova, L. V., B. Iu. Kondra'ev, L. N. Maslov, and Iu. B. Lishmanov, "The Cardioprotective Antiadrenergic Activity of an Extract of Rhodiola Rosea in Stress", *Eksperimental Klinicheskaia Farmakologiia*, November-December 1994, 57(6) : 61~63.

- Rege, N. N., U. M. Thatte, and S. A. Dahanukar, "Adaptogenic Properties of Six Rasayana Herbs Used in Ayurvedic Medicine", *Phytotherapy Research*, June 1999, 13(4), 275~291.

- Spasov, A. A., G. K. Wikman, V. B. Mandrikov, I. A. Mironova, and V. V. Neumoin, "A Double-Blind, Placebo-Controlled Pilot Study of the Stimulating and Adaptogenic Effect of Rhodiola Rosea SHR-5 Extract on the Fatigue of Students Caused by Stress During an Examination Period with a Repeated Low-Dose Regimen", *Phytomedicine*, April 2000, 7(2)：85~89.

● 자운영

- Sinclair, S., "Chinese Herbs：A Clinical Review of Astragalus, Ligusticum, and Schizandrae", *Alternative Medicine Review*, October 1998, 3(5)：338~344.
- Sugiura, H., H. Nishida, R. Inaba, and H. Iwata, "Effects of Exercise in the Growing Stage in Mice and of Astragalus Membranaceus on Immune Functions", *Nippon Eiseigaku Zasshi*, February 1993, 47(6)：1021~1031.
- Sun, Y., E. M. Hersh, M. Talpaz, S. L. Lee, W. Wong, T. L. Loo, and G. M. Mavlight, "Immune Restoration and/or Augmentation of Local Graft Versus Host Reaction by Traditional Chinese Medicinal Herbs", *Cancer*, 1 July 1983, 52(1)：70~73.
- Zhao, K. S., C. Mancini, and G. Doria, "Enhancement of the Immune Response in Mice by Astragalus Membranaceus Extracts", *Immunopharmacology*, November-December 1990, 20(3)：225~233.

■ 이완과 진정 작용을 하는 식이보충제

● 카바카바

- Heiligenstein, E., and G. Guenther, "Over-the-Counter Psychotropics：A Review of Melatonin, St. John's Wort, Valerian, and Kava-Kava", *Journal of the American College of Health*, May 1998, 46(6)：271~276.
- Herberg, K. W., "Effect of Kava-Special Extract WS 1490 Combined with Ethyl Alcohol on Safety-Relevant Performance Parameters", *Blutalkohol*, March 1993, 30(2)：96~105.
- Muller, B., and R. Komorek, "Treatment with Kava：The Root to Combat Stress", *Wiener Medzinische Wochenschrift*, 1999, 149(8~10)：197~201.
- Pittler, M. H., and E. Ernst, "Efficacy of Kava Extract for Treating Anxiety：Systematic Review and Meta-Analysis", *Journal of Clinical Psychopharmacology*, February 2000, 20(1)：84~89.
- Scherer, J, "Kava-Kava Extract in Anxiety Disorders：An Outpatient Observational Study", *Advances in Therapy*, July-August 1998, 15(4) 261~269.
- Volz, H. P., and M. Kieser, "Kava-Kava Extract WS 1490 Versus Placebo in Anxiety Disorders：A Randomized Placebo-Controlled 25-Week Outpatient Trial", *Pharmacopsychiatry*, January 1997, 30(1)：1~5.

● 멜라토닌

- Arendt, J., and S. Descon, "Treatment of Circadian Rhythm Disorders；Melatonin", *Chronobiology International*, March 1997, 14(2)：185~204.
- Chase, J. E., and B. E. Gidal, "Melatonin：Therapeutic Use in Sleep Disorders", *Annals of Pharmacotherapy*, October 1997, 31(10)：1218~1226.

- Defrance, R., and M. A. Quera-Salva, "Therapeutic Applications of Melatonin and Related Compounds", *Hormone Research*, 1998, 49(3~4):142~46.

- Jan, J. E., H. Espezel, R. D. Freeman, and D. K. Fast, "Melatonin Treatment of Chronic Sleep Disorders", *Journal of Childhood Neurology*, February 1998, 13(2):98.

- Okawa, M., M. Uchiyama, S. Ozaki, K. Shibui, Y. Kamei, T. Hayakawa, and J. Urata, "Melatonin Treatment for Circadian Rhythm Sleep Disorders", *Phychiatry and Clinical Neuroscience*, April 1998, 52(2):259~260.

- Sack, R. L., R. J. Hughes, D. M. Edgar, and A. J. Lewy, "Sleep-Promoting Effects of Melatonin:At What Dose, in Whom, under What Conditions, and by What Mechanisms?", *Sleep*, October 1997, 20(10):908~915.

- Sack, R. L., A. J. Lewy, and R. J. Hughes, "Use of Melatonin for Sleep and Circadian Rhythm Disorders", *Annals of Medicine*, February 1998, 30(1):115~121.

● 발레리안

- Balderer, G., and A. A. Borbely, "Effect of Valerian on Human Sleep", *Psychopharmacology*, Berlin, 1985, 87(4):406~409.

- Donath, F., S. Quispe, K. Diefenbach, A. Maurer, I. Fietze, and I. Roots, "Critical Evaluation of the Effect of Valerian Extract on Sleep Structure and Sleep Quality", *Pharmacopsychiatry*, March 2000, 33(2):47~53.

- Houghton, P. J., "The Biological Activity of Valerian and Related Plants", *Journal of Ethnopharmacology*, February-March, 1988, 22(2):121~142.

- Schmitz, M., and M. Jacket, "Comparative Study for Assessing Quality of Life of Patients with Exogenous Sleep Disorders (Temporary Sleep Onset and Sleep Interruption Disorders) Treated with a Hops-Valerian Preparation and a Benzodiazepine Drug", *Wiener Medizinische Wochen-schrift*, 1998, 148(13):291~298.

● 고투콜라

- Bradwejn, J., Y. Zhou, D. Koszycki, and J. Shlik, "A Double-Blind, Place-bo-Controlled Study on the Effects of Gotu Kola (Centella Asiatica) on Acoustic Startle Response in Healthy Subjects", *Journal of Clinical Psychopharmacology*, December 2000, 20(6):680~684.

- Shukla, A., A. M. Rasik, and B. N. Dhawan, "Asiaticoside-Induced Elevation of Antioxidant Levels in Healing Wounds", *Phytotherapy Research*, February 1999, 13(1):50~54.

● 세인트존스워트

- De Vry, I., S. Maurel, R. Schreiber, R. de Beun, and K. R. Jentzsch, "Comparison of Hypericum Extracts with Imipramine and Fluoxetine in Animal Models of Depression and Alcoholism", *European Neuropsychopharmacology*, December 1999, 9(6):461~468.

- Gaster, B., and J. Holroyd, "St John's Wort for Depression:A Systematic Review", *Archives of Internal Medicine*, 24 January 2000, 160(2):152~156.

- Hansgen, K. D., J. Vesper, and M. Ploch, "Multicenter Double-Blind Study Examining the Antidepressant Effectiveness of the Hypericum Extract LI 160", *Journal of Geriatric Psychiatry and*

Neurology, October 1994, 7(suppl. 1)：S15～18.

• Hubner, W. D., S. Lande, and H. Podzuweit, "Hypericum Treatment of Mild Depressions with Somatic Symptoms", *Journal of Geriatric Psychiatry and Neurology*, October 1994, 7(suppl. 1)： S12～14.

• Kasper S, "Treatment of Seasonal Affective Disorder (SAD) with Hypericum Extract", *Pharmacopsychiatry*, September 1997, 30(suppl. 2)：89～93.

• Laakmann, G., G. Schule, T. Baghai, and M. Kieser, "St. John's Wort in Mild to Moderate Depression：The Relevance of Hyperforin for the Clinical Efficacy", *Pharmacopsychiatry*, June 1998, 31(suppl. 1)：54～59.

• Linde, K., G. Ramirez, C. D. Mulrow, A. Pauls, W. Weidenhammer, and D. Melchart, "St. John's Wort for Depression：An Overview and Meta-Analysis of Randomised Clinical Trials", *British Medical Journal*, 3 August 1996, 313(7052)：253～258.

• Miller, A. L, "St. John's Wort (Hypericum Perforatum)：Clinical Effects on Depression and Other Conditions", *Alternative Medicine Review*, February 1998, 3(1)：18～26.

• Stevinson, C., and E. Ernst, "Hypericum for Depression：An Update of the Clinical Evidence", *European Neuropsychopharmacology*, December 1999, 9(6)：501～505.

• Volz, H. P., and P. Laux, "Potential Treatment for Subthreshold and Mild Depression：A Comparison of St. John's Wort Extracts and Fluoxetine", *Comprehensive Psychiatry*, March-April 2000, 41(2, suppl. 1)：133～137.

● 5-히드록시트립토판(5-HTP)

• Birdsall, T. C, "5-Hydroxytryptophan：A Clinically-Effective Serotonin Precursor", *Alternative Medicine Review*, August 1998, 3(4)：271～280.

• Byerley, W. F., L. L. Judd, F. W. Reimherr, and B. I. Grosser, "5-Hydroxytryptophan：A Review of Its Antidepressant Efficacy and Adverse Effects", *Journal of Clinical Psychopharmacology*, June 1987, 7(3)：127～137.

• Cangiano, C., A. Laviano, M. Del Ben, I. Preziosa, F. Angelico, A. Cascino, and F. Rossi-Fanelli, "Effects of oral 5-Hydroxy-Tryptophan on Energy Intake and Macronutrient Selection in Non-Insulin-Dependent Diabetic Patients", *International Journal of Obesity and Related Metabolic Disorders*, July 1998, 22(7)：648～654.

• De Beneditis, G., and R. Massei, "Serotonin Precursors in Chronic Primary Headache： A Double-Blind Cross-Over Study wigh L-t-Hydroxytryptophan vs. Placebo", *Journal of Neurosurgical Sciences*, July-September 1985, 29(3)：239～248.

• Meyers, S., "Use of Neurotransmitter Precursors for Treatment of Depression", *Alternative Medicine Review*, February 2000, 5(1)：64～71.

● 에스아데노실메티오닌(SAM-e)

• Bottiglieri, T., K. Hyland, and E. H. Reynolds, "The Clinical Potential of Ademetionine (S-Adenosylmethionine) in Neurological Disorders", *Drugs*, August 1994, 48(2)：137～152.

• Bottiglieri, T., and K. Hyland, "S-Adenosylmethionine Levels in Psychiatric and Neurological Disorders：A Review", *Acta Neurologica Scandinavia Supplement*, 1994, 154：19～56.

- Bressa, G. M., "S–Adenosyl–L–Methionine (SAM–e) As Antidepressant : Meta–Analysis of Clinical Studies", *Acta Neurologica Scandinavia Supplement*, 1994, 154 : 7~14.

- Cantoni, G. L., S. H. Mudd, and V. Andreoli, "Affective Disorders and S–Adenosylmethionine : A New Hypothesis", *Trends in Neuroscience*, September 1989, 12(9) : 319~324.

- Rosenbaum, J. F., M. Fava, W. E. Falk, M. H. Pollack, L. S. Cohen, B. M. Cohen, and G. S. Zubenko, "The Antidepressant Potential of Oral S–Adenosyl–L–Methionine", *Acta Psychiatrica Scandinavia*, May 1990, 81(5) : 432~436.

- Salmaggi, P., G. M. Bressa, G. Nicchia, M. Coniglio, P. La Creca, and C. le Grazie, "Double–Blind, Placebo–Controlled Study of S–Adenosyl–L–Methionine in Depressed Postmenopausal Women", *Psychotherapy and Psychosomatics*, 1993, 59(1) : 34~40.

참고할 만한 자료

운동, 식이요법, 식이보충요법을 비롯한 긴장 완화와 스트레스 관리 기술을 주제로 다룬 훌륭한 자료들이 많다. 그러한 자료들 가운데 몇몇을 소개한다.

■ 스트레스 관리와 회피

- *Don't Sweat the Small Stuff—and It's All Small Stuff*, by Richard Carlson (Hyperion, 1997)
- *Fight Fat after Forty*, by Pamela Peeke (Penguin, 2001)
- *Simplify Your Life*, by Elaine St. James (Hyperion, 1994)
- *Stress Management for Dummies*, by Allen Elkin (For Dummies, 1999)
- *The Importance of Being Laxy*, by Al Gini (Routledge, 2003)
- *Undoing Perpetual Stress*, by Richard O'Connor (The Berkeley Publishing Group, 2005)
- *Why Zebras Don't Get Ulcers*, by Robert M. Sapolsky (W. H. Freeman and Co., 1998)
- *You Can Choose to Be Happy*, by Tom G. Stevens (Wheeler Sutton, 1998)

■ 운동

- *Body for Life : Twelve Weeks to Mental and Physical Strength*, by Bill Phillips and Michael D'Orso (HarperCollins, 1999)
- *The RealAge Workout*, by Michael Roizen and Tracy Hafen (Collins, 2006)
- *The Strength and Toning Deck* (cards), by Shirley Sugimura and Nicole Kaufman (Chronicle Books, 2004)
- *The Testosterone Advantage Plan : Lose Weight, Gain Muscle, Boost Energy*, by Lou Schuler, Jeff Volek, Michael Mejia, and Andy Campbell (Fireside, 2002)
- *Weight—Walking : A New Path to Health and Fitness*, by R. Schofield (Book—surge Publishing, 2006)
- *When Working Out Isn't Working Out*, by Michael Gerrish (Griffin Trade Paperback, 1999)

■ 식이요법

- *Eat, Drink, and Be Healthy : The Harvard Medical School Guide to Healthy Eating*, by Walter Willett, P. J. Skerrett, and Edward L. Giovannucci (Simon and Schuster, 2001)
- *Fad—Free Nutrition*, by Frederick Stare and Elizabeth Whelan (Hunter House, 1998)
- *Mindless Eating : Why We Eat More than We Think*, by Brian Wansink (Bantam, 2006)
- *Strong Women Eat Well : Nutritional Strategies for a Healthy Body and Mind*, by Miriam E. Nelson and Judy Knipe (Putnam, 2001)
- *The Omnivore's Dilemma*, by Michael Pollan (Penguin Press, 2006)

- *The Zone : Dietary Road Map to Losing Weight Permanently*, by Barry Sears and Bill Lawren (HarperCollins, 1995)

- *What to Eat*, by Marion Nestle (North Point Press, 2006)

- *The Zoze : Dietary Road Map to Losing Weight Permanently*, by Barry Sears and Bill Lawren (HarperCollins, 1995)

- *What to Eat*, by Marion Nestle (North Point Press, 2006)

■ 식이보충요법

- *Chinese Herbal Medicine Made Easy : Effective and Natural Remedies for Common Illnesses*, by Thomas Richard Joiner (Hunter House, 2001)

- *Cortisol Control and the Beauty Connection : The All-Natural, Inside-Out Approach to Reversing Wrinkles, Preventing-Acne, and Improving Skin Tone*, by Shawn M. Talbott (Hunter House, 2007)

- *The Cortisol Connection Diet : The Breakthrough Program to Control Stress and Lose Weight*, by Shawn M. Talbott (Hunter House, 2004)

- *The Health Professional's Guide to Dietary Supplements*, by Shawn M. Talbott and Kerry Hughes (Lippincott Williams and Wilkins, 2006)

- *Your Guide to Understanding Dietary Supplements : Magic Bullets or Modern Snake Oil?*, by Shawn M. Talbott (Haworth Press, 2003)

- 서플먼트워치 웹사이트 : www.SupplementWatch.com

- 저자의 개인 웹사이트 : www.ShawnTalbott.com

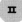

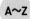

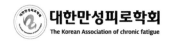
대한만성피로학회
The Korean Association of chronic fatigue

　대한만성피로학회는 기능의학과 영양의학에 관심 있는 의사들로 구성된 학회로서 2010년 1월부터 '만성피로연구회'라는 이름으로 활동을 시작했으며, 2013년 초 대한만성피로학회라는 이름으로 정식 학회가 되었습니다.

　50여 명의 의사로 구성된 대한만성피로학회는 국민 건강 증진을 위한 일반인을 대상으로 한 강의, 만성피로와 만성질환 치료를 위한 의사를 대상으로 한 강의(연수강좌, 학술대회), 건강 관련 도서(『내 몸의 에너지 도둑─만성피로 치료사 부신의 재발견』, 한솜미디어) 출간, 방송 활동을 통해 건강 정보를 전하는 활동을 하고 있습니다.

　기존에는 질병을 치료할 때 약물을 이용해 증상을 완화하는 데 중점을 두었지만, 대한만성피로학회는 생활습관을 바로잡고 질병의 원인을 찾아 치료하는 것을 강조하며 치료의 패러다임을 바꾸어나가고 있습니다.

　많은 이들이 원인을 알지 못하는 아토피, 류머티즘 등의 자가면역질환과 폭발적으로 증가한 갑상샘암, 유방암, 자궁암, 전립샘암 등으로 고통받고 있으며 당뇨와 고혈압, 스트레스로 인한 피로로 생활에 많은 불편을 겪고 있습니다. 유행하는 질병은 그 시대의 환경을 반영합니다. 현대인들은 과도한 스트레스와 환경 에스트로겐, 환경 독소에 노출되어 있습니다. 이런 상황에서 환자들은 자신의 몸에 발생한 질병의 원인은 모른 채 여러 병원을 전전하며 증상만을 완화하는 약물 처방 및 수술을 받고 있는 현실입니다. 예를 들어 유방이나 갑상샘에 혹이 있어도 암이 아니면 추적 관찰만 하는 것이 현재 의료계의 실정입니다. 원인이 무엇인지 찾아내어 암이 되지 않게 예방하는 치료는 거의 이루어지지 않고 있습니다.

　대한만성피로학회는 단지 증상만 줄이는 치료가 아닌 근본적인 치료를 통해 국민을 건강하고 행복하게 하며 건강한 대한민국을 만들고자 합니다.

　국민을 위한 학회로서 대한만성피로학회는 대중과 소통하고 좀 더 근본적인 치료를 위해 최선을 다할 것을 약속드립니다.

2022년 5월
대한만성피로학회장 이진호

홈페이지 : **www.pirozero.com**

코티솔 조절법

개정판 1쇄 인쇄 ∣ 2022년 5월 10일
개정판 1쇄 발행 ∣ 2022년 5월 17일

지은이　∣ 숀 탤보트
옮긴이　∣ 대한만성피로학회
펴낸이　∣ 강효림

편집　　∣ 지태진
디자인　∣ 채지연
일러스트 ∣ 이가혜
마케팅　∣ 김용우

용지　　∣ 한서지업㈜
인쇄　　∣ 한영문화사

펴낸곳　∣ 도서출판 전나무숲 檜林
출판등록 ∣ 1994년 7월 15일·제10-1008호
주소　　∣ 03961 서울시 마포구 방울내로 75, 2층
전화　　∣ 02-322-7128
팩스　　∣ 02-325-0944
홈페이지 ∣ www.firforest.co.kr
이메일　∣ forest@firforest.co.kr

ISBN ∣ 979-11-88544-84-4 (13510)